国家卫生健康委员会"十四五"规划教材

全国高等中医药教育教材

供中医学、针灸推拿学、中西医临床医学等专业用

中医文化学

第2版

中醫

主　编　张宗明

副主编　毛国强　陈凯佳　尚　冰　陈跃来

主　审　张其成

编　委　（按姓氏笔画排序）

王　丽（成都中医药大学）	张文昊（云南中医药大学）
王　觉（甘肃中医药大学）	张宗明（南京中医药大学）
王彦敏（大连医科大学）	陈凯佳（广州中医药大学）
王家茜（山西中医药大学）	陈跃来（上海中医药大学）
毛国强（天津中医药大学）	范　敬（河南中医药大学）
方　鹏（湖北中医药大学）	尚　冰（辽宁中医药大学）
石　慧（南京中医药大学）	周亚东（安徽中医药大学）
卢　静（南京医科大学）	赵　庆（西南医科大学）
朱为坤（福建中医药大学）	胡　思（湖南中医药大学）
向　楠（山东中医药大学）	段鸣鸣（江西中医药大学）
刘　珊（浙江中医药大学）	阚俊明（长春中医药大学）
佟　欣（浙江中医药大学）	熊益亮（北京中医药大学）
张　黎（陕西中医药大学）	

秘　书　石　慧（兼）　谈文琼（南京中医药大学）

人民卫生出版社

·北　京·

图书在版编目（CIP）数据

中医文化学/张宗明主编. —2 版. —北京：人民卫生出版社，2023.12

ISBN 978-7-117-35978-8

Ⅰ.①中…　Ⅱ.①张…　Ⅲ.①中国医药学-文化学-中医学院-教材　Ⅳ.①R-092

中国国家版本馆 CIP 数据核字（2024）第 016210 号

| 人卫智网 | www.ipmph.com | 医学教育、学术、考试、健康，购书智慧智能综合服务平台 |
| 人卫官网 | www.pmph.com | 人卫官方资讯发布平台 |

中医文化学

Zhongyi Wenhuaxue

第 2 版

主　　编：张宗明

出版发行：人民卫生出版社（中继线 010-59780011）

地　　址：北京市朝阳区潘家园南里 19 号

邮　　编：100021

E - mail：pmph @ pmph. com

购书热线：010-59787592　010-59787584　010-65264830

印　　刷：人卫印务（北京）有限公司

经　　销：新华书店

开　　本：850×1168　1/16　印张：15

字　　数：393 千字

版　　次：2017 年 8 月第 1 版　　2023 年 12 月第 2 版

印　　次：2024 年 1 月第 1 次印刷

标准书号：ISBN 978-7-117-35978-8

定　　价：69.00 元

打击盗版举报电话：010-59787491　E-mail：WQ @ pmph. com

质量问题联系电话：010-59787234　E-mail：zhiliang @ pmph. com

数字融合服务电话：4001118166　E-mail：zengzhi @ pmph. com

◇◇◇ 修 订 说 明 ◇◇◇

为了更好地贯彻落实党的二十大精神和《"十四五"中医药发展规划》《中医药振兴发展重大工程实施方案》及《教育部 国家卫生健康委 国家中医药管理局关于深化医教协同进一步推动中医药教育改革与高质量发展的实施意见》的要求，做好第四轮全国高等中医药教育教材建设工作，人民卫生出版社在教育部、国家卫生健康委员会、国家中医药管理局的领导下，在上一轮教材建设的基础上，组织和规划了全国高等中医药教育本科国家卫生健康委员会"十四五"规划教材的编写和修订工作。

党的二十大报告指出："加强教材建设和管理""加快建设高质量教育体系"。为做好新一轮教材的出版工作，人民卫生出版社在教育部高等学校中医学类专业教学指导委员会、中药学类专业教学指导委员会、中西医结合类专业教学指导委员会和第三届全国高等中医药教育教材建设指导委员会的大力支持下，先后成立了第四届全国高等中医药教育教材建设指导委员会和相应的教材评审委员会，以指导和组织教材的遴选、评审和修订工作，确保教材编写质量。

根据"十四五"期间高等中医药教育教学改革和高等中医药人才培养目标，在上述工作的基础上，人民卫生出版社规划、确定了中医学、针灸推拿学、中医骨伤科学、中药学、中西医临床医学、护理学、康复治疗学 7 个专业 155 种规划教材。教材主编、副主编和编委的遴选按照公开、公平、公正的原则进行。在全国 60 余所高等院校 4 500 余位专家和学者申报的基础上，3 000 余位申报者经教材建设指导委员会、教材评审委员会审定批准，被聘任为主编、副主编、编委。

本套教材的主要特色如下：

1. 立德树人，思政教育　教材以习近平新时代中国特色社会主义思想为引领，坚守"为党育人、为国育才"的初心和使命，坚持以文化人，以文载道，以德育人，以德为先。将立德树人深化到各学科、各领域，加强学生理想信念教育，厚植爱国主义情怀，把社会主义核心价值观融入教育教学全过程。根据不同专业人才培养特点和专业能力素质要求，科学合理地设计思政教育内容。教材中有机融入中医药文化元素和思想政治教育元素，形成专业课教学与思政理论教育、课程思政与专业思政紧密结合的教材建设格局。

2. 准确定位，联系实际　教材的深度和广度符合各专业教学大纲的要求和特定学制、特定对象、特定层次的培养目标，紧扣教学活动和知识结构。以解决目前各院校教材使用中的突出问题为出发点和落脚点，对人才培养体系、课程体系、教材体系进行充分调研和论证，使之更加符合教改实际、适应中医药人才培养要求和社会需求。

3. 夯实基础，整体优化　以科学严谨的治学态度，对教材体系进行科学设计、整体优化，体现中医药基本理论、基本知识、基本思维、基本技能；教材编写综合考虑学科的分化、交叉，既充分体现不同学科自身特点，又注意各学科之间有机衔接；确保理论体系完善，知识点结合完备，内容精练、完整，概念准确，切合教学实际。

4. 注重衔接，合理区分　严格界定本科教材与职业教育教材、研究生教材、毕业后教育教材的知识范畴，认真总结、详细讨论现阶段中医药本科各课程的知识和理论框架，使其在教材中得以凸

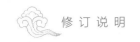
显,既要相互联系,又要在编写思路、框架设计、内容取舍等方面有一定的区分度。

5. **体现传承,突出特色** 本套教材是培养复合型、创新型中医药人才的重要工具,是中医药文明传承的重要载体。传统的中医药文化是国家软实力的重要体现。因此,教材必须遵循中医药传承发展规律,既要反映原汁原味的中医药知识,培养学生的中医思维,又要使学生中西医学融会贯通;既要传承经典,又要创新发挥,体现新版教材"传承精华、守正创新"的特点。

6. **与时俱进,纸数融合** 本套教材新增中医抗疫知识,培养学生的探索精神、创新精神,强化中医药防疫人才培养。同时,教材编写充分体现与时代融合、与现代科技融合、与现代医学融合的特色和理念,将移动互联、网络增值、慕课、翻转课堂等新的教学理念和教学技术、学习方式融入教材建设之中。书中设有随文二维码,通过扫码,学生可对教材的数字增值服务内容进行自主学习。

7. **创新形式,提高效用** 教材在形式上仍将传承上版模块化编写的设计思路,图文并茂、版式精美;内容方面注重提高效用,同时应用问题导入、案例教学、探究教学等教材编写理念,以提高学生的学习兴趣和学习效果。

8. **突出实用,注重技能** 增设技能教材、实验实训内容及相关栏目,适当增加实践教学学时数,增强学生综合运用所学知识的能力和动手能力,体现医学生早临床、多临床、反复临床的特点,使学生好学、临床好用、教师好教。

9. **立足精品,树立标准** 始终坚持具有中国特色的教材建设机制和模式,编委会精心编写,出版社精心审校,全程全员坚持质量控制体系,把打造精品教材作为崇高的历史使命,严把各个环节质量关,力保教材的精品属性,使精品和金课互相促进,通过教材建设推动和深化高等中医药教育教学改革,力争打造国内外高等中医药教育标准化教材。

10. **三点兼顾,有机结合** 以基本知识点作为主体内容,适度增加新进展、新技术、新方法,并与相关部门制定的职业技能鉴定规范和国家执业医师(药师)资格考试有效衔接,使知识点、创新点、执业点三点结合;紧密联系临床和科研实际情况,避免理论与实践脱节、教学与临床脱节。

本轮教材的修订编写,教育部、国家卫生健康委员会、国家中医药管理局有关领导和教育部高等学校中医学类专业教学指导委员会、中药学类专业教学指导委员会、中西医结合类专业教学指导委员会等相关专家给予了大力支持和指导,得到了全国各医药卫生院校和部分医院、科研机构领导、专家和教师的积极支持和参与,在此,对有关单位和个人表示衷心的感谢!为了保持教材内容的先进性,在本版教材使用过程中,我们力争做到教材纸质版内容不断勘误,数字内容与时俱进,实时更新。希望各院校在教学使用中,以及在探索课程体系、课程标准和教材建设与改革的进程中,及时提出宝贵意见或建议,以便不断修订和完善,为下一轮教材的修订工作奠定坚实的基础。

人民卫生出版社

2023 年 3 月

前　言

"中医药学是中国古代科学的瑰宝，也是打开中华文明宝库的钥匙。"中医文化是中医药学的根基，也是中医药学的灵魂；中医文化不仅决定了中医药学的本质与特色，而且决定了中医药学的历史形成和未来发展。中医文化是中华优秀传统文化的代表，也是中华文化的重要标识；中医文化复兴有助于中华优秀传统文化的复兴，中医文化率先"走出去"有助于推动中华文化走向世界。

中医文化学是以中医文化为其研究对象，揭示中医文化的来源、内涵、本质及其发生发展规律的一门中医药学与人文社会科学的交叉学科。通过本课程的学习，帮助大学生系统了解中医药学形成发展的文化基础，理解中西医学的文化差异，掌握中医文化核心价值观与思维方式，从而坚定中医文化自信，增强文化自觉，实现文化自强，为以后的中医药学专业学习打下坚实的思想文化基础。

第1版《中医文化学》由张其成教授主编，该教材是全国中医文化学首创教材，为中医文化学教材体系建设奠定了基础。随着《中共中央　国务院关于促进中医药传承创新发展的意见》《关于实施中华优秀传统文化传承发展工程的意见》《"十四五"中医药文化弘扬工程实施方案》等文件的出台，中医文化传承发展迎来了"天时、地利、人和"的大好时机。及时将国家弘扬中医文化的文件精神以及近五年来中医文化学术成果融入教材中成为本教材修订的主旨。

本教材以习近平新时代中国特色社会主义思想为指导，遵循高等教育规律和中医药人才成长规律，强化中医文化自信与中医思维方式培养，突出教材的系统性、科学性、权威性与适用性。在第1版教材基础上突出立德树人，课程思政理念，对部分章节进行了修订。一是融入课程思政元素。发挥中医文化育人优势，挖掘中医文化中的思政元素，突出中医文化核心价值观与文化自信教育，彰显中医文化在中华优秀传统文化复兴中的价值。二是突出中医文化学科自身内涵。将第1版上篇之"中医文化概论"与下篇"中医文化基础"融合起来，减少与《中国传统文化》等其他教材在内容上的重复，压缩了传统文化内容，突出了传统文化与中医文化的内在联系；增加了近代中西医文化的交流、交锋与交融一章内容，同时把第1版中医文化国际传播内容扩充，涵盖了国内国际传播。三是彰显传承精华，守正创新原则。处理好与第1版教材关系，体现时代精神，将中医养生文化、中医文化核心价值观、中医文化自信、人类卫生健康共同体等内容增添进去。

本教材主要供高等中医药院校中医学、针灸推拿学、中西医临床医学等相关中医药专业学生使用，也适用于其他非中医药专业学生学习相关课程选用，还适合中医药从业人员以及热爱中华传统文化的人士阅读。

按照国家卫生健康委员会"十四五"规划教材第四轮全国高等中医药教育规划教材的编写要求，我们组建了编委会，由主编提出编写大纲，编委会共同完成编写任务。主编、副主编负责审稿章节分别为：张宗明负责第一章，尚冰负责第二章，陈跃来负责第三、四章，陈凯佳负责第五、六、七章，毛国强负责第八、九章。具体章节撰稿人分别为：第一章由张宗明、石慧编写；第二章由王彦敏、王丽、尚冰、范敬、王家茜编写；第三章由赵庆、朱为坤、周亚东编写；第四章由陈跃来、张文昊、王觉、卢静、周亚东编写；第五章由胡思、熊益亮编写；第六章由熊益亮、陈凯佳、向楠编写；第七章由刘珊、方鹏编写；第

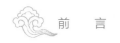

八章由段鸣鸣、毛国强编写;第九章由佟欣、毛国强、张黎、阚俊明编写。编委周亚东、石慧,南京中医药大学的沈欹、王明强、张艳萍、王小丁、张洪雷、王思特、刘振、田静、王皓、张晓宁协助主编做了大量的审订和统稿工作,编写秘书石慧、谈文琼协助主编做了大量组织与协调工作。本教材首版主编张其成教授作为本版教材主审,对本版教材进行了总体把关与全面审核,特此致谢。

为适应新时代高素质中医药人才培养的需要,推动信息技术与教育教学的深度融合,本教材还配套出版数字化资源。教材融合出版数字化工作由南京中医药大学王小丁、北京中医药大学熊益亮、安徽中医药大学周亚东协助主编具体组织,编委会全体编委共同参与完成。中医文化学是一门年轻的学科,是一门在不断发展与完善中的交叉学科,其研究对象、研究内容与研究范式等尚处于不断探索中。因此,本编写团队虽齐心协力,精诚合作,但难免存在遗漏不妥之处,恳请读者在使用过程中提出宝贵意见,以便再版时进一步修订完善。

编者

2023 年 5 月

目 录

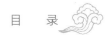

第一章

绪　论

1. 了解文化的概念。
2. 熟悉中医文化的概念及其与中华文化的关系。
3. 掌握中医文化学的研究内容,掌握学习中医文化学的重要意义。

第一节　文　　化

一、文化的含义

关于"文化",学术界尚无统一的定义。在中国,"文化"一词最早源于《周易》贲卦的《象传》:"观乎天文,以察时变;观乎人文,以化成天下。"文化是"人文化成""文治教化"的意思。西汉刘向《说苑·指武》:"文化不改,然后加诛。"最早把"文化"连成一个词。在西方,"文化"一词最早源于拉丁文 cultura,含义为耕种、培养、练习、教育等。后来它的词义逐渐有了变化。英国文化学家泰勒(Edward Burnett Tylor,1832—1917 年)第一个在科学意义上为"文化"下了定义:"文化或文明,就其广泛的民族学意义来说,是包括全部的知识、信仰、艺术、道德、法律、风格以及作为社会成员的人所掌握和接受的任何其他的才能和习惯的复合体。"20世纪50年代,美国文化人类学家克罗伯(Alfred Louis Kroeber,1876—1960 年)认为,"文化"包括语言、社会组织、宗教信仰、婚宴制度、风俗习惯以及生产的各种物质成就。苏联学者将"文化"定义为人们在社会发展过程中所创造的物质财富与精神财富的总和。

20 世纪,中国文化大师梁启超、胡适、梁漱溟等都对文化有过定义。梁启超说:"文化者,人类心能所开释出来之有价值的共业也。"胡适说:"文明是一个民族应付他的环境的总成绩;文化是一种文明所形成的生活的方式。"梁漱溟说:"文化乃人类生活的样法。""生活的样法"包括精神生活、物质生活和社会生活。

近年来,国内学者对"文化"概念作了探讨,大多数人都认为,"文化"包括一个国家或民族的历史、地理、风土人情、传统习俗、生活方式、文学艺术、行为规范、思维方式、价值观念等。就其内涵而言,文化就是"人化",是与"自然"相对的范畴,即凡人为的、非自然的东西就是"文化",文化是人的感情、观念、智慧及其所外化的一切。文化是一种社会现象,是人们长期创造形成的产物,同时又是一种历史现象,是社会历史的积淀物。

根据《简明文化人类学词典》中对于"文化"一词的解读认为:"每一社会都有与其相适应的文化,每一社会的文化都具有些共同的特征,如超自然性、超个人性、传承性、整合性、民族性、可变性等。"因此,文化是一个民族的灵魂和血脉,是一个民族的标记和生存方式,也是一个民族赖以延续和发展的根本。文化兴国运兴,文化强民族强,文化血脉的延续,是一个国家、一个民族能够薪火相传的根基。

二、文化的分类

文化具有多样性和复杂性的特征,通过不同分类标准和研究视角,均可以产生不同的文化类型。从内容结构的角度看,文化可以分为精神文化、行为文化、物质文化等;从区域国别的角度,文化又可以分为西方文化、中国文化等;从时间历史的角度,文化又包含着古代文化、现代文化等。从不同维度和视角划分的文化并不是相互割裂、彼此孤立的,而是相互融通、相互联系的。

此外,通过界定范围的不同,文化的具体内容还可不断细致深化。例如,所谓中华文化,是生活在中国领土上的中华各族人民在社会历史发展过程中所创造的物质文化和精神文化的总和。简单地说,就是中国人的价值系统和生存方式的总和,包括物质形态文化、制度行为文化和精神文化三个层面,其中,精神文化是文化的内核。中华物质文化是指中国人创造的种种物质文明,包括交通工具、服饰、日常用品等,是一种可见的显性文化;中华制度文化或行为文化,指中国人的生活制度、家庭制度、社会制度以及中国人的生活方式、行为方式等,属于物心结合的中间层面;中华精神文化指中国人的价值观念、思维方式、宗教信仰、审美情趣、道德情操、民族性格等意识形态、文化心理状态,它们属于不可见的隐性文化。

从时间跨度而言,中华文化包括传统文化、近现代文化和当代文化。中国传统文化是中华文化的主体。所谓"传统",从文化社会学角度诠释,是指世代传承的具有自身特点的社会历史因素,如逐代延续的思想道德、风俗习惯、文学艺术、制度规范等。对中国传统文化的界定,学术界在时间的限定上有不同的看法,本书对中国传统文化的时间下限定为清道光二十年(1840年)的鸦片战争。中国传统文化即是从远古时期到鸦片战争这一历史时期,中华民族所创造的与中华民族生存方式相适应、由历史积淀起来的一切文化成果。智慧玄妙的中国哲学,悠久绵延的中国历史,独具特色的语言文字,色彩缤纷的文学画卷,丰富多彩的民间艺术,疗效卓著的传统医学,享誉世界的诸多发明等,共同构成了中国传统文化的基本内容。

(石 慧)

第二节 中 医 文 化

一、中医文化的含义

我们所说的中医文化,是包含中药文化在内的大文化概念。关于中医文化,有两种含义:一是从广义"文化"角度看,中医文化指整个中医药学。中医作为一门探索人体生理病理、防病治病规律的学科,具有自然科学性质,而科学又属于大文化范畴,因而中医本身就是"文化";二是从狭义"文化"角度看,中医文化指中医学理论体系形成的社会文化背景以及蕴含的人文价值和文化特征,就是中医学的文化内涵,包括中医学精神层面、行为层面、物质层面的文化内涵。我们所称的"中医文化"概念采用第二种含义。

按照学术界一般观点,文化分为精神文化、行为文化、物质文化三个层面,那么中医文化亦可以分为三个层面,通俗地概括为"心、手、脸"三层面。"心"层面的文化就是中医学基本观念、中医学思维、中医文化核心价值观等,"手"层面的文化就是中医文化的医疗行为、著述行为、传承教育、医政制度、民俗养生等,"脸"层面的文化就是中医文化的医事器具、医药标识、医事场所、承载文献、诊疗器物等。

（一）中医精神文化

1. 中医学基本观念　中医学独特的基本观念表现在天人观、生命观、疾病观、治疗观、养生观及道德观等方面。这些观念的凝结，使得中医学理论具有博大、自洽、完整的特点。同时，在这些基本观念的指导下，中医学为人类的养生保健、疾病的诊察治疗以及中华民族的繁衍生息作出了巨大的贡献。

天人观，中医对天地自然与人体生命之间的关系有一套总体看法。气为一元、阴阳为纲、五行为属、天人合一的天人观，是中医整体论治的思想基础；个体生命与宇宙生命相互联通、相互感应，构成中医文化学的最核心思想；人与自然、人与人、人自身"生生不息"的发展，是中医拥有持久生命力的核心价值。

生命观，中医对人体生命的总体看法。中医的基本理论都是围绕精气形神、藏象经络等生命观展开，气机的阴平阳秘、升降出入、生克制化，是生命活动的运行机制。解读生命观的基本内涵，有利于挖掘中医学在具体生命认知层面系统关联、整体协调的认识论价值。

疾病观，疾病因何而来？我们该如何阐述疾病的内在机制？这些问题是中医作为生命科学的属性所必然要面对的问题。中医过用为病、阴阳失调的疾病观，把视角从外在的刺激因，拉回到生命内在的平衡论上来，赋予中医文化学根本性与前瞻性的科学价值。

治疗观，治未病是中医的独有思想。中医治疗的本质就是调和阴阳，疾病发生后首先要辨证求本，确定标本缓急，三因兼顾地考虑时令节气、地域特点和患者体质，体现了中医抓根本、分轻重、善思辨、顾大局的治疗观。

养生观，养生观念是中医对世界的独特贡献。中医关注的不是疾病本身，而是生命完整的生活环境与状态，无论是精神情志、饮食居处、行住坐卧，均可以在中医理论中找到指导原则。某种意义上说，中医就是一种生活方式，因而对人们的现实生活有全面的指导意义。

道德观，中医在几千年的发展中，一直是作为"生生之具"以达"生生之用"，作为一种实践"仁"的手段，使人类实现"仁"的目的，从而达到"和"的境界。中医的医学宗旨与道德宗旨是合一的，即"医乃仁术"，"仁"是"术"的前提，规定了"术"的发展方向，并靠"术"来实现其宗旨和归宿；"术"是中性的，其结果的善恶标尺就是"仁"。所以医生的追求是"以济世为良，以愈疾为善，以活人为心"，做精诚大医。

2. 中医学思维　中医学思维即是中医药学对人体生理、病理的认识。面对人的健康与疾病，中西医学感知同一的问题，却有着不同甚至迥异的观念，其根本原因是两者组织和建构医学体系的方式不同，即思维方式存在差异。中医学特有的理论基础和临床实践的背后有着独特的思维方法作为支撑，具有象数思维、整体思维、体悟思维的特点。

3. 中医文化核心价值观　中医文化核心价值观是指中医药行业的主流价值观，对中医药从业者的思想、行为具有规范和主导作用。经过历史的积淀，历代中医人所创造的精神文化成为了当代中医文化核心价值观的来源。中医文化的核心价值主要体现为以人为本、医乃仁术、天人合一、调和致中、大医精诚等理念，可以用"仁、和、精、诚"四个字来概括。

（二）中医行为文化

行为文化属于中医文化的制度文化层面，是中医文化的核心价值观在中医药从业人员行为上的具体体现，是人们在中医药实践中的行动指南及处理各种关系的行为规范。

1. 医疗行为　疾病的诊断和治疗是医疗行为的主要内容，中医学在临床实践中不断积累经验，形成独具自身特色的诊法，如以望、闻、问、切为核心的四诊合参，以司外揣内为原理的面诊、手诊、耳诊等。同时配合药物、针灸、导引等治疗手段，提高临床疗效。总体上，中医在诊断和治疗中讲求"四诊合参，辨证求本"，注重整体审查、取象比类、内外合一、审证求因、天人相参,可以说在中医的医疗行为中充分体现着中医文化的核心价值。

2. 著述行为 中国古代医家著书立说有利于医术的流传,也是记录保存和传承医学文化的一种方式。中医古籍数量非常庞大,有圣道定法、临床经验、古书剖析等,习医者可以从典籍中获得启迪,医道也在不断地著述中获得升华。著述行为无疑推动了中医文献的保存、整理、医疗行为规范以及中医文化的发展传承。

3. 教育行为 中国古代医学的教育传承有世医传承、师徒传承、私塾和官府设立的学校教育等方式。家世传承和师徒传承是古代中医传承的主要方式。传统中医教育中,医德教育为中国历代医家重视,在他们的医著中,几乎都要论述作为一名医生必须具有的道德修养,如不图名利、急病人所急、对病人一视同仁等。

4. 医政制度 医政,概括起来说,就是指国家依法根据国家权力,对社会医事领域的事务进行管理的活动,它是国家行政的一部分。医政管理主要涉及对医疗机构、医生队伍以及医疗质量等的管理。

5. 中医民俗 中医民俗是研究和理解中医文化的重要素材,各类民俗均与中医学存在着密切的联系,中医药卫生保健的理念、却病养疗的经验、防病治病的方法和技术等都渗透并影响着生活民俗的方方面面。

6. 中医养生 中医养生文化是中国传统的生命认知以及颐养身心、增强体质、预防疾病、延年益寿的理论、方法和技术的综合反映,是中医养生活动内在的价值观念、思维方式和外在的行为规范、器物形象的总和。中医养生文化体现在养精神、调饮食、练形体、服药物、慎房事、顺起居、增雅趣等多种方式中。

（三）中医物质文化

中医物质文化,是将内隐的核心价值外显为有形物质实体,形成代表中医文化的物质形态和环境形象。它的功能就是让人们认准中医的门,找对中医的人,通过使用的工具、环境形象、物象符号等引起视觉注意,对中医药有一个初步的印象和大致定位。

在中医药发展过程中,为后人留下了浩如烟海的中医古籍文献、难以计数的诊疗工具、形态多样的标识器物、各具特色的医疗场所等,共同构筑了中医绚丽多彩的物质文化。收藏于各地中医药博物馆的文物数量庞大、种类多样,中医药文物包含着丰富的古代文化信息,表明了我国传统医学文化的博大精深,为我们展现了一幅幅古代中医药的生动图景。

1. 医事器具 在中医学的历史上,古代医家创造了多种医事器具,以辅助诊疗。伴随着中医的传承与发展,各种医事器具被传承至今,这些器具也被不断改进与优化,以更好地服务于临床。其中主要包括针砭用具、灸焫用具、痧罐用具、炮制用具和诊疗用具等。

2. 医药标识 在中医药发展与职业化的过程中,一些医药器物随着名医故事被广泛传颂,逐渐成为中医的代表和象征符号,如针灸用的针灸人模型,走街串巷的游医使用的串铃、书袋,药店的招幌、葫芦,诊所药店匾额及图画里常见的杏林、橘井等,都是中医中药的代表形象。

3. 医事场所 早在周代,为上层社会服务的太医院已经很完备了,为百姓治病的医馆、疾馆也在周代就有记载,且多为慈善机构的性质。战国时期,已经出现了专门的麻风病院,汉代出现随军医治伤病员的“庵庐”。唐代才开始出现行医、制剂、卖药一体化的“药肆”,宋代政府广泛设置广惠坊、安济坊等各类医疗慈善机构。医馆药肆的建筑布局和业医环境都有独特的行业特点,前店后坊,前堂卖药、医生坐堂,后堂制药、炮制加工,从人到物,从言行到规矩,无不体现中医的精神气质。

4. 承载文献 医学知识的积累与传承,经历了漫长的岁月和各种载体。从最初甲骨文、金文上零星的医学术语,到成册成卷的涉医出土简帛,再到蔚为大观的中医古籍纸质刻本,中医学术得以一脉相承,绵延不绝。

二、中医文化与中华文化的关系

中医文化是中华优秀传统文化的重要组成部分和杰出代表,是中医药学的根基和灵魂,不仅决定了中医药学的本质与特色,而且决定了中医药学的历史形成和未来走向。

中医学是在中国传统文化背景下孕育、成长和发展起来的,尽管在不同历史时期吸收了不同的文化及科技成果,但其文化母体始终未变。一方面,中医文化与中华文明相伴而生,但从属于中华传统文化。《周易》象数思维涵盖并体现了中医学整体、中和、变易、直觉、虚静、顺势、功用等思维的特点,是中医学思维方法的核心,不仅为中医理论奠定了思想基础,而且成功地为中医临床实践提供方法学指导。儒、墨、道、法等诸子百家之学对生命本质的探讨深刻影响了《黄帝内经》生命观和医学理论的形成。自先秦至近代,中医学术发展经历数次大变革,魏晋玄学、隋唐佛学、宋明儒学、清代朴学,成为中医学历史发展中最主要的推动力量,是中医学术思想发展演变的重要文化渊源。另一方面,中医文化承载着丰富的中华优秀传统文化的精髓,中医药学以天地人一体、和谐共生、和而不同、以人为本等思想,反映了中华民族的认知方式和价值取向,是我国文化软实力的重要体现。但近百年来,西方文化和霸权主义者的侵袭,致使中华文明宝库蒙尘受垢。今天,随着当代中国的崛起,文化自信的建立,世界各国和地区也日益认同中华文化。中医文化全面系统地保有中华文化的核心价值理念,成为世界人民打开中华文化宝库的钥匙。

中医学理论的基本范畴——气、阴阳、五行等,直接根植于中国传统文化。中医思维方式重合轻分、重用轻体、重象轻形、重时轻空、重悟轻测的五大特征,与中国哲学重视主体性,重视内在道德性,重视觉悟,重视修行、体验与内求功夫是相一致的。中医学以"天人合一"的思想为指导,以"和合"为思维方式和价值取向。整体思维是中医学最基本的思维特征。中医学在观察分析和研究处理问题时,注重的是事物的功能、属性、作用,而不是形态、结构。以象数为思维模型、以取象运数为思维方法,建立了藏象、脉象、证象、药象等学说。中医学在时空合一思维方式基础上,更重视时间。在对人体生理、病理的认识以及诊断、治疗中,在形体观测的基础上,重视直觉体悟、由表知里等方法的运用。

中医文化在中国传统文化中占有重要地位,成为中华文化传承传播的重要载体。中医学是"中国古代科学的瑰宝",是中华文化中至今仍在发挥重要作用的科学技术。中医文化是中国非物质文化遗产中独具特色的重要部分,成为"打开中华文明宝库的钥匙"。中医文化也是中华文化"走出去"的先锋,已传播到世界 196 个国家和地区,成为服务于全人类的宝贵资源和构建人类卫生健康共同体的重要力量。

思政元素

中医药学是打开中华文明宝库的钥匙

2010 年 6 月 20 日,时任国家副主席的习近平在澳大利亚墨尔本出席了皇家墨尔本理工大学与南京中医药大学共建中医孔子学院的授牌仪式,并在发表讲话时强调:"中医药学凝聚着深邃的哲学智慧和中华民族几千年的健康养生理念及其实践经验,是中国古代科学的瑰宝,也是打开中华文明宝库的钥匙。深入研究和科学总结中医药学对丰富世界医学事业、推进生命科学研究具有积极意义。"这是对中医药学历史地位和科学与文化价值的有力肯定,也是对未来中医药学的发展提出了新的要求。

（石 慧）

5

第三节 中医文化学

一、中医文化学的研究内容与学科价值

中医文化学是以中医文化为其研究对象,揭示中医文化的来源、内涵、本质及其发展规律,是对中医文化进行理论化、系统化的概括与总结。

中医文化学不等同于中医文化。中医文化是研究中医学形成发展的社会文化背景、思想文化内涵以及中医学发生发展规律,中医文化研究往往局限于某一领域、某一局部,相对比较零散,而中医文化学是对中医文化研究成果的概括与总结,是理论化、系统化的中医文化。一方面,中医文化学离不开中医文化,中医文化是中医文化学的基础与前提,为中医文化学的形成发展提供丰富的资料和明确的研究对象;另一方面,中医文化学是对中医文化研究的系统整理与理论提升,没有中医文化学,中医文化就是散乱的、零碎的文化知识,就不能构成一个相对独立的学科。

中医文化学与中医学的其他分支学科也存在较大差异。众所周知,中医学具有自然科学属性,也具有人文社会科学属性。中医学的主干分支学科,如中医诊断学、中药学、中医内科学、中医外科学、中医妇科学等是以中医理论为指导,研究人体生命活动及疾病防治规律的学科,从本质上说,这些学科总体上属于自然科学范畴。而中医文化学主体上不研究中医学的自然科学属性,以中医文化为其研究对象,运用人文社会科学方法来发现中医理论、技术背后的指导思想,以及历史文化浸润其中的烙印,揭示中医学赖以形成的天道观、生命观及其独特的价值观念和思维方式,探讨中医文化形成发展以及传承传播的总体规律。从这个意义上看,中医文化学是中医学与人文社会科学的交叉学科,本质上属于人文社会科学范畴。

文化有广义与狭义之分,中医文化学亦有广义、狭义之别。广义的中医文化学包括中医药学以及中医哲学、中医史学、中医文献学、中医语言文字学(医古文)等子学科,另外还包括一些新兴的交叉学科如中医人类学、中医社会学、中医伦理学、中医心理学等。狭义的中医文化学虽然与中医哲学、中医史学、中医文献学、医古文等学科存在一定的交叉,但逐步形成了自己相对独立的研究对象、研究内容与学科范式。本教材的中医文化学主要是从狭义上来界定的。

中医文化学是研究中医文化的内涵、形成发展及其传承传播规律的一门中医学与人文社会科学交叉学科。中医文化学主要研究三方面内容:一是揭示中医文化的发生发展规律,解决中医文化"从何而来,去向何方"的问题,重点探讨古代中医学形成发展的传统文化基础,比较中西医文化基因差异,探寻中医文化发展的前途与命运。二是揭示中医文化的内涵,回答中医文化"是什么"的问题,重点从精神文化、行为文化与物质文化三个层面,揭示中医文化的内涵及其在中医学中具体表现形式。三是探寻中医文化传承传播之路,解决现代中医文化"如何保护与发展"的问题,重点从保护、传承与传播的维度,探讨中医文化传下去、传开来的具体路径与方法。

一个学科独立存在,除了具备独立的研究对象、研究内容,还需要具备独立的学术与社会文化价值。中医文化学研究的价值体现在多个方面。从微观方面看,有利于中医学的学术繁荣。中医学兼自然科学与人文科学属性于一身,但中医学的现代研究大多属于自然科学研究,对于中医学的文化研究则起步晚、成果少、影响力不大。中医文化研究可以在一定程度上纠正中医研究的偏差,弥补现代中医研究的不足,让中医学回归文化属性,实现中医

科学与人文相得益彰,比翼齐飞。从中观方面看,有利于总结中医学发展规律,为中医学发展提供动力。通过对中医文化内涵及发展规律的揭示,来传承传播中医文化核心价值,保存与发展中医学原创思维,为中医学术发展提供方向引领与动力源泉。从宏观方面看,有利于中华优秀传统文化的传承与复兴。中医文化是中华优秀传统文化的代表,体现了中华优秀传统文化的核心价值理念、原创思维方式,融合了中国历代自然科学和人文科学的精华,凝聚了古圣先贤和儒、道、佛文化的智慧,充分展现了中华文化的魅力。大力弘扬中医文化,大力发展中医文化事业,是提升国家软实力、实现中华民族伟大复兴的战略选择和重要途径。

二、中医文化学的研究现状

有关中医文化的研究早已有之,如任继愈的《中国古代医学和哲学的关系——从〈黄帝内经〉来看中国古代医学的科学成就》(1956 年),冯友兰的《先秦道家思想与医学的关系》(1959 年)等。然而,受特定学科视角的影响,早期的研究主要关注的是中国传统医学所反映出的中国传统思想观念的根本性质与价值,中医文化并未被系统地置于广泛的文化视野中考察。即使是中医界,对中医文化的研究也仅是从医学史及文献学研究的角度出发,"中医文化"并没有作为特定内涵的语汇被提出。

中医文化作为一个专门研究领域发端于 20 世纪 80 年代中后期,兴起于 20 世纪 90 年代,特别是近十年来,中医文化研究掀起了新高潮,进入了新阶段。中医文化之所以受到中医界、哲学界乃至文化界的关注,一方面是受传统文化热的推动,作为传统文化的一个重要组成部分,20 世纪 80 年代传统文化热潮催生带动了中医文化热的兴起;另一方面是中医自身反思的结果。近百年中医科学化、现代化的难题与困惑引发了中医界跳出现代科学的框架,从更广的文化视野为中医合理性进行辩护,从文化的视角探寻中医特色发展的规律与道路,有关中医文化方面的学术活动和学术成果不断涌现。随着中医文化研究的不断深入,中医文化的研究价值被学界广泛认同,"中医文化学"作为一门新兴学科逐渐形成。

一是中医文化学术活动频繁,学术团体正式成立。20 世纪 90 年代以来,中医文化相关学术会议陆续召开。如中医理论与中国哲学及文化国际会议(1990 年)、中医文化研讨会(1991 年)、全国首届医学与人类文化学术讨论会暨首届中美医学文化恳谈会(1994 年)、中国医学文化学术研讨会(1995 年)、国际佛教医学暨港台中医文化学术研讨会(1996 年)等。1996 年 8 月,由中华中医药学会中医药文献分会和医古文研究会主办的首届海峡两岸中医药文献、医古文、中医药文化学术研讨会在安徽黄山市举行,经认真酝酿,中医药文化分会在此次会议上正式宣告成立,从此,中医药文化研究有了自己独立的学术团体。自中华中医药学会中医药文化分会成立以来,围绕推动中医药文化繁荣发展等不同主题,学会组织各方中医药文化研究代表,举办了多届全国中医药文化学术研讨会。2015 年 6 月,世界中医药学会联合会中医药文化专业委员会成立,标志着中医药文化研究在世界范围内有了自己的学术组织。

二是中医文化专业学术期刊、学术专栏的出现。专业学术期刊是学科成长的重要平台,也是学术交流的重要园地。《医古文知识》《上海中医药大学学报》《上海中医药杂志》《中国中医基础医学杂志》等中医学术期刊先后开设"中医文化"专栏,发表中医文化研究成果。1999 年,《南京中医药大学学报(社会科学版)》(季刊)创刊,是目前全国高等中医药院校学报中唯一的社会科学版,中医文化为该学报特色,其"中医文化"栏目被评为全国高校社科期刊特色栏目。2006 年 3 月,原《医古文知识》更名为《中医药文化》并正式创刊,成为目前国内唯一一本研究中医文化的专业学术期刊。

三是相关中医文化研究机构先后成立,承担国家重大项目研究。随着中医文化研究工作的开展,各地相继成立了有关中医文化的研究中心。成立于1994年的南京中医药大学中医文化研究中心是国内最早成立的中医文化研究机构。该中心聚焦于中医学与中国传统文化关系、中医哲学以及中医文化国际传播研究。在20世纪90年代,获批国家社科基金重点项目"中医药学中的儒道佛研究"。近十年来,该中心又先后获批了"中医药文化核心价值体系及其现代转型研究""敦煌西域出土汉文医药文献综合研究""中医药文化国际传播认同体系研究"等多项国家社科重大项目。北京中医药大学中医文化研究中心成立于1999年,已开展了中医哲学、中医学方法论、易学与中医学、儒道佛与中医学、北京市民养生、"太医院"文化、"同仁堂"文化、"药王庙"文化、宫廷医学、燕京学派、北京四大名医等研究。在此基础上,先后成立了中医药文化研究院和国学院,获批"中医药文化助推中华优秀传统文化复兴研究""中医原创思维的方法论研究"等国家社科重大项目。上海中医药大学中医药文化研究与传播中心成立于2009年,2016年学校整合中医文献研究所、中医药文化研究与传播中心、中医药国际化发展研究中心、中医方证信息研究中心、《中医药文化》杂志及医学史、医古文、各家学说等高水平学术资源,在全国率先组建成立了科技人文研究院,先后获批"中医药基本名词术语挖掘、整理及翻译标准化研究"等多项国家社科重大项目。成立于2002年的山东中医药大学中医药文献与文化研究中心主要以中医文献与文化研究内涵建设为核心,在中国传统思想文化的大背景下,通过对中医药古今文献的研究,审视中医理论的发生发展,解释和理解中医文化现象,丰富和完善中医理论体系。此外,河南、福建等地的中医院校也加强了中医文化基地的建设,有的已经成为本省市的人文社科基地。

四是中医文化学术成果丰硕,学术专著、教材不断涌现。中医文化研究早期成果集中在中医学与传统文化特别是中国传统哲学、易学、儒学、道学及佛学的关系上。关于中国古代哲学与中医学关系,如刘长林的《内经的哲学和中医学的方法》;关于易医关系,如杨力的《周易与中医学》、张其成的《东方生命花园——易学与中医》;关于中西医文化比较,如何裕民的《差异·困惑与选择——中西医学比较研究》、祝世讷的《中西医学差异与交融》;关于中医与儒学、道学、佛学方面,如薛公忱主编的《儒道佛与中医药学》。作为一门独立学科,历史研究不可或缺。中医学史早已经成为一门较为成熟的独立学科,从中医学术史过渡到中医文化史是中医史研究的一个重要转向,也是中医文化学独立的一个重要基础。马伯英的《中国医学文化史》是中医文化史研究的奠基之作。中医哲学作为中医文化的核心内容,中医哲学史研究自然也成为中医文化研究不可或缺的一个重点内容。程雅君的《中医哲学史》是中医哲学史研究的扛鼎之作。另外,由南京中医药大学牵头组织编写的《中医文化研究》从中医文化溯源、中西医文化的撞击、中医文化的复兴三个方面对中医文化进行了开创性研究。

五是中医文化教育纳入中医药高等教育体系。在中医院校教育中,以前与中医文化相关的课程主要是《医古文》《中国医学史》《中医方法论》等。随着对中医文化素质教育的深入,多数中医院校开设了有关中医文化方面的必修课或选修课,如《中国传统文化概论》《中医与传统文化》《中医哲学》《中医文化基础》《中医文化传播学》《中医文化学》等。作为第一部国家级规划教材的《中医哲学基础》(张其成主编)被评选为2006年北京市精品教材,中医药哲学文化被正式纳入中医药教育系统,对中医院校学生的传统文化及中医思维的培养具有重要意义。国家卫生和计划生育委员会"十三五"规划教材,把《中医文化学》列入其中,标志着中医文化学教材正式进入国家行业规划教材行列。

另外,中医药博物馆成为中医文化教育的重要资源。目前,全国已有若干所中医药类博物馆,如中国医史博物馆(中国中医科学院),北京中医药大学中医药博物馆(北京),辽宁中医药大学医史教育博物馆(沈阳),长春中医药大学医学历史博物馆(长春),上海中医药博物馆(上海),江苏省中医药博物馆(南京),江阴市中医医史陈列馆(江阴),胡庆余堂中药博物馆(杭州),江西中医药大学医史陈列馆(南昌),河南中医药大学医史陈列馆(郑州),成都中医药大学医史博物馆(成都),张仲景医史文献馆(医圣祠)(南阳),以及北京中医药数字博物馆、北京中医药大学中医药数字博物馆等,国家中医药博物馆也在筹建中。这些博物馆将知识性、专业性、科学性和艺术性熔为一炉,使之成为展示中医文化的重要窗口,成为中医文化建设中独特的文化资源和教育资源。

伴随中医文化的认同,中医文化在国外迅速传播。国外不少大学、研究机构开展了中医文化研究或成立了中医文化研究机构,如德国科隆大学、奥地利维也纳大学和北京中医药大学联合成立了中德奥医药文化与科学哲学研究中心,美国芝加哥大学人类学系和北京中医药大学开展了长期的中医养生文化研究。国外部分孔子学院亦将中医药纳入教育内容,扩大了中医药文化的海外传播,南京中医药大学与澳大利亚皇家墨尔本理工大学联合开办的中医孔子学院,将汉语教育与中医药文化传播有机结合起来。此外,中国中央电视台"中华医药"栏目注重中医药养生保健等方面的普及与传播,成为海外华人和外国人了解中医文化的一个重要窗口。

六是中医文化学成为独立学科,开启了中医药文化高层人才培养。2012 年,国家中医药管理局在"十二五"重点学科遴选中,将"中医文化学"列为独立的重点培育学科,包括南京中医药大学、北京中医药大学、上海中医药大学、安徽中医药大学等 10 余所中医药机构申报的重点学科入选,标志着中医文化学作为一门独立的学科得到了行业主管部门的认可。北京中医药大学、安徽中医药大学等多所高校,在中医学一级学科下自主设置中医文化学二级学科招收硕士研究生。2013 年,南京中医药大学和北京中医药大学率先自主设置中医文化学二级学科博士学位点,培养中医文化传承传播高级人才。

三、学习中医文化学的意义

中医文化是中国文化的重要组成部分,然而长期以来,对中医文化的研究一直没有引起足够的重视。一方面,在中国文化学界,一般只关注对儒、道、佛的研究,而忽略中医文化的研究;另一方面,在中医学界,一般只关注中医的文献、临床和实验研究,对中医文化的研究亦没有予以重视。目前,中医在发展过程中遇到的种种问题,究其根本,是对中医文化认知认同问题。为此,对中医文化进行全面系统研究,构建中医文化学学科,开展中医文化教育显得非常重要。

作为一门独立的学科,中医文化学对中医文化及其发展规律进行系统的研究与构建。学习与研究中医文化学,对于全面理解中医学的学科属性,培养与巩固中医思维方式,增强中医文化乃至中华文化自觉自信都具有重要意义。

（一）有助于厘清中医文化历史源流,全面理解中医学的本质及其发展规律

中医学究竟是一门什么学科？初次接触中医学的同学大都会有这个疑问。毫无疑问,中医学首先是医学,是医学科学体系的一个组成部分,理应属于自然科学;但中医学又属于传统科学,中医学概念、理论与现代物理学、化学、生物学、医学存在很大不同,甚至难以通约。中医学的核心概念,如阴阳、五行、气等源于古代人文哲学概念,中医学意象思维也属于人文思维,有人据此认为中医学属于人文科学。然而中医学研究的是人体生命活动和疾病防治规律,是以维护和促进人体健康为目的,研究对象和研究目的都属于自然科学范畴。因此,不能简单把中医学定位为人文科学,而应是带有浓厚人文属性的自然科学。中医文化不仅在全面理解中医学学科属性上不可或缺,同时也为揭示中西医学差异的奥秘提供一把钥匙。

面对同一个客体,为什么会形成中西医完全不同的医学范式? 正确理解中医学的学科特色以及中西医学的差异,只能从文化角度入手,从中西文化差异上寻找根据。中医学是从中国传统文化土壤中形成与发展起来的,无论是核心概念、思维方式,还是理论体系都不同程度打上了中国传统文化烙印。"不知易则不足以言太医"形象地指出了易学象数思维对中医学的深刻影响;"不为良相,便为良医"这句流传甚广的儒士箴言,从一个侧面反映了儒与医关系的密切程度;"道法自然""医道同源"道出了道家文化对中医核心观念与整体思维的深刻塑造;佛文化传入中国,不仅融入中国文化,也渗透到中医医德、医理之中。中国传统文化与中医学之间关系既然如此密切,那么科学认识中医,正确理解中医,就要从中医文化入手,不懂中医文化,就难以懂中医,也难以成为名医大医。国医大师孙光荣曾深刻指出,"没有中华优秀传统文化的孕育,就没有中医药学;没有中医药文化素养,就没有真正的中医药队伍;没有中医药文化的科学普及,就没有巩固的中医药服务阵地;没有中医药文化的发展繁荣,就没有中华民族文化的伟大复兴。"

近代以来,随着西学传入,西方文化中心主义思潮开始在中国蔓延。传统文化的失落直接导致了中医进入 20 世纪后遭遇百年困惑。中医理论的科学性、中医药治病的有效性、中医文化现代价值等问题多次被提出,屡屡遭质疑。中医近代以来遭遇的困境与危机从表象上看是个医学问题,从本质上看则是一个文化问题,是一个文化认同问题,从深层次看,中医文化基因的变异是导致中医危机的根本。因此,科学认识近代以来中医发展的规律,一是要把中医放入近代以来中国社会历史文化大背景,特别是中国传统文化的境遇中去理解;二是要从中西医文化基因差异与融合中把握中医学的发展方向以及中西医结合历史必然性。

20 世纪 80 年代以来,随着中国传统文化热潮的兴起,中医文化研究也逐渐兴起。越来越多的人开始认识到,中医文化是中医学不可分割的重要组成部分,是中医学的根基和灵魂,是中医药事业持续发展的内在动力,是中医药学术创新进步的不竭源泉,也是中医药行业凝聚力量、振奋精神、彰显形象的重要抓手。进入新时代,以习近平同志为核心的党中央从健康中国与文化强国战略高度重视中医药事业发展与中医文化传承创新,不仅把中医学视为"中国古代科学的瑰宝",同时也是"打开中华文明宝库的钥匙"。越来越多地认识到,中医文化是中医学的灵魂,中医文化复兴是中医学振兴的根基;中医文化是中华优秀传统文化的代表,凝聚着深邃的中国古代哲学智慧,中医文化复兴可以助力中华优秀传统文化的复兴;中医文化也是中华文化的重要标识,中医文化是中华文化"走出去"的先锋,中医文化率先"走出去"有助于中华文化走向世界。

（二）有助于把握中医学核心观念，培养中医思维方式

如果把中医当成一个生命体,那么,中医学的自然观、生命观、疾病观、治疗观、养生观等基本观念则是渗透于生命体的各组织细胞之中的基质。正确认识中医的基本观念是打开中医之门的一把钥匙,是把握中医基本概念、基本理论和基本方法的基石。

自然观是人们对自然界的总体看法和根本观点。医学是研究人体生命活动规律的科学,其生命观、疾病观、治疗观、养生观等一些基本观念自然也要受到当时自然观的渗透与影响,中西医学诸多观念的差异可以从中西医自然观的差异上找到内在根据。天人合一是贯穿中国古代思想最根本、最核心的观念,也是中医学核心自然观。在天人合一自然观的影响下,中医生命观、疾病观、养生观上表现出不同于西医学的特色与优势。在生命观上,中医的优势主要体现在生命的整体层面、功能层面,体现在对生命复杂性的直观观察与直觉体悟上,而生命的复杂性、整体性仅仅依靠现代科学实验与逻辑分析方法难以完全揭示。在疾病观、治疗观与养生观上,中医的优势体现在未病养生的预防观念、辨证求本的诊断方法及挖掘正气潜能、自稳自组织调节的治疗原则上。这种未病先防、顺应自然、重功能调节的疾病

观与养生观不仅与生命的本质相契合,而且与现代人的健康理念相一致,具有重要的现代价值和发展前景。

中西医差异的本质在于中西医文化的不同,具体表现在两种不同的思维方式上。深入理解中医学以及中西医学的差异,关键要从思维方式入手。在中国传统哲学思想的影响下,在长期的医疗实践中,中医学形成了不同于西医学的思维方式。这一独特的思维方式主要表现在象数思维、整体思维与体悟思维上。中医学思维方式具有重合轻分、重用轻体、重象轻形、重时轻空、重悟轻测、重道轻器的特征。事实证明,中医学思维方式无论在揭示人体生理、病理现象及其变化发展的规律,还是在指导中医预防、诊断和治疗的临床实践都是有效的、有用的,它给中医学带来了整体、动态、灵活、简便等治疗特色与优势。

因此,学好中医文化学,能够帮助我们从文化角度来认识中医学的核心观念与思维方式的本质,有助于我们把握中医学的特色与优势所在,正确理解中西医学的根本差异,从而坚守中华文化立场,增强中医文化自觉。

（三）有助于推动中医文化传承传播,坚定中医文化自信

作为中华优秀传统文化的重要组成部分和优秀的文化资源,保护好、传承好、传播好、利用好中医文化是新时代中医人的重大历史责任。

保护与传承好中医文化是中医生存与发展的基础。中医历史上学术流派纷呈,地域环境、物候和文化风习差异造就了不同的地域中医和学术流派,理解中医学术流派和地域中医,有助于更好地理解中医理论丰富性与多样性,也有助于我们掌握中医学"因异制宜"的辨证思维内核。中医学不仅具有地域性,还有民族性,各民族医学是中国传统医学的组成部分,保护好利用好各民族医学是传承中国传统医学不可或缺的内容。中医药老字号是中医文化传承的重要载体,它既是中医文化精华的浓缩,也是中医文化的活态再现,需要加强对中医药老字号的保护。只有民族的才是世界的,作为非物质文化遗产,中医药是中华民族的骄傲,也是全人类的共同财富。开展中医药文化遗产研究的国际合作,有助于在国际上提升对中医的理解与尊重,有助于中医文化的保护与传承。同时,在高等中医院校开展中医文化教育,有助于培养中医药大学生的专业认同,巩固中医思维方式,坚定中医文化自信。在中医院开展中医文化建设,有助于增强中医临床工作者的凝聚力,提升中医院社会形象,提高社会大众对中医药的认知认同。加强中医药机构的文化建设是中医文化传承的需要,也是发展的需要。

如果说是传承好中医文化是让中医薪火相传,传播好中医文化就是要让中医走进千家万户。了解中医文化传播的历史与现状,有助于我们增强中医文化传播的历史自觉自信,从而主动肩负起新时代传播好中医文化的光荣使命。学习中医文化传播的要素与路径,有助于我们掌握中医文化传播的技术与艺术,从而提高传播的效果。中医文化传播不仅局限在国内,提高国民对中医药的认知认同,中医文化还要传播到全世界,服务全人类的生命健康。中医文化是中华优秀传统文化的重要标识,也是中华文化"走出去"的先锋。中医文化国际传播有助于推动中华优秀传统文化走向世界,有助于提高中华文化自信与文化软实力,也有助于当下构建人类卫生健康共同体。

（张宗明）

复习思考题

1. 简述中医文化与中华文化的关系。
2. 简述中医文化的三个层次及其具体内涵。
3. 谈谈学习中医文化学的意义。

第二章

古代中医文化与中国传统文化

学习目标

1. 了解易学文化、道家文化、儒家文化、佛家文化的概况。

2. 熟悉易学文化、道家文化、儒家文化、佛家文化核心思想,明确其对中医药文化的影响。

3. 了解中国古代科技文化、中国古代文学艺术的成就和在传统文化中的地位。

第一节　易学文化与中医文化

一、易学文化概说及其主要内容

《周易》是中国最古老的典籍之一,是中国文化史上唯一一本为儒家和道家所共同尊奉的书,被誉为"群经之首""大道之源"。《周易》由《易经》和《易传》组成。《易经》问世于商周两代交替之际,是一部卜筮著作。《易传》主要指先秦时期形成的解释《易经》的十篇著作,即"十翼",是一部哲理著作。

汉代以后的学者对《周易》经、传所做的种种解释,称为"学"。易学主要分为象数学派和义理学派。象数学派着重从阴阳奇偶之数、卦爻象以及八卦所象征的物象,解说《周易》经传文意。义理学派则主要从卦名的意义和卦的性质解释《周易》经传文意,注重阐发卦爻象和卦爻辞的义理。象数之学是汉代易学的主流。魏晋隋唐时期,义理学派占了上风。宋明时期则形成象数学和义理学并存的局面。易学文化对儒家、道家、中医等均产生了深远的影响,是中国传统文化的重要组成部分。

（一）《周易》的形成

1. "周易"的含义　《周易》作为书名在《左传》和《周礼》中就已提及,那么古人为什么用"周易"二字来命名这本书呢?

关于"周"的含义,历来观点不一,代表性观点有"周"为周代、"周"为地名、"周"为周期、"周"是普遍之意等。关于"易"的认识,大体有三种,即简易、变易和不易。所谓"简易",意指易卦所拟象的宇宙规律具有简明性,掌握《易经》变易之理,即掌握宇宙万物生成变化之道。"变易"则指"易"之卦、爻变化之道,可推演天地阴阳变化至无穷,盖宇宙万象生生不息之理。"不易"则说明宇宙万事万物运动变化规律本身的恒常性,指《易经》所揭示的太极本体之道,至真至远,永恒不变。

2.《周易》的成书年代与作者　《周易》的成书据《汉书·艺文志》所言:"人更三圣,世历三古。"即上古伏羲氏画八卦,中古周文王演六十四卦并作卦爻辞,构建了《易经》的雏形,下古孔子作《易传》十翼。目前学术界比较一致的看法是,《易经》成书于西周前期,《易传》成书于战国时期。

同时,因古人但做学问,不求名利,多有托古传统,所撰之书皆托名于伏羲、神农、黄帝、孔子等圣人。因此,历代皆有学者怀疑《周易》是否为"三圣"之作。一些学者根据《周易》之爻辞记载,以及1973年长沙马王堆三号汉墓出土的帛书《周易》的分析,认为《易经》成书于殷周之际,非伏羲、文王所作。而《易传》皆先后出于春秋至战国中期,并非出自一人之手,乃集众人之大成。

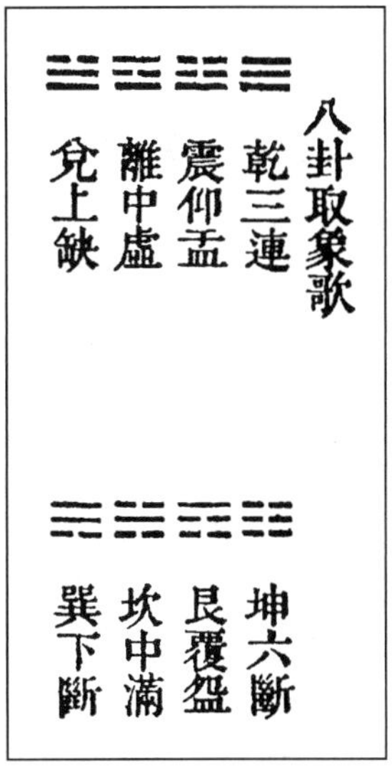

（二）《易经》

《易经》是周代卜筮之书,是上古先民对宇宙生命的占问。全书六十四卦,每卦由卦爻象和卦爻辞两部分组成。

1. 卦爻象　卦爻象属于《易经》的符号系统,由八卦、六十四卦组成。卦的基本要素是爻。

（1）爻:爻是《易经》最基本的符号,不能独立使用,爻必须组成卦,是卦的最小构成单位。爻分阳爻、阴爻。阳爻符号"—",阴爻符号"--"。《周易·系辞下》曰:"爻也者,效天下之动者也。"爻象是模拟仿效天下万物运动变化而产生的,表示阴阳之交变。

（2）卦:卦是《易经》符号系统中基本的独立使用单位,由阳爻和阴爻组成。易卦分为八卦、六十四卦两种。

八卦分别由三根爻组成,由阳爻、阴爻自下而上叠合三次而成八卦符号。八卦为经卦,又称为单卦。八卦分别是乾、坤、坎、离、震、巽、艮、兑(图2-1),分别代表天、地、水、火、雷、风、山、泽。朱熹《周易本义》载有《八卦取象歌》,便于记忆八卦的卦形。

六十四卦由六根爻组成,由阴爻、阳爻自下而上叠合六次而成,又称为重卦、别卦。其分上下两个八卦,下面的八卦为内卦,上面的八卦为外卦(图2-2)。六十四卦构成《易经》的符号系统。

2. 卦爻辞　卦爻辞属于《易经》的文字系统。《易经》的文字系统由卦爻名、卦爻辞两部分组成。

图2-1　八卦取象歌

	上卦	☰乾（天）	☱兑（泽）	☲离（火）	☳震（雷）	☴巽（风）	☵坎（水）	☶艮（山）	☷坤（地）
下卦									
☰乾（天）		乾	夬	大有	大壮	小畜	需	大畜	泰
☱兑（泽）		履	兑	睽	归妹	中孚	节	损	临
☲离（火）		同人	革	离	丰	家人	既济	贲	明夷
☳震（雷）		无妄	随	噬嗑	震	益	屯	颐	复
☴巽（风）		姤	大过	鼎	恒	巽	井	蛊	升
☵坎（水）		讼	困	未济	解	涣	坎	蒙	师
☶艮（山）		遁	咸	旅	小过	渐	蹇	艮	谦
☷坤（地）		否	萃	晋	豫	观	比	剥	坤

图2-2　重卦图

13

（1）卦爻名：卦名是写在卦画后面的文字，是卦的名称。《周易》的卦名有时可以概括全卦的内容，如"乾""坤"，有时则摘取卦爻辞中的常见词为卦名。爻名由两种数字组成，一种是表示位置的数，一种是表示性质的数。六爻位置从下向上数，依次为"初""二""三""四""五""上"。六爻的性质只有两种：一是阳性，记为"九"；二是阴性，记为"六"。如乾卦六爻的名称分别为初九、九二、九三、九四、九五、上九；坤卦六爻的名称分别为初六、六二、六三、六四、六五、上六。

（2）卦爻辞：卦辞就是卦名后面的一段文字，是对卦义的总的说明。卦辞的一般体例为先举出暗示意义的形象，或举出用于譬喻的事例，然后写出吉凶断语。爻辞即说明爻义的文辞，是解释各卦细节内容的部分。《周易》六十四卦，每卦各有一条卦辞，故有六十四条卦辞；每卦六爻，共有三百八十四爻，加上乾、坤两卦各有一用爻，总为三百八十六爻，故有三百八十六条爻辞。

（三）《易传》

《易传》又称"十翼"，"翼"就是羽翼，意为辅助。《易传》十篇是对《易经》的辅佐、解释。《易传》在解《经》之时，吸收当时自然科学的知识，又杂糅道家、儒家、阴阳家等学派的思想观点，既包含了朴素的辩证法思想，又充满了人伦道德的社会主张。因此，《易传》最大的贡献在于，赋予《易经》以哲学地位，使《易经》从巫术转变为哲学。

1.《彖传》 又称《彖辞传》，分上、下两篇。《彖传》按照卦象的组合探讨吉凶，分别解释卦名、卦辞和卦义。

2.《象传》 又称《象辞传》，分上、下两篇。《象传》阐释各卦的卦象及各爻的爻象。解释卦象的为《大象传》，解释爻象的为《小象传》。《大象传》共有六十四条，分别解释六十四卦的卦名、卦义。每条分两句，前一句分析卦象解释卦名，后一句讲给人的启示。如《乾·象传》"天行健，君子以自强不息"。《小象传》共三百八十六条，分别解释《易经》三百八十六条爻辞。

3.《文言传》 又称《文言》，"文言"即"文饰乾、坤两卦之言"。因为乾、坤两卦为《易》之门户，在《易经》六十四卦中意义重大、地位突出，所以特意加以文饰解说，以作为训释其他六十二卦的榜样。

4.《系辞传》 又称《系辞》，分为上、下两篇。《系辞传》通论《易经》和筮法大义，重点诠释一些重要观念和爻辞，阐发《易经》的基本原理，由此将《易经》由一部占筮之作解读为哲学著作，集中体现了《易传》的哲学思想。

5.《说卦传》 又称《说卦》，主要解说八卦的性质、功能、方位、取象特征及所取八种基本物象，同时对占筮的原则和体例、《易经》的义理等方面也作了新的阐发。

6.《序卦传》 又称《序卦》，解说《易经》六十四卦的排列次序。它以前后两卦为一组，用简约的语言，概括各卦名义及其先后次序的关系。

7.《杂卦传》 又称《杂卦》，说明六十四卦之间的错综复杂的关系。《杂卦传》打乱《序卦传》所揭示的卦序，将《易经》六十四卦重新编为三十二对组合。即将卦义相同或相近的两卦组合在一起以对举解释其义，或将卦·义相反、相对的两卦组合在一起以对比其义。

（四）易图

易图研究是宋代开始兴起的用图象阐明义理的学术思潮，成为宋明易学的一大特征。汉代流行的解《易》学风，到宋初，被易学中的象数学派继承下来，提出了各种图式来阐释大衍之数、天地之数，进而推导八卦的来源，解释一年气候的变化，模拟万物的生成变化，形成了代表中华文化理念特征的阴阳卦爻、河图洛书、太极图三级符号系统。

1. 八卦图 八卦图式主要有两种,一种是伏羲图式,一种是文王图式。邵雍称伏羲图式为先天之学,文王图式为后天之学。

(1) 先天八卦图:先天八卦方位图又称伏羲八卦方位图,图见朱熹《周易本义》卷首。其源本于《周易·说卦》:"天地定位,山泽通气,雷风相薄,水火不相射,八卦相错。数往者顺,知来者逆。是故易,逆数也。"(图2-3)。邵雍《皇极经世书·观物外篇》认为:"天地定位一节,明伏羲八卦也",即此节是对伏羲八卦方位的说明。

先天八卦方位图以乾坤定上下,以坎离列左右,道出了天地开合、日月出入的自然运行法则,体现了春夏秋冬、晦朔弦望、昼夜长短的周期性变化规律。此外,先天八卦方位图还反映了天地、山泽、雷风、水火等对立面(阴阳)之间对立统一的规律并包含了量变质变的规律。

先天八卦次序图又称伏羲八卦次序图。朱熹《周易本义》所述"伏羲八卦次序图"为乾一到坤八横行,故又称为"小横图"(图2-4)。邵雍在论述先天易学时,提出伏羲八卦次序图源于《周易·系辞上》"易有太极,是生两仪,两仪生四象,四象生八卦"。

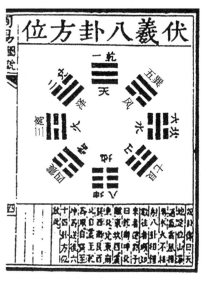

图2-3 伏羲八卦方位图

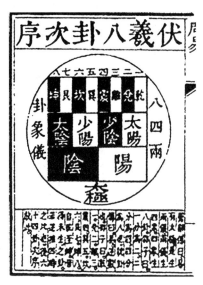

图2-4 伏羲八卦次序图

先天八卦次序图不仅用以解释八卦的形成过程,而且用以说明世界的形成过程,又表示宇宙的结构模式,具有世界观和宇宙论意义。其基本法则为太极生两仪(一分为二)、两仪生四象(二分为四)、四象生八卦(四分为八)。程颐称之为"加一倍法",朱熹称之为"一分为二法"。

(2) 后天八卦图:后天八卦方位图又称文王八卦方位图,图见朱熹《周易本义》(图2-5)。如此排列旨在解释《周易·说卦》所述的"万物出乎震……成言乎艮"这一段关于八卦方位的文字。邵雍《皇极经世书·观物外篇》指出:"起震终艮一节,明文王八卦也。"

后天八卦方位图反映了万物春生、夏长、秋收、冬藏的规律。一年周天360日有奇,后天八卦以顺时针运转排列,每卦各主45日,其转换点表现为四正四隅对应的八节上。每卦三爻,八卦共二十四爻,主二十四节气。如仅就八节而言,艮主立春,震主春分,巽主立夏,离主夏至,坤主立秋,兑主秋分,乾主立冬,坎主冬至。

后天八卦次序图又称文王八卦次序图,载于朱熹《周易本义》。其本于《周易·说卦》"乾天也,故称乎父;坤地也,故称乎母;震一索而得男,故谓之长男;巽一索而得女,故谓之长女;坎再索而得男,故谓之中男;离再索而得女,故谓之中女;艮三索而得男,故谓之少男;兑三索而得女,故谓之少女"一节(图2-6)。邵雍据此提出了文王八卦次序说,认为文王八卦次序反映男女构精、万物化生的次序规律。说明乾道成男、坤道成女,得父气者为男,得母气者为女;三男皆以坤母为体、乾父为用,三女皆以乾父为体、坤母为用。

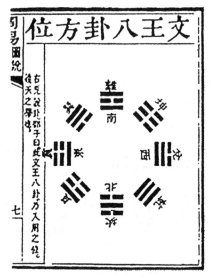

图2-5 文王八卦方位图

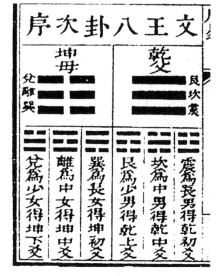

图2-6 文王八卦次序图

(3)先天八卦与后天八卦的关系:邵雍《皇极经世书》曰:"先天非后天,则无以成其变化;后天非先天,则不能以自行也。"先天八卦讲对待,后天八卦讲流行。先天八卦为天体运行周期图,后天八卦为万物变化规律图。先天八卦是宇宙万物本然的规律,后天八卦是人为利用自然的规律。

2. 河图洛书 《周易·系辞上》曰:"河出图,洛出书,圣人则之"。"图"即河图,"洛"即洛书。河图、洛书的名称及传说由来已久,作为黑白点数字图式的河图洛书的确立是在五代或宋代初年,其创始人相传是华山道士陈抟。至南宋,蔡元定、朱熹主张以五行生成数之十数图为河图,以九宫九数图为洛书。朱熹将二图载于《周易本义》卷首,成为比较权威的河图、洛书版本。

(1)河图:河图数来自《周易》天地生成数。《周易·系辞上》曰:"天一地二,天三地四,天五地六,天七地八,天九地十。天数五,地数五,五位相得而各有合。"其中,一、三、五、七、九为天数,奇数,属阳;二、四、六、八、十为地数,偶数,属阴。汉代形成了五行生成数学说,即一到五是生数,六到十是成数,生数与成数阴阳相配,形成"五行生成数"。具体规律是:天一生水,地六成之,居北方;地二生火,天七成之,居南方;天三生木,地八成之,居东方;地四生金,天九成之,居西方;天五生土,地十成之,居中央。宋代易学家据此画出黑白点图,即为河图。其中,白点的个数都是奇数,代表阳,代表天;黑点的个数都是偶数,代表阴,代表地(图2-7)。河图十数合天地、阴阳、五方、五行之象,是一种宇宙数理模型。

(2)洛书:洛书也是一种宇宙数理模型,本于"九宫数"。洛书数字排列的规律是:戴九履一,左三右七,二四为肩,六八为足,五居中央。其中,五方白点皆奇数,为阳,为天数;四隅黑点皆偶数,为阴,为地数。(图2-8)。洛书分九宫,把中央五的这个宫位除外,其余八个数字的宫位分别配上八卦,则称为九宫八卦图。

3. 太极图 被誉为"天下第一图"的太极图,其形状如黑白两鱼互纠在一起,因而又被俗称为"阴阳鱼太极图"。

知识链接

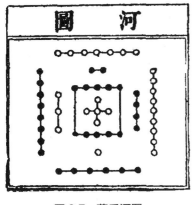

图2-7 蔡氏河图

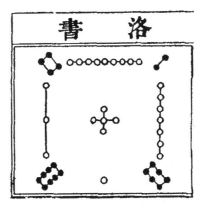

图2-8 蔡氏洛书

现存文献中最早一张"阴阳鱼"太极图出自南宋张行成的《翼玄》,称为"易先天图"(图2-9)。明代初年,赵㧑谦在《六书本义》中载有一张"阴阳鱼"图,称作"天地自然河图"(图2-10)。明代章潢在《图书编》中收录此图,并改称"古太极图"。到了明末,赵仲全作《道学正宗》,书中载有"古太极图"(图2-11),他在"阴阳鱼"上加了四条线,划分为八个区域。这就将卦爻的阴阳位数与"阴阳鱼图"的黑白变化度数更严格地对应起来。从章潢、赵仲全称此图为"古太极图"后,人们对这张图的称谓才开始统一,最终定名为"太极图",一直沿用至今。

阴阳鱼太极图黑鱼与白鱼互纠表示阴阳的互根互生、互为消长。白鱼表示阳气,黑鱼表示阴气,黑白鱼首尾相咬、互相纠缠,说明阳气渐消的同时阴气渐长,阴气渐消的同时阳气渐长。阴阳的消长是不可分离的,是循环不已的。由微而著,至极必反,这是天地自然变化的大规律。

阴阳鱼太极图形象地表达了一年八节及二十四节气变化的规律,从立春开始,白鱼尾部渐起,至春分、立夏,白鱼越来越大,至夏至为最大;然后白鱼渐消,黑鱼渐长,标志立秋的开始,至秋分、立冬,黑鱼越来越大,至冬至为最大。太极图中的两鱼眼并不直接表示节气,而只表达阴中有阳、阳中有阴。如冬至虽纯阴但蕴含阳气将生,夏至虽纯阳但蕴含阴气将生。

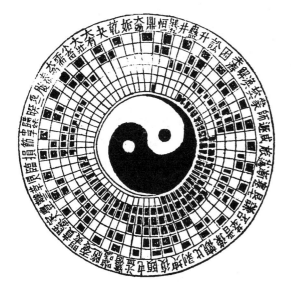

图2-9 南宋张行成易先天图

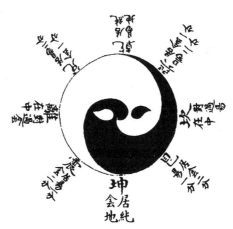

图2-10 明初赵㧑谦天地自然河图

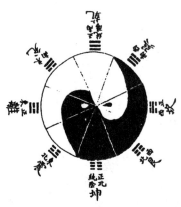

图 太 极 图

图 2-11 明末赵仲全古太极图

二、易学文化对中医文化的影响

易学文化对中医思维方式、中医理论体系的构建与发展均产生了潜移默化的影响。易学文化所体现的象数思维方式以及天人合一的观念、阴阳观念等,皆与中医有相同、相通之处,因此后世有医易同源、医易会通之说。

（一）对中医理论体系构建的影响

1. 阴阳理论 阴阳观念完整、系统的最早记载是在《周易》之中。《易经》象数体系的基本符号是阴爻(━ ━)、阳爻(━),二者的组合变化包含着丰富的阴阳思想。《周易·系辞上》明确提出"一阴一阳之谓道",把阴阳的对立统一看成是宇宙的基本规律。

中医以阴阳二维模型构建中医理论,用阴阳规范人体组织结构、生理功能、病理变化、诊断辨证、治疗等各个方面。如《素问·金匮真言论》曰:"言人身之阴阳,则背为阳,腹为阴。言人身之藏府中阴阳,则藏者为阴,府者为阳。"《素问·阴阳应象大论》曰:"察色按脉,先别阴阳"等。

中医从《周易》宇宙演化生成论之"易有太极,是生两仪,两仪生四象,四象生八卦"(《周易·系辞上》),推演出阴阳的无限可分性,即《素问·阴阳离合论》所言:"阴阳者,数之可十,推之可百,数之可千,推之可万,万之大不可胜数,然其要一也。"《素问·六节藏象论》以《周易》"四象"为依据,将心称为"阳中之太阳",肺称为"阳中之少阴",肝称为"阴中之少阳",肾称为"阴中之太阴",进一步明确了五脏阴阳的属性定位。更为意义重大的是,中医按照这种思路,对引入医学领域中的阴阳进行了新的划分,在四象阴阳的基础上增加了厥阴和阳明,创造了"三阴三阳"模型,用以建构六经学说、十二经脉、三阴三阳开合枢等理论。《伤寒论》更是运用"三阴三阳"模型完善了六经辨证体系,奠定了中医临床辨证论治的基础。

2. 藏象理论 藏象理论是中医理论的核心,其本质上是一种象数模型。"藏象"二字从字面上就反映了其思维方式的特征。中医受易学象数思维的影响,运用五行学说将人体与宇宙时空、气象、物候等关联,建立了以五脏为核心的藏象模型。综合《素问》的《阴阳应象大论》《金匮真言论》《六节藏象论》《五藏生成》等有关脏腑功能论述的各篇可以看出,此模型以河图为蓝本规定了肝左肺右、心上肾下、脾居中央的五脏方位,并在"五藏之象,可以类推"(《素问·五藏生成》)的思想指导下,将五脏与人体的五体、五官及五行、五方等联系起来,最终形成了"四时五行藏象"体系。

3. 五运六气理论 五运六气理论出自《素问》的《天元纪大论》《五运行大论》等七篇大论,是基于象数思维对天地阴阳气化规律的模拟,揭示了以六十年为运气周期的气候、物候、病候的变化规律。运气理论是中医象数模型的又一成功范式,分为"五运"和"六气"两个组成部分。"五运"表示"地气",即所谓"木火土金水火,地之阴阳也,生长化收藏下应之。"(《素问·天元纪大论》)。"六气"表示"天气",即所谓"寒暑燥湿风火,天之阴阳也,三阴三阳上奉之。"(《素问·天元纪大论》)。运气模型以甲子纪年为依据,用年干推衍五运,年支推衍六气,对临床预防和治疗常见病及流行病具有重要指导意义。

（二）对中医各家学说的影响

1. 金元医家的代表学说 河间学派的创始人刘完素,以阐发火热病机、善治火热病而名噪一时。易理对刘完素"火热论"的形成起了重要的作用。《周易·说卦传》有"燥万物者,莫熯乎火"之说,成为刘完素论述火热病机的常用依据。刘完素根据《周易·说卦传》"润万物者莫润乎水"和"离为火,为戈兵"之说,提出"水善火恶"的观点,为其寒凉法治火热病作理论铺垫。

作为"补土派"的宗师,李东垣的脾胃学说受《周易》的影响颇深。《周易·彖传》曰:"至哉坤元,万物资生,乃顺承天",将坤土当作生长万物的根本。李东垣深谙此理,认为脾胃属坤土,是人体元气的根本,元气一虚,百病丛生。他在《脾胃论·阴阳升降论》中明确指出:"《易》曰:两仪生四象,乃天地气交,八卦是也。在人则清浊之气皆从脾胃出,荣气荣养于身,乃水谷之气味化之也。"李东垣在治疗上强调胆木的作用和脾气的升举,善用风药。在易学中,震卦主动,应春,有雷、风之象。李东垣在《内外伤辨惑论·辨内伤饮食用药所宜所禁》中说:"震者,动也,人感之,生足少阳甲胆也。甲胆者,风也,生化万物之根蒂也。"在《脾胃论·脾胃虚实传变论》中亦说:"胆者,少阳春升之气,春气升则万化安。故胆气春升,则余脏从之"。基于此理,李东垣创立了补中益气汤等名方以升少阳震气,使人体元气充沛。

滋阴派的大师朱丹溪熟稔易理,在论述其核心理论"相火论"的内容时多以易理为依据。如以"太极动而生阳、静而生阴"的原理说明"凡动皆属于火",以《周易·系辞下》"吉凶悔吝者,生乎动者也"之辞引出"人之疾病生乎动""相火容易妄动"的观点。除此之外,朱丹溪在胚胎发育、脏腑特性、病机、治疗、养生等方面也常引用易理以佐证观点。如《格致余论》中记载,朱丹溪依据《周易》乾为天、为金之象,认为"天气,至清、至刚、至健,属乎金",对人而言,肺主皮毛包裹周身如天包举于外,肺为人身之天,故肺亦属金,并感慨"圣人作《易》,取金为气之象,厥有旨哉。"

2. 明代医家的太极命门学说 《周易·系辞上》曰:"易有太极,是生两仪。"易学将天地万物的根源称为太极。自宋以来,得益于"图书"易学的兴起,以"太极图"为标志的太极学说大行其道。受此影响,中医的藏象学说有了新的发展。医家们参照无极或太极的模型,将人体的元气或命门作为生命的核心,认为先天元气一分为二则成真阴真阳,而后阴阳动静相生又化生五脏,即太极藏象说。

明代医家依据太极理论创建的太极命门学说是"太极藏象"的典型代表。孙一奎、赵献可、张介宾都认为命门就是人身之太极,主宰一切。孙一奎提出了"动气命门"之说;赵献可提出"肾间命门"之说;张介宾提出"水火命门"之说,认为左右肾合为命门,即真阴真阳合为太极,主宰五脏,并据此创立左归丸、右归丸。太极命门学说是中医理论借鉴易学太极学说谋求创新的一种尝试,是易学哲学指导中医理论发展的重要体现。

(三)对中医诊治的影响

1. 诊法 中医在面诊、鼻诊、耳诊、舌诊、腹诊、手诊、足诊等诊断中广泛运用了八卦模式。眼科中应用的五轮八廓理论,在金元时期定型。八廓是将眼睛按八卦的部位划出八个不同的方位,各与脏腑相应。王好古在《此事难知》一书中论述了老师李杲完善八卦面诊法的内容,载有"面部形色之图",增添了文王八卦中的四隅图,右腮乾卦对应大肠,左腮艮卦对应小肠,左额巽卦对应胆,右额坤卦对应胃。

2. 内治法 易学文化对中医内治法的影响主要体现在构建中药药性理论和依易理创建方剂两个方面。

(1)中药理论:《周易》是古人象数思维的产物。《周易·系辞上》曰:"见乃谓之象",又曰"法象莫大乎天地,变通莫大乎四时"。世间诸象中,《周易》最重视天地四时之象,并用其模拟宇宙规律,推衍万物的变化。中医对世界的认知方式与《周易》如出一辙,古代医家认为,中药的四气来源于天之四时,五味来源于地之五行。中药的"四气五味"实际上是法"天地四时五行"之象而构建的药性理论。金元医家张元素制定的"药类法象"理论,取法于春、夏、长夏、秋、冬五季的气化特点,根据药物的气味厚薄、升降浮沉,将药物归为风升生、热浮长、湿化成、燥降收、寒沉藏五大类,成功地将药物的基本药性内置于"五季气化"的模型中,进一步推动了药性理论的发展。

（2）易理名方:中医历史上,许多著名的方剂都蕴含着易理的奥秘,举例如下。

交泰丸（《韩氏医通》）:交泰丸由黄连、肉桂二味组成,主治心肾不交导致的失眠。该方取法于"泰卦"。《周易·象传》曰:"天地交,泰",泰卦的上卦为坤、下卦为乾,象征地气上升、天气下降、天地相交。交泰丸用黄连引上位之心火下降、肉桂引下位之肾水上升,则人身的天地之气可交通无碍。

清震汤:此方在《太平惠民和剂局方》中名"升麻汤",由升麻、苍术、荷叶三味药组成,主治以头痛脑胀为主要表现的雷头风证。刘完素在《素问病机气宜保命集·大头论》中曰"夫雷头风者,震卦主之,震仰盂,故予制药内加荷叶,谓象其震之形,其色又青,乃述类象形也。"古代医家运用象思维将雷头风、荷叶与震卦对应,体现了以药象治病象的组方思路。

此外,某些方剂对易理的应用体现在药物剂量上。如清暑利湿的六一散,由滑石六两、甘草一两配伍而成,取河图"天一生水,地六成之"之义,强化其利水湿的功效;小柴胡汤用八两柴胡宣发少阳邪气,三两黄芩清少阳之热,此三、八相配,对应河图"天三生木,地八成之"之理,增强少阳"木气"的感应;培土制水的十枣汤,用大枣十枚,是因为十是河图中央上之"成数",用此增加其培土制水之力。

3. 外治法　易学理论对中医针灸学、推拿学的发展起了重要的推动作用。

（1）针灸:子午流注针法是以井、荥、输、经、合五输穴配合阴阳五行为基础,运用干支配合脏腑,干支计年计月计日计时,以推算经气流注盛衰开合,按时取穴的一种治疗方法。子午流注理论可看作是一种以经络气血流注为"象",以干支推衍为"数"的象数模型。该模型将某日某时天地之气的运行与人体经络气血的运行相对应,体现人体气血盛衰的周期性变化规律,从而指导选择针灸治疗的最佳时机,是运用象数思维构建中医理论的具体应用。

灵龟八法、飞腾八法均是以九宫八卦和八脉交会穴为依据,运用日、时干支进行推衍,选取相应穴位的针法。其实质也是一种表征气血运行规律的象数模型。按此方法,选择某一时辰气血最旺盛、机能最敏感的八脉交会穴进行针灸治疗,更有助于阴阳之气的调整。

（2）推拿:在小儿推拿中,有运内八卦和运外八卦的手法。内八卦和外八卦是施治穴位的名称(图2-12)。

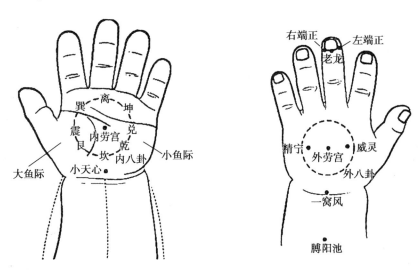

图 2-12　内八卦与外八卦

20

内八卦位于手掌面,以掌心为圆心,以圆心至中指根横纹内 2/3 和外 1/3 交界点为半径,画一圆圈,八卦穴即在此圆圈上,共八个方位即乾、坎、艮、震、巽、离、坤、兑。穴位功效为宽胸理气、止咳化痰、行滞消食、降气平喘。在手法应用方面,顺运八卦能宽胸理气,止咳化痰,行滞消食;逆运八卦能降气平喘。外八卦位于手背,在外劳宫周围,与内八卦相对的圆周。临床上,运外八卦的手法多与摩腹、推揉膻中等合用,治疗胸闷、腹胀、便秘等病症。

（王彦敏）

第二节 道家文化与中医文化

一、道家文化概说及其核心内容

道家是以先秦老子、庄子关于"道"的学说为中心的学术派别。老子被尊为道家学派的创始人。老、庄道家学说以自然天道观为主,强调人们在思想、行动上应效法"道"的"生而不有,为而不恃,长而不宰"。政治上主张"无为而治","不尚贤,使民不争"。伦理上认为"礼"为"忠信之薄而乱之首",主张"绝仁弃义"。道家思想被后世认为是对上古母系氏族崇尚阴柔文化的继承,对中华传统文化诸多方面都产生了深远的影响。道家思想与儒家思想一阴一阳,共同构成了中华传统文化最原始、最稳定的基因。

道家在发展过程中经历了不同的历史时期,可大致分为先秦道家、汉初黄老之学、魏晋玄学三个阶段。

（一）先秦道家

先秦道家主要以老子、庄子为代表人物。早期道家多是逍遥避世,遁隐山林之人,他们的主旨思想是体道合真、全生避害。

1. 老子及其思想 老子,春秋时期的思想家。姓李名耳,字伯阳,人称老聃。司马迁在《史记·老子韩非列传》写道:"老子者,楚苦县厉乡曲仁里人也,姓李氏,名耳,字聃,周守藏室之史也。……老子修道德,其学以自隐无名为务。居周久之,见周之衰,乃遂去。至关,关令尹喜曰:'子将隐矣,强为我著书。'于是老子乃著书上下篇,言道德之意五千余言而去,莫知其所终。"老子学说的内容,主要见于《道德经》一书。《道德经》,又名《老子》。《道德经》通行本(王弼本)分为上、下两卷,共 81 章,前 37 章为上篇"道经",第 38 章以下属下篇"德经",为韵文哲理诗体。共五千字左右,故亦称《老子五千文》。

老子的思想奠定了道家哲学的基础,与儒家的思想相比具有鲜明的自身特色。

（1）"道"为世界万物的本原:"道"字本来指人走的道路,有四通八达的意思。引申为"方法""途径"。"天道"一词,在春秋时期已是指天体运行的规律,有时也包括人生吉凶祸福的规律的含义。老子吸取了道与天道的一般意义,把它概括为事物存在和变化的最普遍的原则。《道德经·二十五章》曰:"有物混成,先天地生。寂兮廖兮! 独立而不改,周行而不殆,可以为天地母。吾不知其名,字之曰道,强为之名曰大。"就是说,有这样一个浑然一体的东西,它比天地更在先,听不见、看不见,它不靠外力而存在,永远循环往复地运行着。可以作为天下万物的根源。不知道该叫它什么,就叫作"道",勉强给它起个名字叫作"大"。

老子还以"道"解释宇宙万物的演变,认为"道生一,一生二,二生三,三生万物。万物负阴而抱阳,冲气以为和。"(《道德经·四十二章》)即把天地万物的起源、变化,国家的治乱、兴衰,人生的吉凶、寿夭等,一概归之于"道"。

（2）道法自然："道法自然"是老子思想中的一个重要命题,也是道家学说的核心内容之一。老子说:"道大,天大,地大,人亦大。域中有四大,而人居其一焉。人法地,地法天,天法道,道法自然。"（《道德经·二十五章》）这里的"自然"指的是"道"自己自然而然的本来面貌。"道"以"自然"为法则,即以万物的天然本性、宇宙的客观规律为法则,从而排除了有意志、能主宰自然界与社会的"天命"思想。

（3）反者道之动:老子认为,世界的事物都包含着矛盾对立的两个方面,如刚柔、祸福、荣辱、虚实、强弱等,而这两个方面又互相联系、互相依存。又指出了事物发展到一定程度就向自己相反的方面转化,即"反者道之动",这是"道"自身运动的结果,是一个基本规律。老子说:"祸兮,福之所倚;福兮,祸之所伏。孰知其极? 其无正也? 正复为奇,善复为妖。"（《道德经·五十八章》）

老子从这一认识出发建立了贵柔守雌的人生哲学和认识世界的态度。所以《道德经·三十章》曰:"物壮则老,是谓不道,不道早已。"事物强大了,就会引起衰老,有意造成事物的强大,是违反道的原则的,因为这会促进它早日结束它的生命。老子认为最好经常处在柔弱的地位,就可以避免过早或意外走向死亡的结局,所以他主张"曲则全,枉则直;洼则盈,敝则新;少则得,多则惑。"（《道德经·二十二章》）老子认为:"天下莫柔弱于水,而攻坚强者莫之能胜"（《道德经·七十八章》）,教人学习水的"柔弱"品质,"上善若水,水善利万物而不争。"（《道德经·八章》）

（4）无为而治:老子说:"为无为,则无不治。"（《道德经·三章》）意谓若按照"无为"的原则去做,办事顺应自然,那么,天下就不会不太平了。反之,若刻意而为,譬如推行仁义礼法之类,则足以使世界愈加陷入混乱。他认为统治者不要过多干涉老百姓,统治者很少发号施令,事情自然而然就办好了,"悠兮,其贵言,功成事遂,百姓皆谓我自然。"（《道德经·十七章》）为此,他倡导:"是以圣人处无为之事,行不言之教,万物作焉而不辞。"（《道德经·二章》）

2. 庄子及思想 庄子,名周,宋国蒙人,生卒年不详（大约公元前369—前286年）。《史记·老子韩非列传》记载:"周尝为蒙漆园吏,与梁惠王、齐宣王同时。其学无所不窥,然其要本归于老子之言。故其著书十余万言,大抵率寓言也。作《渔夫》《盗跖》《胠箧》,以诋訾孔子之徒,以明老子之术。"庄子学说的内容,主要见于《庄子》一书。《庄子》是以庄周思想为主体,自战国中期至秦汉间庄周学派文论的总集。《汉书·艺文志》载《庄子》有五十二篇,现存三十三篇,分内篇七,外篇十五,杂篇十一。内篇的思想、文风比较一致,当系庄周自著;外篇、杂篇因思想观点与内篇不无出入,盖为其门人后学纂辑。

庄子继承了老子关于"道"的思想并有所发挥,使道家学说成为对后世影响深远的流派。

（1）"道通为一"的认识论:相对主义是庄子哲学的重要特征。庄子站在"道"的高度看待,世界万物都是相对的,没有质的稳定性和差异性。《庄子·齐物论》:"故为是举莛与楹,厉与西施,恢恑憰怪,道通为一。"草茎与梁柱,丑女与美人,诙谐、智慧、欺诈、怪异,从道的角度看都是一样的。在庄子看来,事物的差别不在于事物本身,而在于认识者的态度。《庄子·秋水》:"以道观之,物无贵贱。以物观之,自贵而相贱。以俗观之,贵贱不在己。以差观之,因其所大而大之,则万物莫不大;因其所小而小之,则万物莫不小。"意思是站在"道"的立场上看,万物没有贵贱。站在万物各自的立场上看,万物都看重自己,轻看别人。站在世俗的立场上看,评判贵贱的标准不在自己。站在差别的立场上看,每个事物都比小于它的东西大,所以一切事物都可以说是"大";反之,每个事物都比大于它的东西小,所以一切事物又都可以说是"小"。

（2）追求"无待"的精神自由:庄子自己辞却楚王的礼聘,不肯为相,其理由是"无污我"，"无为有国者所羁，终身不仕，以快吾志焉"（《史记·老子韩非列传》）。庄子所追求的是心灵的绝对自由。《庄子·逍遥游》里说，大鹏展翅飞翔于霄汉，要靠大风的帮助。列子能"御风而行"，比起一般人算得上是自由了，但他还是需要风才行。庄子认为，这些自由都是有条件的，即"有待"，不是真正的自由。真正的自由是"乘天地之正，而御六气之辩，以游无穷者，彼且恶乎待哉？"（《庄子·逍遥游》）庄子要求绝对的自由，绝对地离开条件限制，这只能在内心的修养达到极致才能实现。

（二）汉初黄老之学

所谓黄老之学，是战国中期形成的托名黄帝之言、崇尚《老子》之术的一种修身治国思想。黄指黄帝，老指老子。黄老之学形成规模，齐国"稷下学派"起了积极的推动作用。从刘邦建国到汉武帝"罢黜百家，表彰六经"之前这70年左右的时间里，黄老思想占统治地位，尤其在"文景之治"的繁荣年代，更是蔚然成风。

黄老之学有别于老庄之学中庄子等崇尚心灵绝对自由、全生避世的倾向，而将老子道家思想运用于政治社会、倡导形神兼修。黄老之学的特点是：以道家思想为核心，融入"名法之要"，兼采儒、墨、阴阳思想；提出"道生法"（《经法·道法》）的观点，突出阴阳刑德的治道思想，主张以"道"修养身心。

战国时期稷下学宫学者汇编的《管子》中的《心术上》《心术下》《白心》《内业》，以及盛行于汉初的《黄帝四经》，是研究黄老之学的重要文献资料。据考证，1973年在湖南长沙马王堆出土了《经法》《十大经》《称》《道原》四篇佚书，可能就是《汉书·艺文志》所记载的《黄帝四经》，由此可知黄老之学基本思想。医书《黄帝内经》代表了黄老道家思想在医学领域的展开，据此亦可窥见黄老道家思想。

1. 黄老之学宗旨　黄老之学对先秦百家兼容并包，丰富了《老子》的"道"论，强调"道"是天地万物的根源，具有整体性、兼容性和永恒性。《道原》所讲的"太虚"，是指宇宙大化的初始根本。《史记·太史公自序》对黄老之学作了提纲挈领的准确概括："道家使人精神专一，动合无形，赡足万物。其为术也，因阴阳之大顺，采儒墨之善，撮名法之要，与时迁移，应物变化，立俗施事，无所不宜，指约而易操，事少而功多。……道家无为，又曰无不为，其实易行，其辞难知。其术以虚无为本，以因循为用。无成势，无常形，故能究万物之情。不为物先，不为物后，故能为万物主。"

黄老之学提倡清静无为的思想，主张君主治国当以"无为而治"为最高理念，认为"我无为而民自化，我好静而民自正"（《道德经·五十七章》），掌握政治纲领即可，对老百姓不要多作干涉，主张"人之本在地，地之本在宜，宜之生在时，时之用在民，民之用在力，力之用在节。知地宜，须时而树；节民力以使，则财生。赋敛有度则民富……审于行文武之道，则天下宾矣；号令阖于民心，则民听令；兼爱无私，则民亲上"（《经法·君正》）。

2. 黄老之学演变　西汉初年，由于经过战国以来长期合纵连横的兼并战争和大规模的楚汉战争，国力消耗殆尽，人民疲惫不堪，举国上下，皆渴望天下太平，休养生息。因此，老子"无为而治"的思想，顺势迅速传播开来。

汉初统治者赞赏这些主张，文帝、景帝、窦太后皆施"无为之政"，重臣萧何、曹参、陈平等皆"好黄老之学"，采取与民休息的政策，恢复经济生产，出现了"文景之治"的繁荣局面。不仅统治者利用老子"无为而治"的思想作为治国安邦的国策，一般平民百姓也乐于接受老子"柔弱不争"的思想，"黄老之学"盛行一时。但继汉武帝建元六年（前135年）重用大儒董仲舒，实行"罢黜百家，独尊儒术"的国策以后，"黄老之学"沉没了约150年，至东汉光武帝刘秀和明帝刘庄时代才重获振起。及至汉桓帝时代，由于刘志本人酷爱"黄老之学"，"黄老之学"遂与佛教比肩盛行。只是西汉前期的黄老之学，兼是"经世之道"；"独尊儒术"之后，渐演变为仅是"长生之道"。西汉以后,一些方士将黄老之学引入神仙长生、鬼神祭祷、谶纬符箓等方术中,视黄帝、老子为教主,最终形成了早期道教"黄老道"。

（三）魏晋玄学

汉末三国,战乱频仍,儒术经学权威地位逐步动摇。魏晋以降,政权频更,文人学士厌恶勾心斗角、尔虞我诈的黑暗政治,多崇尚老、庄,思想界普遍讲论对宇宙终极问题的探讨,追求性灵的自由解脱、真实快乐。魏晋文士推崇群经之首《周易》与先秦道家《老子》《庄子》,以之作为根本经典,合称"三玄",多借先秦名家之学为论理工具,大阐"有无、本末、自然名教、言意、材性"之辩。

魏晋玄学上承先秦道家,旁涉名家,下启南北朝、隋唐道教,资益大乘佛教,与禅宗共同成为宋明理学的主要汲取对象。

1. 正始玄学 魏废帝正始年间(240—249年),士大夫阶层崇尚老庄,玄学正式形成,所谓"正始之音""正始玄风"。正始玄学是魏晋玄学思想的第一阶段,特点是"贵无",代表人物主要有何晏、王弼。

"名教"与"自然"之辩是魏晋时期政治伦理讨论的根本问题,其本质是儒家"六经"学说与道家老庄思想的争鸣。"名教",又称"礼教""五教""王教""世教",是指儒家纲常伦理的教化,因其以正名分、定尊卑为治世之大本,故称"名教"。"自然",是道家崇尚的概念,在天道观上,指天地的本原"道",指万物按自身规律变化、未经人为干预的状态;在伦理观上,指人类社会存在发展的古朴淳和的本真状态。道家老庄思想主张道法自然,崇尚无为而治,追求个体逍遥自由,"独与天地精神往来",鄙夷虚伪的"仁义",反对形式的"礼仪",抨击失真的"名分"。

何晏著有《道论》《无名论》《论语集解》等,王弼著有《周易注》《老子注》《论语释疑》等。他们阐发《老子》之"无"的意蕴,讨论宇宙本原;注释《论语》,彰扬圣人功业。崇尚道家思想探讨天地万物本体,认为儒家经典为圣人治平运用,道本儒末,以《周易》"意本象末""象本言末"作为贯通依据,齐一儒、道,调和自然与名教。

2. 竹林玄学 竹林玄学(约255—262年),阮籍、嵇康、山涛、刘伶、阮咸、向秀、王戎七位名士共结为"竹林之游",称为"竹林七贤",他们对宇宙、社会、人生的感悟、主张、追求形成了竹林玄学的主体。

竹林玄学又以阮籍、嵇康为代表,刘勰《文心雕龙》评到:"及正始明道,诗杂仙心;何晏之徒,率多肤浅。唯嵇志清峻,阮旨遥深,故能标焉"。在玄学发挥上,阮籍、嵇康发展了王弼"崇本息末"的思想,他们崇尚自然,认为:"自然"即宇宙本来的状态,是一个有规律的和谐统一体。人类社会是自然的一部分,也应该是一个无利害冲突的和谐整体。但繁文缛节的名教导致人心失去真诚,破坏了社会本来应有的和谐状态,主张"越名教而任自然""非汤武而薄周孔"。

3. 元康玄学 元康玄学(约263—316年)以裴頠、郭象为代表。这一时期玄学大致有三个小阶段:其一,阮籍、嵇康"越名教而任自然"的思想发展到极端,使一些名士如阮瞻、谢鲲等人,完全放弃自身修养,嗜酒极欲,追求表面形迹放达,这扼制了玄学贵无派在思想上的创造力,走向了没落。其二,裴頠针对贵无派"以无为本"的说法,提出崇有论哲学。主张"总混群本,终极之道也","宜其以无为辞,而旨在全有",宇宙本体是总括万物自身、不遗一物所构成的。万物不是从什么都没有的"无"产生,而是"始生者,自生也"。万物"自生而必体有",故万物"自生"且"自有"。其三,继承和发展向秀对《庄子》的注释,郭象针对"贵无""崇有"之说,在综括二家之长的基础上提出"玄冥独化"的观点。

4. 江左玄学 东晋时期司马氏政权南迁,偏安江左;北方五胡十六国,战争频仍,社会矛盾尖锐复杂，思想文化却丰富多元、争鸣活跃。江左玄学为玄学发展的第四个时期，以张湛为代表。最能反映张湛思想的作品是《列子注》，书中综合"贵无""崇有"学说，将世界本原最高范畴表述为"至虚"。

现实的痛苦，激发人们对彼岸的渴求。东晋之际，佛教得到了很大的发展，这一时期的玄学为佛教中国化提供了本土语言、社会氛围，为南北朝时期中国化佛教禅宗的产生提供了本土的思想源泉。大乘空宗般若学与道家老庄玄学思潮相互借鉴、激荡，佛教的本土化和影响日益扩大，呈现明显的玄佛合流趋势。中国化佛教形成"六家七宗"，主要代表人物有道安、支遁、僧肇等。其中尤以僧肇的思想影响最大，撰有《不真空论》与《物不迁论》等著作，从佛教角度对魏晋玄学作了总结。

二、道家文化对中医文化的影响

道家文化对中医文化的影响是全面而深刻的，中医的思维方式以及天人观、生命观、养生观等，无不显示着浓厚的道家色彩。

（一）对中医思维的影响

1. 无为论对中医顺势思维的影响　无为论的实质是"道法自然"，强调人道应同天道一样，顺乎万物之自然，遵从事物发展的必然趋势，反对人为的干扰、征服和破坏。但人道又不完全等同于天道，人道要有人的参与，不是无任何作为，要因势利导、因性任物、因民随俗，给外物创造条件，使其自然化育、自然发展、自然完成。"无为"实际上是一种合乎自然的"有为"。

尊崇自然、按照自然的运转规律调整生命活动是中医的重要理念。《素问·五常政大论》曰"化不可代，时不可违"，强调自然规律的不可抗拒与更改。《灵枢·顺气一日分为四时》亦明确表示："顺天之时，而病可与期，顺者为工，逆者为粗。"在顺势思维的影响下，中医诊治的特点是顺应病势及阴阳消长，根据脏腑经络气血运行的规律把握最佳时机，达到最佳的疗效。就中医倡导的治疗原则而言，"因势利导"为顺应正气抗邪之势，"因时制宜"为顺应天时之势，"因地制宜"为顺应地理之势，"因人制宜"为顺应体质之势。

2. 辩证观对中医辨证思维的影响　作为先秦时代的辩证法大师，老子比较系统地揭示出事物对立统一的现象和规律，如《道德经·二章》曰："有无相生，难易相成，长短相形，高下相倾，音声相和，前后相随。"老子概括了自然现象和社会现象的变化，指出事物都向它的相反方向变化，这种变化是道的运动，即"反者道之动"。

中医的思维方法深受老子辩证法思想的影响。中医运用阴阳的对立统一规律和五行的生克乘侮关系构建中医理论体系，并以此阐释人体的生理、病理和指导疾病的诊断、治疗。中医在辨证诊断时需明确阴阳、表里、虚实、寒热等具有对立属性的要素，在治疗时需根据不同的病机确定相应的治疗原则和方法，这种辨证论治的精神实质也是道家辩证法思想的反映。

此外，中医提出的"寒极生热，热极生寒""重寒则热，重热则寒"的理论，亦符合老子"反者道之动"的矛盾运动法则。

（二）对中医理论的影响

1. 道气论对中医精气学说、气化学说的影响　《道德经·二十五章》曰："有物混成，先天地生。寂兮寥兮！独立而不改，周行而不殆，可以为天地母。吾不知其名，字之曰道，强为之名曰大。"道有体用，从道体看，它是宇宙的本原。从道用看，它是法则秩序，具有永恒性、运动性。《道德经·四十二章》曰："道生一，一生二，二生三，三生万物"，一为道之最初生成物，一分为二，即阴与阳。阴阳相互作用，进而化生天地万物，此即"道生万物"的思想。后世道家继承和发展了老子的学说，以"精气"或"气"名"道"。如《文子》曰："万物皆乘一气而生"。《管子》曰:"凡物之精,此则为生。下生五谷,上为列星,流于天地之间,谓之鬼神;藏于胸中,谓之圣人。"

道气论所反映的道生万物、精生万物、气一元论的思想对中医的影响极大,中医的精气学说、气化学说都是这种思想的反映。中医认为生命的形成是源自"气"或"精气"的凝聚。如《素问·宝命全形论》曰:"人生于地,悬命于天,天地合气,命之曰人。"中医用气的运动变化来阐释人体生命活动,明确提出"升降出入"是气化的基本方式,形成了气化学说。五脏是人体储藏精气的五个结构,因此称为"五藏",基于这个认识,中医将五脏作为生命体系的核心进行构建。此外,道家认为精气不仅为万物生成的本根,也是生命活动和精神活动的起源。道家把人们的思想、智慧归结为"精气"运动的产物,深刻地影响了中医对"精气神"以及形神关系的认知。

2. 养生观对中医养生理论的影响 老子在《道德经·二十五章》中提出"人法地,地法天,天法道,道法自然。"道法自然即顺应万物的天然本性,以宇宙的客观规律为法则。庄子进一步发展了"道法自然"之理,在《庄子·齐物论》中具体阐述了顺应自然、清静无为的主张。中医养生学充分吸收了道家这一思想精华,以"道法自然"为养生基本原则。《灵枢·顺气一日分为四时》指出"春生、夏长、秋收、冬藏,是气之常也,人亦应之"。《素问·四气调神大论》精辟地论述了四时生长收藏的自然规律及人体顺应四时的养生方法,内容涵盖生活起居、精神志意等各个方面。如春季应"夜卧早起,广步于庭,被发缓形,以使志生。生而勿杀,予而勿夺,赏而勿罚。"

道家以恬淡虚静、保精养神为养生之道,倡导清静无为、少私寡欲、知足常乐、与世无争的生活理念。这种观念被中医所吸收,中医认为少私寡欲才能到达清静的境界,保持思想清静,便能达到调养精神、却病延年的目的。如《素问·上古天真论》曰:"恬惔虚无,真气从之,精神内守,病安从来?"又如《素问·阴阳应象大论》曰:"是以圣人为无为之事,乐恬憺之能,从欲快志于虚无之守,故寿命无穷,与天地终,此圣人之治身也。"

🔍 **知识链接**

庄子清静抱神的养生方法

为了达成心灵自由,与道为一的目标,庄子实践和发挥了老子的养寿观,具体方法主要是:守一、坐忘。

关于"守一",他借广成子之口说到:"无视无听,抱神以静,形将自正。必静必清,无劳女形,无摇女精,乃可以长生。目无所见,耳无所闻,心无所知,女神将守形,形乃长生。慎女内,闭女外,多知为败。我为女遂于大明之上矣,至彼至阳之原也。为女入于窈冥之门矣,至彼至阴之原也。天地有官,阴阳有藏,慎守女身,物将自壮。我守其一以处其和。"(《庄子·在宥》)这里的"守一"是指专一精思以通神。

关于"坐忘",他借颜回之口云:"堕肢体,黜聪明,离形去知,同于大通,此谓坐忘。"(《庄子·大宗师》)意谓修道高深境界,不关注乎其肢体,不用其耳目之能,完全去掉智巧之心的萌动,进入无我的精神境界,与道合一。

庄子不赞成形体上刻意的导引术,主张随其自然、无为养神的养生方法。关于导引,他称之为"养形":"吹呴呼吸,吐故纳新,熊经鸟申,为寿而已矣。此导引之士,养形之人,彭祖寿考者之所好也。"(《庄子·刻意》)

此外，吸收了道家思想、神化老子的道教，对中医学的发展亦产生了重要的推动作用。对现实生命的关注使道教与中医关系密切，其炼丹、导引、房中、服食、禁咒等各种道术，都含有非常丰富的医学内容。许多道士同时也是医药学家，葛洪、陶弘景、孙思邈等人都对中医理论的发展做出了不可磨灭的贡献。

（王彦敏）

第三节　儒家文化与中医文化

儒家文化是以儒家思想为指导的文化流派，由孔子创立，受统治者推崇，经后世诸家逐渐完善与发展，对中国思想文化的发展起到了决定性作用，对中国乃至世界都产生了深远影响，在中医药的理论构建、学术研究以及医德行为等方面产生了广泛而深远的影响。

一、儒家文化概说及其核心思想

儒学先后经历了先秦儒学、两汉经学、宋明理学、清代朴学的发展历程，孔子、孟子、荀子、程颐、程颢、朱熹、陆九渊、王阳明及清代大儒是儒学代表性人物。儒家学说在两千余年中国学术思想发展中占主导地位，为维护民族统一、稳定社会秩序乃至中华民族文化的保存和发展，都做出了杰出贡献。

（一）先秦儒家

1. 孔子及其主要思想　孔子（公元前551—前479年），名丘，字仲尼，春秋鲁国陬邑（今山东曲阜）人，著名思想家、教育家、政治家和哲学家，儒家学说创始人。孔子生于没落的宋国贵族家庭，勤奋好学，谦恭知礼，曾从事"儒""委吏"等职业，出任鲁国中都宰、小司空、大司寇等职，后遭排挤弃职，率弟子周游列国，推荐"先王仁政"，晚年归鲁讲学和著述。孔子祖述尧舜，宪章文武，推崇周公，开创私学，删《诗》《书》，定《礼》《乐》，赞《周易》，修《春秋》，被后世尊为"万世师表"。

孔子以"仁"为核心思想和最高道德原则。"仁"包括孝、悌、忠、恕、礼、智、勇、恭、宽、信、敏、慧等修身美德，以孝悌为本、忠恕为基本原则。"忠"乃"己欲立而立人，己欲达而达人"，"恕"是"己所不欲，勿施于人"。"仁"的本质是"爱人"，以仁爱之道、忠恕之道和孝悌之道修身，表现为孝父母，悌兄弟，信朋友，忠国家，爱他人。

孔子崇周礼。周礼是周族从父系家长制度以来逐步形成的典章、制度、礼节和习俗等。孔子以"礼"为治国之本，以礼乐教化治国安邦，主张"克己复礼"；"礼"以"仁"为实质，以尊尊、亲亲为重要原则，是社会的秩序和道德标准、礼仪规定；以"正名"维护"礼"，认为"名不正则言不顺，言不顺则事不成，事不成则礼乐不兴，礼乐不兴则刑罚不中，刑罚不中则民无所措手足"（《论语·子路》）。

孔子主张"中庸"。"中庸"即谨守礼制，不偏不倚，不激不随，恰当适中，本质是实践"仁"德。孔子主张"为政以德"的治国观，以"德化""礼治"治国，主张"君君、臣臣、父父、子子"，"君事臣以礼，臣事君以忠"，提倡"明德慎刑"。孔子提出"有教无类"教育观，认为人人均可受教育，以启发式教育，因材施教，培养"文质彬彬"、德才兼备的君子。

2. 孟子及其主要思想　孟子（约公元前372—前289年），名轲，战国邹国（今山东省邹县）人，著名思想家、教育家，儒家学说的重要代表人物。孟子周游列国，曾为齐国卿相，明白自己的王道主张无法实现后，回到邹国讲学著述。

孟子继承并发扬孔子的学说，提倡王道仁政，其仁政思想以"仁者，爱人"（《离娄下》）和

"恻隐之心"(《告子上》)为出发点,认为君王施仁政则能行王道,进而平治天下。孟子主张民贵君轻,重视"人和",认为得民心者方能得天下。孟子持性善论,认为"人无有不善"(《告子上》),对后世有较大影响,朱熹进一步提出"人之初,性本善",王阳明继承并发展出"良知学说"。

3. 荀子及其主要思想 荀子(约公元前313—前230年),名况,或称"荀卿""孙卿",战国末期赵国邯郸(今河北邯郸)人,著名思想家、教育家,先秦最后的儒学大师。荀子曾在"稷下学宫"学习并任教,曾任楚国兰陵(今山东兰陵县)令,后定居兰陵研究学问和讲学,开设"文峰杏坛",其弟子及再传弟子有李斯、韩非、张苍、贾谊等。

荀子持性恶论,认为"人之性恶"(《荀子·性恶》),强调后天学习,主张学习贵在坚持。他反对天命和迷信,认为"天行有常,不为尧存,不为桀亡"(《荀子·天论》),人应顺应自然,然事在人为,可以"制天命而用之"。荀子爱民,以舟喻君,以水喻庶人,认为水可载舟、覆舟,可通过"选贤良,举笃敬,兴孝悌,收孤寡,补贫穷"(《荀子·王制》)等措施惠民。荀子主张"隆礼"崇"法"以治国,以"礼"制约人心,节制欲望。荀子的"礼",包括了"贵贱有等,长幼有差"的等级制度、"养人之欲,给人之求"的分配制度以及相应的道德规范和礼仪法度等。

(二)两汉经学

经学产生于汉初,为汉代官学,被用以育人取士,著述颇丰。汉代是经学的鼎盛时期,对后世产生了深远的影响。

1. 经与经学的形成 "经",《说文解字·糸部》释为:"经,织也。"段玉裁注曰:"织之从丝谓之经。必先有经而后有纬。"经的本义是指编织中的纵线,与纬(横线)相对。章太炎在《国故论衡》中指出,春秋战国时期的文字记载在竹木简上,典籍以牛皮绳编连如同织物之经,一些开创学派的诸子文献便被其后学通称为"经",如《道德经》《墨经》《法经》等,后世也常用"经"来专指儒家经典。一些医著如《黄帝内经》等也被称为经。

儒家的"经",先秦时指孔子所整理编订的六种典籍《诗》《书》《礼》《易》《乐》《春秋》。西汉时《乐》有名无书,实为"五经"。东汉后"五经"外又增加《孝经》《论语》,合称"七经"。唐初立《易经》《诗经》《书经》《仪礼》《周礼》《礼记》《左传》《公羊传》《谷梁传》为九经,并以九经取士。唐文宗时九经加《孝经》《论语》《尔雅》为十二经,石刻后置于太学。南宋在唐代十二经的基础上加《孟子》,是为十三经。至此,以十三经为核心的儒家经学体系已至完备。

2. 董仲舒及两汉经学 两汉经学肇始于有"为儒者宗""为群儒首"之称的董仲舒"推明孔氏,抑黜百家"之策,由此实现儒家独尊,儒家典籍成为"经典",阐发儒家经典的学说成为"经学"。"推明孔氏",指董仲舒承先秦儒学,结合时代阐释发挥《春秋公羊传》,使自己的思想转化为理论、观点、办法乃至政策。董仲舒提出"立学施教",在地方广建学校,以"经"和"经学"为教本,选拔儒生进入各级官僚机构,推广儒学,以儒治国。在董仲舒"通经致用"观影响下,汉代儒士总结出以《春秋》决狱、以《洪范》察变、以《禹贡》治河、以《诗经》进谏的治经心得和原则,体现了当时经学的特色,赋予了经学实践的性格(章权才《两汉经学史》)。

3. 今文经与古文经之争 两汉经学有今、古文经学之分。历经秦火战乱和焚书坑儒,汉初儒家经典大多已无先秦旧本。今文经指汉初由儒生口传,并用隶书记录下来的儒家经籍。古文经指汉代前期从民间征集或孔子故宅壁间所发现的用先秦古籀文字(即六国文字)写成的儒家经籍。

今文经学派以董仲舒、何休等为代表,认为"六经"皆孔子所为,重《春秋公羊传》,研究偏重"微言大义",以经学维护中央集权制和皇权。汉武帝时立今文经五经博士共七家,每一经置若干博士及弟子,至东汉光武帝时发展到十四家博士,其官学地位保持到东汉末年。

古文经学派以刘歆、贾逵等为代表,崇周公,重《周礼》,认为孔子"述而不作",重史实考证,与现实政治关联较少。西汉末年,刘歆欲将古文经《左氏春秋》《毛诗》《古文尚书》等立于学官,遭今文经学派反对,开始了今、古文经学派之争。汉平帝时,刘歆得王莽支持,立五家古文经博士,古、今文经学得以分庭抗礼。王莽篡政后,古文经学影响超过今文经学,并在东汉达到昌盛。贾逵兼通古文五经,深通今文经,极大推动了古文经学的流传,其后大师有马融和郑玄。郑玄在古文经学基础上吸收今文经学的优点,遍注群经,全面总结今古文经学,终结了今古文经学之争,标志着汉代经学的衰亡。

今、古文经学之争,"争"在四点:一是今、古文经的真伪。今文经家斥古文经为刘歆伪造,古文经家斥今文经为秦火残缺之余。二是今、古文经的价值。今文经家崇奉孔子,以孔子为政治家、哲学家,六经是必须遵守的伦理纲常;古文经家崇奉周公,以孔子为史家,六经是史料。三是六经排次。今文经家以六经为政治课本,按文字的难易排为诗、书、礼、乐、易、春秋;古文经家以六经皆史,按其问世的先后排为易、书、诗、礼、乐、春秋。四是治学方法、目的。今文经家体会六经的微言大义;古文经家讲求回归六经本义。

（三）宋明理学

在佛、道教等思想的冲击下,宋儒认为以章句注疏、名物训诂等为表现形式的汉唐经学,已难以承担重振儒学的重任,于是对传统儒学进行改造和发展,形成了以二程和朱熹等为代表的新儒学,注重对天理等宇宙本体的阐发,后世称之为"理学"。理学的代表人物有北宋周敦颐、张载、程颐、程颢,南宋朱熹、陆九渊,以及明代王守仁。理学学派有程朱理学和陆王心学之分,有气本论派（张载）、理本论派（程朱）、心本论派（陆王）之分,还有以地域划分的"濂学""关学""洛学""闽学""江西之学""阳明学"之分。

1. 程朱理学　程朱理学是理学各派中对后世影响最大的学派之一,以周敦颐、邵雍、张载、二程、朱熹等为代表人物。

周敦颐（1017—1073 年）,字茂叔,今湖南人,世称濂溪先生,作《太极图说》,提出"无极而太极"的宇宙论模式,为"濂学"开创者,理学开山宗师。

邵雍（1011—1077 年）,字尧夫,今河南人,世称康节先生,擅以易理与数术阐释宇宙发生和事物演化,著有《皇极经世》等。

张载（1020—1077 年）,字子厚,今陕西人,世称横渠先生,以"太虚即气"等论述解释宇宙生成,著有《正蒙》等,为"关学"开宗,其"为天地立心,为生民立命,为往圣继绝学,为万世开太平"的信念与抱负,为后世学者所称颂。

程颢（1032—1085 年）、程颐（1033—1107 年）兄弟二人,系河南人,程颢字伯淳,世称明道先生,程颐字正叔,世称伊川先生,"洛学"代表人物,二程系后世理学与心学的发端,伊川为程朱理学之先驱,而明道则为陆王心学之先驱。

朱熹（1130—1200 年）,字元晦,一字仲晦,祖籍新安,生于福建。朱熹从学于二程的三传弟子李侗,为"闽学"代表人物,理学集大成者,所著《四书章句集注》后成为钦定教科书和科举考试的标准。因二程和朱子的影响较大,后世也称宋代理学为程朱理学。

理学在探讨宇宙、心性和认识论等方面具有极为鲜明的特色。

宇宙论:二程将"理"或"天理"视为宇宙的本原和哲学的最高范畴,认为"理"为形而上的道,万事万物为形而下的器,道上器下。朱熹秉持程颐之说,认为道与器,或理与气,固有形而上、形而下之差异,主张以程颐"理一分殊"来解释,"理一"即指天理只有一个,"分殊"即天理存在于万事万物之中,通过万物表现出来。

心性论:视《孟子》为重要经典,周敦颐倡明心性以"静"为主,"无欲故静"（《太极图说》)。二程提出"涵养须用敬","敬"主要是一种道德修养,而非刻意表现得拘束与呆板。朱熹对静、敬等做了进一步发挥,提出"存天理,灭人欲"以修身的方法。

认识论:倡导"格物致知",程颐从认识具体事物出发来认识天理,认为"诚意在致知,致知在格物"(《二程遗书》)。朱熹进一步概括和阐释,认为"所谓致知在格物者,言欲致吾之知,在即物而穷其理也"(《二程遗书》)。

理学提出的天理、心性等哲学命题对后世影响极大,促成了明代医家肾间命门等新学说的提出,孙一奎、赵献可等从周敦颐《太极图说》入手来阐发人身命门。

2. 陆王心学 "心学"可上溯至孟子的心性之学,陆九渊为宋明两代"心学"的开山之祖,王阳明首度提出"心学"两字,集心学之大成,史称"陆王心学",对后世影响极大。

陆九渊(1139—1192年),字子静,抚州金溪(今江西省金溪县)人,讲学于象山书院,被称为"象山先生""陆象山",南宋著名哲学家、教育家,与朱熹齐名,史称"朱陆"。陆九渊一生重讲不重著,曾言"六经注我,我注六经","六经皆我注脚",主要著作有《语录》《文集》,后人将他的著作辑为《象山先生全集》。陆九渊提出"心即理"的命题,以"本心"为核心概念,以仁义之心为本心,本心是不虑而知、不学而能的"良"心,主张以静坐澄心发明本心、保持本心。

王守仁(1472—1529年),字伯安,浙江绍兴府余姚县(今宁波余姚)人,号阳明子,世称阳明先生、王阳明,明代著名哲学家、思想家、政治家、文学家、军事家,心学集大成者,著有《传习录》《阳明文稿》等,后人将其思想材料编为《阳明全书》。王学(阳明学)是明代影响最大的哲学思想,阳明"心学"以"良知"为核心概念,以"致良知"为宗旨而展开,"良知"具有普遍性、先验性、直觉性特征。"致良知",一是推广扩充自己的良知,扩充到最大限度,同时把良知所知付诸到行为中去,做到知行合一,知为行提供指导,行在实践中落实知。

（四）清代朴学

晚明政治腐败、内忧外患不断,宋明理学流于空泛虚伪,故清初学者多留心经世致用之学。清初文字狱使士人远离现实,专注于训诂、考据。受此影响,清人以大量的古代典籍以及文字学、声韵学、训诂学等方式来研究经书,进一步考证某些经书的真伪、划分学术流派等,呈现求实主义的学术风气,发展出实事求是的考据学。考据学又称朴学,主要是对古籍加以整理、校勘、注疏、辑佚等,以经学为研究中心,衍及小学、史学、子学、天算、水地、典章制度、金石、校勘、辑佚等。因清人治学远宗两汉经师,故亦称汉学,以清初三大儒和乾嘉学派为代表。

1. 清初三大儒 汉学以顾炎武、黄宗羲、王夫之为明末清初三大儒学宗师。

顾炎武(1613—1682年),世称亭林先生,明末清初杰出思想家、经学家和音韵学家,被誉为"清学开山",在经学、史学、音韵、小学、金石考古、方志舆地以及诗文诸学上,造诣颇深。顾炎武开清代朴学风气,提倡"经学即理学",提出以"实学"代替宋明理学,直接研习六经,倡导"天下兴亡,匹夫有责",其学说后发展成乾嘉学派。其作品有《日知录》《音学五书》《古音表》《诗本音》等。

黄宗羲(1610—1695年),号梨洲老人,世称梨洲先生,明末清初著名经学家、史学家、思想家、教育家。黄宗羲提出"天下为主,君为客"的民主思想,被视为"中国思想启蒙之父";他深受王守仁心学影响,力主诚意慎独之说;倡导经世致用,开创一代求实学风,被视为浙东学派的创始人和奠基者。

王夫之(1619—1692年),字而农,号姜斋,湖南衡阳人,因其晚年隐居石船山,被称为船山先生,其思想后发展为船山学派。王夫之反对禁欲主义,认为天理即在人欲;主张均天下、反专制;反对"生而知之"观,认为知识是后天获得的,"行"是基础,"行可兼知,而知不可兼行";发展了张载的气化论,主张气一元论,气是唯一实体;强调"天地之化日新",富于革新精神。

2. 乾嘉学派 清代朴学的成熟与鼎盛于乾隆、嘉庆年间,故被称为"乾嘉学派"。"乾嘉学派"重汉学、识文字、通训诂、精校勘、擅考证,分为以惠栋为代表的"吴派"、以戴震为代表的"皖派"("徽派")、黄宗羲开创的"浙东学派"以及"扬州学派"等分支,其中吴派和皖派影响较大。

吴派即苏州学派,以吴县人惠栋为开创者。吴派搜汉儒经说加以疏证,遵循汉代经学重名物训诂、典章制度的研究传统,博而尊闻,罕及义理,信古尊汉,述而不作。惠栋沿顾炎武之学,治经以汉儒为宗,以昌明汉学为己任,尤精汉代《易》学。钱大昕、孙星衍、王鸣盛、洪亮吉等亦为吴派代表人物。

皖派即徽州学派,以徽州人戴震为创始者,戴震的考证学是清代考证学极盛时的典型代表。皖派从音韵训诂入手,直探儒家经典义理,重视三礼名物制度的考证。以欲明经义为经学宗旨,以语言文字学为治经途径,必先考订文字,训古音义,通人情,致实用,谨严绵密,通过文字、音韵来判断和了解古书的内容和含义,研究范围较吴派广泛。王念孙、王引之、段玉裁、孙诒让等皖派代表人物,在音韵、文字、训诂诸方面有卓越创见。

清代考据学以精密、严谨的治经方法,在训诂、考据、音韵、文字诸方面取得空前成就,继承发展了宋明以来的学术文化传统。

二、儒家文化对中医文化的影响

儒家学派作为两千余年中国社会文化的正统学派,对中医文化产生了深远而重大的影响。

(一) 仁爱观对中医伦理观的影响

儒家的仁爱观念促成了中医学"医乃仁术"的医德思想,奠定了中医伦理学的思想基础。儒家伦理以"仁"为己任,主张珍爱生命。儒士将"仁""兼济天下""格物致知""知医为孝""习医养生"等儒家观念融入医学实践中,注重提升医德、医术,以救治生命为实行仁术的途径,医学成为"仁术"。喻昌直言"医,仁术也"(《医门法律》)。

古代很多医家将仁爱与忠孝作为钻研医学的目的和动力,由儒入医,援儒入医,儒医成为中医发展史上的一个重要群体。宋代设立医学教育机构,使医学纳入儒学教育体系,以"教养上医,广得儒医",按等级任命医官,开辟了"医而优则仕"的道路。儒士们或因孝入医,或因举业不成、仕途不顺而从医,或为实现个人理想入医。张仲景认为研习医学上可疗君亲,下可救贫贱,中可保自身。皇甫谧认为医学可实现"忠孝之心""仁慈之性"。范仲淹倡导"不为良相,愿为良医",儒士以从医或入仕实现个人理想。易水学派创始人张元素犯庙讳下第,转而习医。元代医家朱丹溪本为大儒,屡试不第,兼以医学为推行仁学之术,遂转入医门,创丹溪学派,影响深远。还有很多由儒士编集的医书,如沈括、苏轼的《苏沈良方》,陆游的《集验方》,王肯堂的《证治准绳》等。

(二) 中庸之道与中医致中和

"以和为贵"的中庸思想促成了中医学致中和的原则,并应用于生命观、疾病观、防治观之中。

中庸之道也称为中庸观、中和观。中和观念渊源久远,《尚书》有"允厥执中""作稽中德"之语,《易经》反复提到"中行""中正"等"尚中"思想,《论语》正式提出了中庸的概念,孔门后代又多有发挥。从《尚书》《论语》《礼记》的"中"表示的是正确的方法，"和"反映的是一种理想状态。执中致和，即通过正确的方法，实现美好的理想，达到事物发展的最佳境界。贵和谐，尚中道，重在宇宙自然的和谐，人与自然的和谐，人与人之间的和谐，这一思想深刻影响了中医的思维方式。

《素问·调经论》言"阴阳匀平，以充其形，九候若一，命曰平人"，以阴阳平衡的人为"平人"，即健康的人。中医诊治以恢复天与人以及人自身"和"的自然状态为治疗的最终目标。《伤寒论·辨太阳病脉证并治上》言："凡病，……阴阳自和者，必自愈。""和"的思想运用在组方用药上，体现为功效对立的药物的杂合运用：虚实夹杂者，消补兼施谓之和；升降痞塞者，升降相因谓之和；燥湿并存者，润燥相济谓之和；表实里虚者，敛散相成谓之和；病势急迫者，刚柔相从谓之和；肾气不足者，阴中求阳谓之和。

（三）天人合一思想与中医整体观

天人合一是中国传统文化的核心思想之一，儒家天人合一观继承并发展《周易》天、地、人"三才"思想，孟子主张"尽心""知性""知天"，认为"上下与天地同流"（《孟子·尽心上》）。董仲舒提出"人副天数"的观点，在《春秋繁露·人副天数》中指出"人有三十六节，偶天数也；形体骨肉，偶地之厚也；上有耳目聪明，日月之象也；体有空窍理脉，川谷之象也"，认为天人同类、同感。张载在《正蒙·乾称》中明确提出"儒者因明致诚，因诚致明，故天人合一"，二程认为仁者"以天地万物为一体"，"合内外之道，一天人"（《二程遗书》）。朱熹认为"天人一物，内外一理"（《朱子语类》），王阳明认为"大人者，以天地万物为一体者"（《大学问》）。

受儒家天人合一思想影响，中医学重视人与自然、人与社会、人身体脏腑气血、人的形体与精神的合一、和谐，中医学对人与自然的关系、诊脉、治疗、本草等方面的认识，均体现出天人合一观的影响。《灵枢·刺节真邪》认为："与天地相应，与四时相副，人参天地"，《素问·六节藏象论》言："天食人以五气，地食人以五味"，指出天人关系的密切。《素问·脉要精微论》以"春应中规，夏应中矩，秋应中衡，冬应中权"言四时脉象因四季而呈现的差异。《素问·阴阳应象大论》"治不法天之纪，不用地之理，则灾害至矣"，指出疾病诊治中须重视自然规律对人身体及疾病的影响。《神农本草经》受汉儒天人观影响，将"人副天数"理念在药物典籍编纂上对照运用，以上中下三品分应天人地，书中载药365种，以"法三百六十五度"。

（四）正名思想与中医脏腑的贵贱主次及方药君臣佐使理论

"正名"，即正名分、明责任。正名思想维护社会君臣伦理道德等级观念，使其各司其职，各尽其责，维护君主至高无上的地位。这种思想影响中医学以儒家官制典章模式来认识脏腑功能和主次。《素问·灵兰秘典论》以君主、相傅、将军等官职描述人体脏腑的功能及关系："心者，君主之官也，神明出焉。肺者，相傅之官，治节出焉。肝者，将军之官，谋虑出焉。胆者，中正之官，决断出焉。"《神农本草经》以上药为君，上药应天，符合儒家对君王的定义与要求，上药顺受天命，在方剂中的地位居于最贵，故为君。中药应人为贱，下药应地更贱，故只能居于臣属佐使的地位。《神农本草经》还规定了方剂中的君臣比例，强调方剂中君药的唯一性，臣多于君，佐多于臣，使多于佐："药有君臣佐使，以相宣摄。合和者，宜用一君、二臣、三佐、五使，又可一君、三臣、九佐使也。"

（五）理学与中医学术创新

宋以后，儒医逐步壮大，儒家思想文化逐渐全方位渗透到医学领域，医、儒相互贯通，业医者有儒者之风，医学也处处体现儒家学理。"理""气""心""性""太虚""太极""阴阳"等理学范畴和中医学原有范畴相互融通，形成了更为丰富的医学概念、命题、理论、方法，促进了中医学理论的发展,"格物致知"为中医学的发展提供注重实践的认知方法,太极学说为明代医家创立命门学说提供了启发。

1. 气本论与元气说　中国古人认为万事万物由气生成,气的概念在中医学理论中占有极其重要的位置。北宋理学家张载的气学对金元中医学理论的发展产生了重大影响。

张载发挥儒家经典义理,引进《素问·天元纪大论》:"太虚寥廓,肇基化元"之"太虚"概念,提出"太虚即气""一物两体"等观点,把"气"作为宇宙的本体,建立了"气本体"的理学体系。他认为整个世界统一于"气",无形的太虚和有形的物体是"气"存在的两种形态。气永远在运动变化,而其运动变化的根源在于气本身包含两个对立面。张载的气学阐释了宇宙之气的运动变化,金元医家以气学说明人身之气的运动变化。李东垣《脾胃论》《内外伤辨惑论》等著作体现了气的重要作用,以"气"概括自然的变化,春季为生发之气,夏季为藩秀之气,秋季为陨杀之气,冬季为闭藏之气,据"土居中央""土为万物之母"之说,糅合张载的气学理论,以脾胃为精气升降运动的枢纽,创立了脾胃学说。

2. 太极与肾命学说　太极是宋明理学的基本观念,最早见于《易传·系辞上》:"易有太极,是生两仪,两仪生四象,四象生八卦。"周敦颐建立了一个太极、阴阳、五行、万物的宇宙生成论体系。张载以其"太虚即气"的气论宇宙观理解太极,把太极解释为太虚之气。朱熹以太极为最高的理,将其确定为本体论的根本范畴。

朱丹溪以太极之理阐释人身之相火,即肾火,其《格致余论·相火论》引用周敦颐《太极图说》:"太极动而生阳,静而生阴。阳动而变,阴静而合,而生水火木金土。各一其性,惟火有二,曰君火,人火也;曰相火,天火也。"认为天地自然的运动变化依靠相火推动,人身生命运动同样依靠此相火作为原动力,将相火作为生命的本源。

孙一奎以周敦颐《太极图说》为基本框架,以朱熹的理气论为基本观念,创立了太极命门说,认为人与天地万物均由阴阳气化而成,人生命之初,最先生成二肾,"如豆子果实,出土时二瓣分开,而中间所生之根蒂,内含一点真气,以为生生不息之机,命曰动气,又曰原气。"此原气即太极之本体,就是"命门",是人体生命活动的根本。

张介宾在张载气学、周敦颐《太极图说》基础上构建出太极命门学说,认为"命门居两肾之中,即人身之太极",以女子子宫、男子精室为命门,认为"命门与肾,本同一气",命门的功能通过三焦、包络、子宫、肾得以体现,成为联系先天无形的命门与后天有形脏腑的桥梁。

3. 格物致知与中医学　格物致知,语出《礼记·大学》:"致知在格物,物格而后知至"。朱熹认为格物为穷至事物之理,格物致知就是穷究事物之理,而获取知识之谓也。古代医家以医学为格物之一途,并以儒家格物之法研究医学。朱丹溪指出医学即是格致穷理之学问,并将其著作命名为《格致余论》,"古人以医为吾儒格物致知一事",故以名篇。李时珍曾云"医者贵在格物也",认为本草之学"虽曰医家药品,其考释性理,实吾儒格物之学"。李时珍用格物方法来阐明医理,所著《本草纲目》博览群书,明代王世贞称《本草纲目》为"格物之通典"。

儒家文化促进了中医学的发展,而孝道观、贞洁观、重德轻艺观等在一定程度上制约了中医学发展。《孝经》"身体发肤,受之父母,不敢毁伤,孝之始也"的观念,制约了中医解剖学的发展。《孟子》主张"男女授受不亲",宋明理学贞洁观限制了妇女在男性医生为主体的社会接受医疗的可能性。《礼记》认为"德成而上,艺成而下",儒家以医学为"小道"的观念,影响了古代社会对医生社会地位和个人成就的评价,对业医者和从医意愿有消极影响。

图2-3

知识链接

笔记栏

思政元素

朱丹溪推及物之仁，弃文从医

被称为"金元四大家"之一的朱丹溪，在步入中年后，在老师许白云先生的启发下，慨然决定弃文从医，以精通医术，来践行儒家的仁爱精神。

在戴良为朱丹溪写的传记《丹溪翁传》中提到：

翁自幼好学，日记千言。稍长，从乡先生治经，为举子业。后闻许文懿公得朱子四传之学，讲道八华山，复往拜焉。益闻道德性命之说，宏深粹密，遂为专门。一日，文懿谓曰："吾卧病久，非精于医者，不能以起之。子聪明异常人，其肯游艺于医乎？"翁以母病脾，于医亦粗习，及闻文懿之言，即慨然曰："士苟精一艺，以推及物之仁，虽不仕于时，犹仕也。"乃悉焚弃向所习举子业，一于医致力焉。

朱丹溪在他的著作《格致余论》的序言中，曾提及过自己学医的经历：

震亨三十岁时，因母之患脾疼，众工束手，由是有志于医。遂取《素问》读之，三年似有所得。又二年母氏之疾，以药而安。因追念先子之内伤，伯考之瞀闷，叔考之鼻衄，幼弟之腿痛，室人之积痰，一皆殁于药之误也。心胆摧裂，痛不可追。然犹患学之未明，至四十岁复取而读之。

从上可知，朱丹溪因至亲之人生病，在对母亲的孝顺和亲人的关爱的促使下，朱丹溪开始接触医学。在步入中年之际，慨然放弃努力多年的科举学业和颇有成就的理学研究，弃文从医，救治病患，以医学来承担社会责任，推行儒家的仁爱精神，并以此实现自己的人生价值。朱丹溪在深入研习和实践医学的同时，结合多年研习儒学的知识，撰写了多部医著，创立了"滋阴"学说，成为"金元四大家"之一，对后世医学影响深远。

（王　丽）

第四节　佛家文化与中医文化

一、佛家文化概说及其核心内容

佛文化起源于印度，公元前6—前5世纪释迦牟尼在古印度建立了佛教，并逐渐发展为世界五大宗教之一，在世界范围内具有广泛的影响力。佛教于公元前后传入我国，经过长期演化，同儒家文化和道家文化交融发展，最终形成了具有中国特色的佛家文化，给中国人的宗教信仰、哲学观念、文学艺术、礼仪习俗等带来了深刻影响，成为我国传统文化不可分割的一部分。

（一）佛家文化概说

佛教发源于印度，创立者释迦牟尼（约公元前565—前486年），并非传说中的人物，而是印度历史上一位真实存在过的伟人。释迦牟尼以王子的身份出家悟道，建立了佛教的僧团，并且宣讲佛教的教法，度化了许多的信众，也有不少著名的弟子。在他住世之时和涅槃之后，佛教传播到印度和印度之外的许多地方，至今在世界上都还具有着较大的影响。

释迦牟尼姓乔达摩，本名悉达多，释迦牟尼是佛教徒对他的尊称，"释迦"是他的族名，"牟尼"是明珠的意思，以此比喻他为"圣人"，所以，释迦牟尼这个名字的意思就是"释迦族的圣人"。释迦牟尼所处的时代正好是我国春秋时代,大约与孔子同时。悉达多王子出生于蓝毗尼园(约在今印度、尼泊尔边境地区),是古印度迦毗罗卫国净饭王王子。王子从少年时代就开始接受婆罗门教的传统教育,学习吠陀经典和五明。虽然过着世俗眼中荣华富贵的生活,但是悉达多王子一直没有放弃对苦乐病老等人生问题的思考,并且萌生了出家的念头。离开王宫后,悉达多到处寻师访友,探索人生解脱之道。悉达多寻访了3个有名的宗教家学道,但仍不能满足他解救人类痛苦的愿望。于是悉达多放弃之前修苦行的方法,一个人来到菩提伽耶的一棵菩提树下坐禅。这样经过七七四十九天(一说七天七夜),在十二月初八日凌晨,明星出现在天空,悉达多睹明星而悟道,战胜了烦恼魔障,领悟了宇宙人生的真理,获得了彻底觉悟,成为有大智慧的人,即"佛"。他悟到的真理简单说就是四谛、八正道、三法印和缘起论等。

释迦牟尼向社会各阶层宣讲佛教的道理,拥有了越来越多的信徒,佛教成为在印度具有影响力的宗教。说法多年后,释迦牟尼81岁的时候在拘尸那城娑罗双树林进入涅槃,荼毗后所产生的佛舍利被分为八份送到各地建塔安奉。其中摩揭陀国安奉在菩提伽耶的那一份舍利,在公元前3世纪被阿育王取出,分成许多份送到各地建塔,后来也有一部分流传到了中国,比如陕西法门寺的佛指舍利、北京八大处的佛牙舍利等。

佛教的创立可以说是东方文明史上的重大事件,它不仅影响了印度宗教和思想的各个领域,而且由于它的向外传播,也影响了亚洲许多国家的宗教、伦理、哲学、艺术、民俗的变化和发展。佛教传入中国迄今已有两千多年的历史,作为来自异域的文化经过长期的磨合与融合,最终成为中国传统文化的一部分,并且走向儒释道三教互补互融。这一过程,既反映出佛教自身强大的生命力,也可以看出我国传统文化的多元共存、兼容并蓄之精神内核。

佛教传入中国的具体时间和年代,现在很难考定,学界普遍认可的说法是在大约两汉之间由印度传入的。史籍记载,汉明帝永平七年(公元64年)派遣使者十二人前往西域访求佛法。公元67年他们回到洛阳,带回经书和佛像,开始翻译了一部分佛经,相传就是现存的《四十二章经》。同时在首都建造了中国第一个佛教寺院,就是今天还存在的白马寺。这个寺院据说也是以当时驮载经书佛像的白马而得名。根据这个传说来看,佛教传入中国虽未必始于汉明帝,但佛教作为宗教得到政府的承认,在中国初步建立了它的基础和规模,可以说是始于汉明帝年代。

佛教在中国经长期传播发展,形成具有民族特色的中国佛教。由于传入的时间、途径不同和民族文化、社会历史背景的不同,中国佛教形成三大系,即汉传佛教、藏传佛教和上座部佛教。从地理位置划分,佛教派别最初为南传佛教和北传佛教两支。由古印度向南方传播到斯里兰卡、东南亚以及中国云南等地以上座部佛教为主的流传,被称为"南传佛教",其经典多为巴利语所写,现在流行于斯里兰卡、缅甸、泰国、柬埔寨、老挝等地。北传佛教主要由北方经丝绸之路向中亚、中国、朝鲜半岛以及日本等国传播,其经典多为梵文、各种中亚文字和中文。自藏传佛教出现后,南传北传佛教两支的划分渐渐退出,取而代之的是南传佛教、汉传佛教和藏传佛教的划分法。

中国的佛家文化,一方面有原始佛教的教义,另一方面又富有中国文化创新和融会的精神,并融入中国文化的各个层面。从西汉末佛教传入一直到魏晋南北朝之前,都可以看作佛教初传时期。佛教传入中国之前,在印度已经经历了将近600年的发展,建立了相对成熟的思想体系,因此初传入中国之时,来自印度的佛教与中国本土的文化、伦理经历了交锋、磨合。

佛教在中国的发展按照历史时期划分,两汉为初传期,之后魏晋南北朝可视为承前启后时期。虽然魏晋南北朝战乱频仍,但在局部地区或短暂时期,又有相对稳定和繁荣的局面出现。这一时期佛教在全国范围得到了多方位的传播,它深入中国社会的各个阶层和人民生活的各个领域。魏晋南北朝时期,名士辈出,玄学盛行,玄学与佛教之间的互相吸收与争鸣,促进了佛教在中国的进一步发展,形成了独具中国历史特色的玄佛合流思想浪潮,促进了中国化佛教"禅宗"的产生。隋唐是佛教兴盛发展的时期。这个时期佛教改变了被视为是外来文化的状态,繁荣发展的同时吸收了中国文化的优秀内核,全面形成了具有中国特色的汉传佛教文化。宋元明清是佛教与儒、道二家鼎足而三时期。此时虽然没有如隋唐时代各宗派树立那般兴盛,却影响更加广泛和深远,尤其是对文人阶层产生了很大影响,佛教成为中国文化不可分割的一部分;与此同时,中国西部少数民族地区和周边国家的佛教也发展起来。

禅宗是中国佛教规模最大、流传最广、最具中国化特点的佛教宗派。禅宗始于菩提达摩,盛于六祖慧能,以禅定作为佛教全部修习而得名。中国佛教的特质在禅,禅宗的出现是中国佛教史上的一场革命,标志着中国佛教史进入了一个崭新的阶段。佛教进入中土,就面临着如何适应新的土壤,在完全异质文化背景下生长的重大问题。而禅宗正是佛学理论与中国传统的儒家与道家思想在相撞激荡的基础上融合的结果,其核心思想为"不立文字,教外别传;直指人心,见性成佛"。禅宗的崛起,使佛教成为一个纯粹理性的宗教,变成中国文化的巨流。初祖菩提达摩创立禅宗,二祖慧可,三祖僧璨,四祖道信,五祖弘忍,代代相传。五祖弘忍法师门下分赴两京弘法,名重一时。其中有神秀、慧能二人分立为北宗渐门与南宗顿门。北宗主张渐修,南宗主张顿悟。由于南宗传承很广,成为禅宗正统。弘忍以前的早期禅宗主要依据《楞伽经》立宗,《楞伽经》是印度中期大乘佛教的重要经典之一,是论述唯识思想的重要经典;从五祖弘忍以来,即大力弘扬《金刚经》,《金刚经》的核心思想是万法皆空;慧能以后,尤以辑录慧能言行的《坛经》为主要依据,《坛经》理论的核心就是"顿悟成佛""见性成佛"。

（二）佛家文化的核心内容

佛教的教义在释迦牟尼创立佛教之初就做出了创造性的阐释,佛教的世界观、宇宙观、生命观都具有自身的独特性。学习佛家文化应当从哲学的高度去认识,唯此才能把握其真谛。其中,缘起说是全部佛教哲学的理论基石,善恶、净染、真假是佛教哲学的中心内容,追求解脱是佛教哲学的根本目的。解脱是全部佛学的出发点和落脚点,甚至可以说,佛学是一门解脱的哲学,着重阐释解脱人生苦难和成就佛果的根据、道路和方法,其中所包含的哲学思想是解脱论的理论基础,涉及人生观和宇宙观、伦理学和认识论等多方面的哲学问题。

1. 四谛说　"谛"就是真理。"圣谛"是圣人所知的绝对正确的真理。"四圣谛"说四种真理:苦谛、集谛、灭谛、道谛。

苦谛,指现实存在的种种痛苦现象。佛教认为,变化无常的大千世界,只不过是痛苦的汇集处。由于众生不能自我主宰,为无常患累所扰,所以没有安乐性,只有痛苦性。"人生是苦"是佛教全部教义的出发点,是释迦牟尼对人生深切的、根本的体察,表现了他对人生本质的洞彻和人生价值的判断。

集谛,指造成痛苦的原因和根据。集,是集合、汇聚的意思。集谛就是探求痛苦产生的原因。佛教从"五取蕴""十二因缘""诸行无常""诸法无我""一切皆空"等方面论证了人生空幻、人生痛苦的根源。

灭谛,指佛教最高理想的无痛苦状态。灭,指人生苦难的灭寂、解脱。灭谛就是灭尽贪欲,根绝欲望,从而灭除痛苦的道理。要脱离人生的苦海,就必须从根本上摆脱生死轮回,进入涅槃境界。"涅者不生,槃者不灭",寂灭一切烦恼,圆满(具备)一切清净功德,就实现了人生的最高境界。

道谛,指实现佛教理想境界应遵循的手段和方法。道,指道路、途径、方法。道谛就是引向灭除痛苦,证得涅槃的正道。佛教提出了消灭痛苦的八种正确途径,即"八正道":正见、正思(或正志)、正语、正业、正命、正精进、正念、正定。从方法的角度看,道谛强调培养信徒坚定的信仰和精勤的态度,对信徒的思想、言论和行为,既有消极的防范,又作积极的引导。同时还十分重视调练心意,以形成一种特异的心理状态。

2. 缘起与性空　"缘起"说是释迦牟尼所创立的原始佛教的理论基础,可视为佛教的根本思想。传说释尊在菩提树下,因观察缘起而开悟成佛。昔日佛在菩提树下所觉悟的,就是万物皆从因缘生,缘生诸法,原无自性,其性本空。这是社会人生的真理,虽是佛教的世界观、人生观,但并非限于佛教,无论佛出世或不出世,此乃永远不变的绝对真理。所以说:"见缘起者见法,见法者见缘起。""见缘起者见法,见法者见佛。"这就是说,若能真正认识缘起说就等于理解佛教。由此可见缘起说在整个佛教理论中的重要地位,可以说缘起说是佛教之根本。

性空的意思是说,众缘合成的一切事物,其性本空,没有真实的自体可得。我们只要冷静推论反复思考就会发现,世界万事万物都是在一定的时空条件下,由多种因素组合而产生的现象。宇宙万物都是由各种条件(缘)而产生的,任何事物都是"缘生则生""缘阙则阙",即产生该事物的条件具备了,该事物就产生而存在;条件不具备,就不能产生。缘生的事物不能离缘而存在,这就叫作"无自性",即"性空"。由于佛教主张世界万物与人之身体皆由地、水、火、风之四大和合而成,所以提出了"四大皆空"。佛法讲"四大皆空"的用意是要人们认清宇宙人生的真相,以解除身心的束缚,获得解脱和自在。能积极进取、淡泊名利、乐于助人、不图回报,既利于社会,又体现自己的人生价值。

3. 轮回与业报　轮回理论是古印度文化的基本理论之一,其本源来自婆罗门教,佛教沿袭之并加以发展,注入自己之教义。"轮回"谓众生由惑业之因(贪、嗔、痴三毒)而招感三界、六道之生死轮转,恰如车轮之回转,永无止尽,故称轮回。又作生死轮回、生死相续、轮回转世。有情众生因业受报,随业转生,无休无止,生生灭灭,相续不断,形成了迁流不息的生命流转,即所谓生死轮回。

业报是因果规律。佛教认为,业是轮回的主因,可以直接导致果报的发生。过去或现在所造的业,将会招感众生在来世受果报,不同的业力决定产生不同的果报。从某种意义上讲,我们现在是我们过去的结果,我们的未来又将是我们现在的结果。

"轮回业报"思想是印度宗教哲学体系中不可或缺的重要组成部分,与其说是一种纯然的宗教伦理观,不如说它是哲学伦理学上的一个核心理论。天命也好,业报也罢,都具有劝善的动机和目的。对于人类遵守道德、维护社会的安定、促使人类的文明进步起到了积极的作用。

4. 三法印　从"缘起说"出发,释迦牟尼进而提出了关于人生的三大命题,也是佛教的三项根本佛法。三法印出于《大智度论》:"佛法印有三种:一者,一切有为法,念念生灭皆无常;二者,一切法无我;三者,寂灭涅槃。"现在三法印的一般表述是"诸行无常印、诸法无我印、涅槃寂静印"。诸行无常是说世间一切事物无时不在生住异灭中,过去有的,现在起了变化,现在有的,将来终归幻灭;诸法无我是说在一切有为无为的诸法中,没有"我"的实体;涅槃寂静是说涅槃的境界,灭除一切生死的痛苦,无为安乐,故涅槃是寂静的。凡符合此三原则的,便是佛的正法,有如世间印信,用此证明。"三法印"即判断佛教学说的三个标准,是印证是不是真正佛教的标准,可用以印证各种说法是否正确,可检验自己修行的是否正确,故称三法印。

5. 三学六度八正道　三学,又称三无漏学,是学佛者必须修持的三种基本学业,即戒、定、慧。由戒生定,由定发慧,由慧起修,分别对治人的贪、嗔、痴三毒,最终可以解脱烦恼、究竟涅槃。三者彼此加强,缺一不可,而且相辅相成。只要精进修行三无漏学,必定可以达到最终的解脱之道。三学概括了全部佛教教义,三学中以慧最重要,戒和定都是获得慧的手段。只有获得慧,才能达到最终解脱的涅槃境界。

六度,"度"梵语是"波罗蜜多",字义是"到达彼岸",就是从烦恼的此岸度到觉悟的彼岸。六度就是六个到达彼岸的方法。此乃佛教积极之法,菩萨所修之行也。一曰布施,二曰持戒,三曰忍辱,四曰精进,五曰禅定,六曰智慧。此六者,谓之六波罗蜜。波罗蜜义为到彼岸,与渡义同,故译曰度。谓菩萨乘此六度船筏之法,既能自度,又能度一切众生,从生死大海之此岸,度到涅槃究竟之彼岸。为大乘佛教最主要的中心教义。

八正道,"苦"是人生实相,离"苦"得"乐",人之所欲。学佛最终的目标,即是透过佛法的修学体证,达到解脱生死轮回的"苦",获得涅槃寂灭的"乐",这是人生最圆满的境界。因此,佛陀成道之初,即为众生开示八种转凡成圣,通向涅槃解脱的正确修行方法,称为"八正道"。八正道分别为:正见、正思维、正语、正业、正命、正精进、正念、正定等,这是八条通往涅槃的路径。所谓"正"者,以此八法尽离邪非;所谓"道"者,因其能通达不生不灭、寂灭最乐之境故。循此八正道,可使众生苦集烦恼永断,证得涅槃的圣贤境界,因此又称"八圣道"。八正道又如船筏,可使众生从"迷界"的此岸渡到"悟界"的彼岸,因此又称为"八道船""八筏"。八正道也是最平实而生活化的实践法门:日常生活中对因果义理有肯定的认识,就是正见;平日所思所想,念念与佛法真理相契合,就是正思维;与人交谈说话都是慈颜爱语,令人生起信心、欢喜,就是正语;平时所行所作,都合于道德礼法,不会为了一己之私欲而侵犯、伤害别人,这就是正业、正命;进而主动济弱扶倾、乐善好施、行善止恶,这就是正精进、正念;遇到困难挫折,能够沉着、冷静,运用智慧去判断、解决事情,这就是正定。八正道包含了信仰与道德的要目,不仅是出世解脱的实践法门,也是世间生活中人人皆应遵守的道德准则。

二、佛家文化对中医文化的影响

佛学诞生于印度,自西域传入中土,与中国传统文化从冲突到融合,在经历了不断中国化的过程以后,与中国本土的儒家和道家形成鼎足之势,成为中国传统文化的重要组成部分——佛家文化。佛家文化对中国古代的哲学、文学、语言学、绘画、建筑等领域乃至整个中国社会都产生了深刻的影响,从而产生了丰硕的文化成果,促进了中国文化的发展与繁荣。中医学深深地植根于中国传统文化,在多学科交融的基础上形成了独特理论体系,也与佛家文化形成相互交融、相互影响的关系。传入中国的佛教,对中医药学的影响无所不在,从病因、病理到药物、药理,从防治法则到从医德规范,无不带有佛学文化的印迹。我们必须清楚地看到,当佛教医学传入中国的时候,中医药学的理论体系已经形成,从对生命的认知到对疾病的认识,从疾病的诊断到疾病的治疗,从用药治病的原则到养生防病的理论,中医药学已经具备了完整的体系,因此佛学文化并没有改变中医药学的理论体系,而是被中医药学消化吸收以为己用。如孙思邈所著《千金翼方》就最早提到《大藏经》的医籍,并吸收了佛教医学的四大不调、万物皆药等思想。

（一）影响中医理论

中医学与古巴比伦医学、印度医学合称人类最早形成体系的三大传统医学。中医学是富有中国传统文化特色的医学,是中华民族在长期的生活、医疗实践中积累总结而成的具有独特理论风格和丰富诊疗经验的医学体系。佛医是佛祖释迦牟尼及其弟子们在修行成佛的过程中融摄了古印度医学而逐渐发展起来的一种具有独特医学体系的宗教医学。二者各具特色,又相互融通。

1. 四大说与中医气阴阳五行 "四大"又称"四界""四大种",指地、水、火、风。佛家认为这四种物质是构成世界的基本元素,一切物质都由四大所生。地大以坚为性,能载万物;水大以湿为性,能使万物摄据不散;火大以热为性,能使万物成熟;风大以动为性,能使万物成长。人的生命活动与病理变化取决于四大。《大藏经》十四卷《五王经》曰"人由四大和合而成其身,何谓四大? 地大、水大、火大、风大。一大不调,百一病生,四大不调,四百四病同时俱作"和《佛医经》云"人身中本有四病,一者地,二者水,三者火,四者风。风增气起,水增寒起,火增热起,土增力盛。本从四病,起四百四病"均说明四大虽然是构成人体的四大要素,同时也是伤害人体的四种基本致病因素,每一种因素均可导致一类疾病的发生。

"四大"学说对中医阴阳五行学说的丰富、补充作用是显而易见的。如隋代巢元方在《诸病源候论·恶风候》中说"凡风病有四百四种,总而言之,不出五种,即是五风所摄。一曰黄风,二曰青风,三曰赤风,四曰白风,五曰黑风"。孙思邈进一步将巢元方的五风、五色与五虫相配,用以说明五脏的致病因素。王焘将四大与阴阳结合说明疾病的分类。《外台秘要·卷二十一》曰"身者,四大所成也,地水火风,阴阳气候,以成人身八尺之体。骨肉肌肤,颓然而处,是地大也;血、泪、膏、涕津润之处,是水大也;生气温暖,是火大也;举动起来,屈伸仰俯,喘息视瞑,是风大也"。

可见,古代医家在中医阴阳五行理论的基础上,汲取佛家四大学说进一步认识生命现象与疾病变化,完善中医药理论体系。

2. 缘起说与中医病因病机理论　缘起是指一切事物或现象的生起,是一种相依、相缘、相资的关系,为互为因果、互为条件的关系或过程。这种因缘生起说是佛家最基本的理论,是佛家观察宇宙人生采用的独特方法,缘起说与天人相应观在认识方法上具有相通性。佛家以缘起理论阐述人类的生命现象,认为世界的构成要素地、水、火、风具有相互生果的作用与和合产生新物质的功能,四大造成的物质现象对于后来的物质现象又具有影响和作用。佛家提出的十二因缘说是从老死开始推演出十二因缘彼此互为因果联系的一个序列,前因生后果,后果为因又继续生起他果,人生就是由这样一个前后彼此相联的环节所构成的。

佛家认为疾病产生的原因为内缘和外缘:内缘(内在条件)就是生理机能和心理因素;外缘(外在条件)就是家庭环境、社会环境和自然环境。佛家在论述人体疾病的原因时,其义理特色表现得很明显,即众病有三因:外因、内因和业因。从病因来说,佛教认为几乎所有的疾病都是由精神因素引起的,就是说百病由心造,四大失调为基本病机。《童蒙止观》云"由心识上缘,故令四大不调;若安心在下,四大自然调适,众病除矣",这与中医基础理论中的"三因"学说相似。佛家医学不但认为个体的生理状况、行为是致病原因,而且还深入分析了心理因素在疾病产生过程中的作用。这与中医学重视的体质医学、心身医学思想具有相同的特点。

（二）丰富中医方药

佛教以救人苦难、普度众生为宗旨,在佛教经典中以医药作为比喻,将众生的无明烦恼比作病,而佛法则如同医病之药,能使众生解脱烦恼,提出"佛如医王,法如良药"。除了这些佛法心药之外,还传来了诸多实实在在的药材,丰富了中医的方药资源。

本草方书吸收外来药物因地制宜,配制良方,《名医别录》首载沉香、乳香(薰陆香)、鸡舌香、藿香、詹糖香、枫香、苏合(香)、紫真檀木等,《唐本草》首载安息香、龙脑香、苏木、胡椒等。这些香料主要是制作佛香在寺院广泛使用,除心理气氛的营造作用外,焚香过程中释放出的化学物质多有环境消毒作用,香汤浴沐和涂香更有皮肤直接吸收的效果,其防病保健作用不言而喻。直接用以治病的药物也有很多,如能够治疗皮肤病、癫病的毗醯勒,治胎死腹中之痛的阿波末利迦(牛膝草),作为涂香及药用植物的郁金,以治疗妇女疾病而著名的番红花,具有补肾益精、养肝明目之功的奢弥草(枸杞子),可以治疗眼病的迦罗毗啰树(羊蹄蹄），可以治眼疾、风邪且有通便之效的良药诃梨勒（诃子），可以入药的呵梨陀（黄姜）、迦罗迦（黑果），可以治咽喉病的迦毗陀树（梨树）等等。晋葛洪《肘后备急方》记载的"药子"婆罗门胡名叫"船椒树子"，这是现存中医书中可以见到的最早的印度药物的记载。

南北朝隋唐医书引载印度等地的方药逐渐增多，据范行准《胡方考》，此时引入的印度药方就有40多首。南北朝医书大多散佚，现就唐代方书而论，《备急千金要方》《千金翼方》就有10余首，如耆婆百病丸、耆婆治恶病方、耆婆汤、耆婆大士补益长生不老方、阿伽陀圆、服菖蒲方等。《外台秘要》则载有20多首，如莲子草膏、酪酥煎丸、治肺病方等。李时珍《本草纲目》引据书目中就有《金刚经》《金光明经》《圆觉经》《法华经》等，并记述20余种外来药物的梵名。赵学敏《本草纲目拾遗》的来源之一是释氏书和《五台山志》等佛教地志类文献。

敦煌石窟出土卷子中有医药卷子，部分壁画内容也与医药有关，龙门石窟的药方洞刻有初唐方剂100余首，五台山、峨眉山、九华山、普陀山、嵩山等佛教圣地就留下了不少方药，这些都是佛学文化中存留的方药资源，有待挖掘和整理。

（三）慈悲思想提升中医医德

慈悲是佛法的根本，佛家慈悲普度，利乐众生的人生观、道德观，塑造了中国古代大慈大悲的苍生大医。佛家的戒律传入中国以后，对中医的医德规范产生了深刻的影响。孙思邈主张业医必须以治病救人为己任，创立了以仁爱慈悲思想为核心的医德规范。《备急千金要方·总论》中特以《大医习业》与《大医精诚》专门论述了医德规范问题，对医生的职业道德修养和医生的习艺治学问题都提出了很高的要求。受佛家救命积德、拯救众生脱离苦海这一积极思想的影响，孙思邈不辞劳苦地精研医药，著书立说，广泛收集药方，只要认为能救人一命的方法他就予以采录，使他在医药学方面取得巨大成就。可见，佛家慈悲思想促使医生精业敬业、济世怜生、救苦救难，对医生道德品格、行为规范产生了重要的积极作用。

历代医家有关医德的论述颇多，如陈实功在所著《外科正宗》一书中提出了"医家五戒十要"，在研习医技、精心处方、对患者一视同仁、救助贫穷之家、尊重同道、尊重妇女等方面均提出了严格的要求。另外，徐春甫《古今医统大全》中的《慎疾慎医》、李中梓《医宗必读》中的《不失人情论》、张璐的《医家十戒》、喻昌的《医门法律》等都是专门论述医德的篇章。总之，佛家慈悲思想与戒律对传统医德医风产生了较深的影响，对警戒医家、淳化医风起到较大的作用。

（四）佛医参与医疗实践

历代医僧及佛门弟子中之习医者，借行医弘扬佛法，成为古代医疗队伍中的一支力量，其医术高明，以医名世，为医疗实践积累了丰富的经验，提供了重要的借鉴。

《天竺经眼论》中的金针拨障术是我国有史可考的手术治疗白内障的最早记载，由印度僧人传授予谢道人，由于这种手术疗效显著，被医家广泛采用，融入我国眼科学。《目经大成》中的金针拨障术八法——审机、点睛、射覆、探骊、扰海、卷帘、圆镜、完璧，已达到相当高的水平。《龙树菩萨方》的七十二眼方也直接影响了中医眼科学的发展，有的至今仍被运用于临床。

晋代僧人支法存，其先辈为胡人，后移居广州。支法存少以聪慧入道，习医，遂以医名。适当时北方士大夫于永嘉之际南渡，士大夫不习水土，多患脚弱症，其症多凶险，染者无不毙踣，毙人甚众。众医不能治，唯支法存以其医技治之，存活者不计其数，因此名扬天下。所著有《申苏方》五卷，后佚。其佚文散见于后世医著如《备急千金要方》《外台秘要》等书，辑有支法存方十余首。支法存对岭南常见的热带病疟疾及寄生虫感染如肺吸虫、绦虫、姜片虫、血吸虫病等均有所成就；对溪毒（沙虱）之蒸气疗法，启迪其后阮河南、许胤宗等人，把蒸熏疗法作进一步提高；他亦为我国脚气病防治学的先驱。

南北朝医僧深师，又称僧深、释僧深，名竺潜。祖籍山东琅邪。俗姓王，为晋丞相武昌郡公王敦弟。年 18 出家为僧,师事中州刘元真。因精佛学、医学,深得朝廷仕宦之崇仰,于永嘉南渡后,优游讲席 30 余年。其医师事仰道人,亦以善疗脚弱脚气闻名,为医立法拟方颇具仲景风范。时王文州大子病疟,结实积热,深师以恒山大黄丸治之愈,即为一例。他曾撰录支法存所用永平山师连、范耀祖等诸家旧方成《僧深药方》30 卷,已佚。所载脚气病效方百余首,为《外台秘要》《医心方》等所引录,可窥其一斑。

东晋医僧于法开,是佛学"六宗七家"之一的"识含义派"祖师。深思孤发,才辩纵横,师事于法兰,祖述耆婆,妙通医法。升平五年(361 年)以诊晋穆帝司马聃之疾而闻名。据《绍兴府志》载,于法开曾于旅途中投宿一民家,正值主家妻难产,数日胎儿不下,举家惊慌。于法开命产妇食羊肉十余块而后针之,须臾胎儿得以裹羊膜分娩。范行准认为此为我国羊膜之最早记录。

唐代僧人蔺道人,骨伤科医家,是一位很有学识的僧人,精于骨伤理论和医疗技术。他一面修行,一面为贫病者、伤折患者诊病治伤。唐会昌年间(841~846 年),唐王朝废止宗教,改寺院为馆舍,促令僧道还俗生产,蔺道人离开长安,到了江西宜春钟村,隐姓埋名,过着隐居的生活。蔺氏流落至宜春钟村,耕种以自给,结草庵以居,与钟村之彭叟交厚。彭叟常往来其庐,并助以耕作。一日,经常帮助他耕耘的彭叟儿子因上山砍柴折伤颈椎、肱骨,医多束手无策。在这种情况下,蔺道人才重操旧业,用自己高明的整骨技术,为其治愈了伤痛,避免了残废。从此,他的整骨特长名闻遐迩,求者日众。蔺氏颇厌烦之,遂取其所制秘方《理伤续断方》赠予彭叟,自己复移他处隐居,不知所终。彭叟承其医术,遂精骨伤科术,其书亦得以流传,后世称为《仙授理伤续断秘方》。书中记载的肩、髋、肘、腕关节复位术及开放性骨折的手术治疗亦是医籍中之首载,所创制的内服方,不少亦至今仍属可取,而古今名方四物汤亦为蔺氏之首创,记载于该书中。蔺氏对我国骨关节损伤治疗学之发展有不可磨灭的影响。

（五）禅定之修与中医养生观

戒、定、慧是佛家必须修持的三种基本学业,并构成佛家理论的整体。戒的要求即防止行为、语言、思想三方面的过失,包括五戒、八戒、十戒等不同戒律,与中医学讲求的饮食调养、动静调养、心性修养是一致的。定的核心为摒除一切欲望和烦恼,摒除所有杂念,专心致志,以观四谛,从而进入正审思虑、人定修持的境界。佛家烦恼的含义泛指与佛家正道相反的一切心理和行为,是负性的、错误的、有害的、罪恶的,可以说一切烦恼皆是虚妄。作为病因的烦恼包括七情致病的主要内容,造成人的性情偏颇,导致心身疾病。一般医生靠药物治疗,佛家医疾更多靠心,法眼识药,慈悲医病。

中医学注重养生,将其贯穿于日常生活之中,具有平实、自然的特征,并根据四时阴阳变化具体提出了以内因为主的养生方法:春夏养阳,秋冬养阴。即春养生气,夏养长气,秋养收气,冬养藏气。禅亦注重日常生活中的修养。禅的真正内涵并不是逃避生活,而是智者所特有的探求真理的方式。禅有时是出世的,但出世是为了更好地入世,出世能比入世更真切、更冷静地观察世界和人生,创造出的是另一种积极的修身养性、立身处世的生活艺术。禅悟首先改变的是人的心境,进而改变身体。明代袁了凡《静坐要诀》认为"修禅之法,行住坐卧,总当调心",并提出调心三法:一为系缘收心;二为借事练心;三为随处养心。中医养生学注重内在情志的调养,与此一致。禅在顿悟之后不是无所事事,仍必须将自我融汇于现实生活之中,以"平常心"体验"日日是好日,时时是好时",即"以禅悦为味"(《维摩经·方便品》),获得轻安静寂之妙味,神宁形适之安乐。此番内在的渐修正是最佳的养生之道。这种禅定之修与中医学的"恬淡虚无,真气从之,精神内守,病安从来?"(《素问·上古天真论》)的防患于未然的精神养生观是一致的。

（尚　冰）

第五节 古代科技文化与中医文化

李约瑟博士在《中国科学技术史》中说道:"在上古和中古时代,中国科学技术一直保持一个让西方望尘莫及的发展水平,中国科学发现和发明远远超过同时代的欧洲,已被证明是形成近代世界秩序的基本因素之一。"中医学与天文学、算学和农学,是中国先人独自创造的科学技术体系中的四大核心学科,作为一门与生命健康息息相关的自然科学,又有着极为深厚的文化底蕴。

一、古代科技文化概说及其主要内容

中国古代的科学技术,在很长一段历史时期内都居于世界领先的地位,在天文、历法、数学、医学、农学、陶瓷、冶金、化学等方面都取得了举世瞩目的辉煌成就,尤其是造纸术、指南针、火药和印刷术的发明,更是直接推动了世界文明的进步。

(一)天文学

人类社会的初期阶段,因为风雨雷电、寒来暑往等自然现象与人类生存密切相关,所以人们根据观察发现规律,并总结记录下来,逐渐发展成为科学。中国古代天文学在原始社会就有了萌芽,处于6 500年前仰韶文化时期的河南濮阳西水坡墓群中已经建立了完整的天体宫阙体系,并对二分二至日有了深入了解。帝尧时期就设立有专门从事"观象授时"的官员,殷墟甲骨文记载过多次日食,儒家经典《春秋》确切记载鲁隐公三年(公元前720年)发生过日食,比希腊人记载的日食要早一百多年。战国时期的天文学家甘德发现了木星的卫星,比意大利人伽利略的发现早了将近两千年。中国也是世界上最早记载太阳黑子、哈雷彗星等天象的国家。中国制定的历法在16世纪之前也一直是世界最高水平。中国古代天文学的成就主要是观察天象、发明天文仪器和编订历法。

中国古代,人们凭借肉眼一般只能看到5颗行星,于是就用木、火、土、金、水加以命名。中国古人居住于北半球,仰望天空时,发现有些星的位置是不动的,而其他星全天都在围绕这些星旋转运动。关于天上星官、星宿在天空的分布,古人仿照人类社会的行政区域划分以及太阳、月亮运行的路线把全天分为三垣即紫微垣、太微垣、天市垣和二十八宿,总共31个天区。二十八宿按每宿所在方位分成东、西、南、北四大星区,每个星区分别用"灵兽"命名,即东方苍龙、西方白虎、南方朱雀、北方玄武。在北天区中最重要的星官是北斗星,斗柄在不同季节指向不同方向,古代曾依此定季节。又因北斗靠近北极,它的勺头两颗星叫"指极星",指向北极星。

人们对时空的认识和规划需要借助天文仪器才能实现,因此圭表成为最古老的天文仪器,目前所见圭表的最早实物出土于山西襄汾陶寺遗址。圭表被用来勘定方位和测定节气,也通过表影在一天之中的方位改变测定时间,后来由圭表衍生出来的日晷独立发展了这一功能。古人通过研究二至日的影长了解黄道与赤道的倾角,从而使天文观测与历法编算的精确程度逐步提高。

战国中期至秦汉时期,出现了一种测定天体位置的仪器:浑仪,又名浑天仪。早期的浑仪比较简单,西汉落下闳曾制造,以后历代都有铸造。浑仪上有圆环,在可转动的环上附有可绕中心旋转的窥管,用以观测天体。东汉时期,天文学家张衡创制了浑象,类似现代的天球仪。浑象是一个直径二公尺的大铜球,代表天球。球上刻着许多星星和星座的名字。球外有一个地平圈和一个子午圈。铜球可以转动,把它从东向西旋转,就如同星空真实的运动一样,可以知道在某时某地天体出没的情况。到了唐代,李淳风设计了一架比较精密完善的浑天黄道仪。整个仪器分为三层,外层叫六合仪,包括地平圈、子午圈和赤道圈。中层叫三辰仪,是由白道环、黄道环和赤道环构成。里层叫四游仪,包括一个四游环和窥管。由于浑仪的圈环过于复杂,遮掩天区,影响观测,所以元代天文学家王恂、郭守敬将其简化,创制了简仪。简仪是我国古代测量天体坐标的一种仪器,它包括赤道经纬仪、地平经纬仪和日晷三部分。

除了用仪器观测天象,古人还制定了历法以指导生活。我国古代的历法内容包括每月日数,每年月数和闰年闰月的安插、节气确定以及日、月食和五大行星运行推算等。历法大体可分为阳历、阴历、阴阳历,区分在于其依据:阳历主要以太阳运动;阴历主要以月亮运动;阴阳历兼顾太阳和月亮运动。我国有史以来主要使用阴阳历。日的概念最早是以日出和日落为界的,后来人们发现,日的概念应该是从一个零点到另一个零点的时间长度,而半夜子时之中就是零点。月的概念是从月亮的阴晴圆缺周期性变化引发的,人们用日来计算这一周期变化的时间长度。比较精确的年的概念来自一个回归年的长度,据专家考证,在原始社会我们的祖先就会利用圭表观察日影长短变化,进而确定一个回归年长度为365¼天。有了日、月、年的概念,人们逐渐产生了历法认识。

（二）农学

河南新郑裴李岗、河北武安磁山、浙江余姚河姆渡等新石器时期考古发现,我们的祖先于七千多年前就已经在黄河和长江流域使用石镰、石铲、石刀、石斧等生产工具种植粟、水稻等农作物。据文献记载,上古五帝时期就重视农业,尧帝曾任命羲和"历象日月星辰,敬授人时",人时指农时。舜帝继位后任命禹为司空,管治水,任命周弃为后稷,管农业,"播时百谷"（《尚书·尧典》）。后稷是农官之君,后稷这一职位一直延续到西周时代。周代的农官除后稷外还有农正和农师,主要管理农业生产事务。在殷代甲骨文中,就已经有了稻、禾、稷、粟、麦、来（大麦）等农作物名称,及与农业生产有关的一些文字。古代把农业作为八政之首,历代统治者还把农业作为富国强兵的首务。因而农学及农技蓬勃发展起来,取得了世人瞩目的成就。

《吕氏春秋》中的《上农》《任地》《辩土》《审时》是我国现存最早的农学系列理论总结性成果。《任地》《辩土》《审时》提出了中国传统农学中论述天、地、人关系的"三才"理论。"天""地""人"共同构成了农业生产的环境与条件,"天"是指对农时、气候的合理把握;"地"是讲对土壤肥、瘠、高、低及性质的合理利用;"人"则是讲人通过劳动和智慧对天时、土壤、环境的主观把握、改造利用。

（三）数学

在中国古代科技成就中数学也是一门成就辉煌的学科,传说伏羲知道怎样确定天球度数;《易经》包含了组合数学与二进制思想;在甲骨文中就有表示数字的多种文字;我国考古发现了记有"九九乘法表"的秦简和汉简,该表乘法口诀与"九九歌"内容一致;此外,还有数学十进制也是中国人首先发明。中国秦汉和宋元时期的数学成就是最辉煌的。

公元前3世纪到公元前1世纪成书的《周髀算经》是古代著名数学著作之一,其成就在于最早记载了勾股定理,比公元前5世纪左右古希腊数学家毕达哥拉斯提出要早。书中还有"环矩以为圆,合矩以为方"和开平方,等差级数的问题,以及复杂分数运算等。东汉时的《九章算术》被称为中国古代数学的奠基之作,内容十分丰富,系统总结了周朝至汉代的数学成就。书中不仅最早提到分数问题,也首先记录了"盈不足"等问题,内容包括分数四则和比例算法、各种面积和体积的计算、勾股测量的计算等。在世界数学史上,《九章算术》最早提出负数概念及正负数加减法法则。

南北朝时期,祖冲之将圆周率精确到3.141 592 6到3.141 592 7之间,这在当时世界是最先进的,比荷兰人安托尼兹求得此值的时间要早一千多年,直到 15 世纪的阿拉伯数学家阿尔·卡西和 16 世纪的法国数学家维叶特才打破这个纪录。宋元时期是我国数学发展的鼎盛时期,涌现出很多著名的数学家。贾宪是北宋时期的数学家,创造了"贾宪三角"和增乘开方法,即求高次幂的正根法,同样的方法 1819 年由英国人霍纳发现。秦九韶是南宋时期杰出的数学家,撰写了划时代的世界数学名著《数学九章》。特别是他关于大衍求一术(不定方程的中国独特解法)及高次代数方程的数值解法,在世界数学史上占有极高的地位。16世纪意大利人菲尔洛才提出三次方程的解法。金元时期数学家李冶所著《测圆海镜》被称为"中土数学之宝书",他首次系统论述了"天元术",即现在的一元高次方程,是世界上最早的半符号代数学。西方半符号代数是从 16 世纪以后才逐渐开始出现的,比中国要晚了三百年。沈括是北宋著名科学家,他除了精通天文、物理、农学、医学等外,还精于数学,他发展了自《九章算术》以来的等差级数问题,开辟了高阶等差级数研究的方向,创立了"隙积术",即二阶等差级数的求和法。杨辉是南宋杰出的数学家和教育家,被称为宋元数学四大家之一。他总结发展了筹算乘除捷算法,把它编成歌诀,如九归口诀等。朱世杰是元代著名数学家。他所著《四元玉鉴》《算学启蒙》等著作,可谓是我国古代数学发展的里程碑。他把三角垛公式引用到"招差术"中,得到了包含有四次差的招差公式,并把它推广为包含任意高次差的招差公式,这在世界数学史上是第一次,比欧洲牛顿的同样成就早近 4 个世纪。他还第一次正式提出了正负数乘法的正确法则,对球体表面积的计算问题作了探讨,记载了完整的"九归除法"口诀。

（四）化学

中国古代并没有化学这一专业名词,然而化学的应用和研究却随着人类文明进步不断地发展起来,像陶瓷技术、酿造技术以及炼丹术都属于化学的范畴。

陶瓷是由含有不同化学成分的陶土,经水调和与火的煅烧加工而成。陶瓷在我国发展经历了五个阶段。第一阶段为距今 10 000 年前后至新石器时代晚期,陶器是粗砂陶,质地粗糙疏松,烧制这些陶器的原料都是就地取土,烧制温度一般在 700℃左右。裴李岗文化时期,我国已有专门烧制陶器的窑,烧制陶瓷的温度已达到 800~900℃,陶土一般选择黏土,有时还在黏土中加入碳化后的草木碎叶、谷类碎壳以及煅烧后贝壳的沙粒,在山东龙山文化时期,陶器烧成温度多在 900~1 000℃,并在陶器上面用含铁的一种红色土绘制纹色。第二个阶段即新石器晚期至商周,这一时期出现了印纹硬陶。商代,原始陶瓷表面似有一层厚薄不匀的玻璃釉,颜色青中带灰或黄中带褐,原始瓷釉的出现是陶瓷技术的一项跨越。第三个阶段是汉、晋时期。以越窑为代表,南方青瓷釉的烧制成功标志着我国陶瓷工艺发展新的里程碑。第四个阶段即隋唐时期白釉瓷的出现,使得我国成为世界上最早使用高岭土和长石作为制瓷原料的国家。第五个阶段即宋代到清代。这个时期多种彩釉、彩绘瓷和雕塑瓷达到了顶峰。釉中除了青釉瓷、白釉瓷外还有红釉瓷、黑釉瓷、青花瓷、黄釉瓷等。瓷器随着胎釉化学成分的改变和制陶工艺的提高而变得五彩缤纷、瑰丽多姿。

酿造是指利用发酵将农产品原料制成食品的过程。酿造包括发酵和萃取两个方面,发酵是利用不同菌类进行的,属生物范畴。萃取是把菌类在发酵过程中产生的乙醇、酸类通过蒸馏或其他方法提取出来。我国酿造业起源很早,据考证,在裴李岗文化时期的贾湖遗址中,酿酒工艺的发现把中国酿酒的历史向前推进了 4 000 多年。商、周时代,饮酒已成为统治阶级的风尚,当时的酒主要为甜酒和药酒。除了酿酒外,公元前 2000 年左右,我国还掌握了制醋、酱等酿造技术。后来北魏时期的《齐民要术》中记载有利用微生物制作食品的方法。

中国的炼丹术中世纪时传入欧洲,曾经对欧洲的炼金术有极大的启发,甚至成为最早的化学研究。炼丹术起源于古人对长生不老的追求,早在战国时期就有方士求"不死之药"的记载。秦始皇、汉武帝更是遍招方士,派人携童男童女渡海寻找仙药。东汉魏伯阳提出:"金性不败朽,故为万物宝,术士服食之,寿命得长久。"于是,方士们"化丹砂、诸药齐为黄金",以炼制仙药。最早的炼丹活动是升炼丹砂、飞炼五金八石和烧炼药金。炼丹家主张服食黄金等物的理论根据是"假外物以自坚固"。汉武帝时淮南王刘安曾招致宾客方士数千人,大规模从事炼丹。至晋代,古人发现某些矿石经火冶炼后能成为黄金和含汞矿物,炼丹风气开始盛行。此外,通过炼丹对硝石、硫黄、木炭等化学性质的认识又推动了火药的发明。

（五）物理学

据考古发现,早在公元前 7000 年,河南舞阳贾湖先民已会制作骨笛,精确的音准令人难以猜测他们是如何计算各个音孔的位置所在。进入铜器时代,乐器编钟的发展,不仅创造了双音钟,而且掌握了震动壳体与其发音的规律。据实物测定,殷末周初人们已经形成十二律音高的概念,所定音准与今天基本不差。乐律由于得到国家的重视,关于调整音律的论著很多,中国向来有黄钟定音准的传统。明代朱载堉的《乐律全书》是世界上最早以数学方法解决等程律问题的音乐与声学杰作。在声音的共振与传播方面,中国也做过很多研究与探索。

中国古代关于电和磁的知识及技术成就在世界物理学史中占有重要地位。其一是关于摩擦起电。中国古人不仅认识到琥珀和玳瑁可以摩擦产生静电。还认识到毛皮、丝绸、羽毛可以摩擦生电,并根据静电能够吸引微小物体的性质,用于鉴别中药琥珀的真假。如《三国志·虞翻传》指出琥珀摩擦后不吸引含有水分的腐烂芥草,磁石也不吸引同一类的软金属物质。关于雷电,古人认为它是由天上带有阴阳二气的云所摩荡、搏击所致,并提出雷和电是由于阴阳二气摩擦、碰撞激烈程度不同而致。《春秋纬·元命苞》云:"阴阳合而为雷,阴阳激而为电。"关于导电体与绝缘体的性质差异,明代方以智指出:"雷火所及,金石销熔,而漆器不坏。"关于建筑避雷,据 1640 年入华传教的德国人安文思调查发现,中国的建筑物顶部,巨兽的舌头指向天空处均安有金属条,金属条的另一端插入地里,这样闪电就被龙舌中的金属条引向地下而消散,保证了建筑物和人的安全。有关磁石、吸铁、指南的发现和认识,中国古代文献论述很多,此外还有人造磁体的应用。

二、古代科技文化对中医文化的影响

（一）天文学对中医文化的影响

人与外界自然环境的联系非常紧密,在《黄帝内经》中论述颇多,《素问·宝命全形论》:"人以天地之气生,四时之法成。"《灵枢·岁露》:"人与天地相参也,与日月相应也。"《灵枢·经别》更是详细说道:"余闻人之合于天道也,内有五脏,以应五音、五色、五时、五味、五位也;外有六腑,以应六律。六律建,阴阳诸经而合之十二月、十二辰、十二节、十二经水、十二时、十二经脉者,此五脏六腑之所以应天道。"这些叙述都表达了天人相应的整体观思想。中医学用这种整体观建立了藏象、经络等生理学模式,阴阳失调、正邪盛衰等病理学模式,六经辨证、八纲辨证等诊断学模式,调和阴阳、以平为期等治疗学模式,并且把天文、地理、物候、音律、动植物、矿产、社会等人体外界因素依据阴阳五行规律,找到与人体相应处,形成一个以人体为中心涵括宇宙万物的系统。几千年来,中医学在基础理论与临床实践的交融发展中,始终坚持和贯彻了"天人相应"的整体观思想。

《太始天元册》云:"太虚寥廓,肇基化元,万物资始,五运终天,布气真灵,总统坤元,九星悬朗,七曜周旋,曰阴曰阳,曰刚曰柔,幽显既位,寒暑驰张,生生化化,品物咸章。"说明了五运主四时之理。运气学说是中医学的重要部分,也是独具特色的学说,它是中国古代医家在观测物候、气象的基础上,从天体运行联系到其他自然现象,把自然界气候现象和生物现象统一起来,认识时间、气候变化与人体健康以及疾病的关系,因而对疾病的预防和治疗具有很大的指导意义。早在春秋战国时期，人们对气候失常与灾变、疾病的关系，就有一些规律性的认识，如《吕氏春秋》中记载季春"行夏令，则民多疾疫，时雨不降。"北宋著名科学家沈括在《梦溪笔谈·象数》中说："医家有五运六气之术，大则候天地之变，寒暑风雨，水旱螟蝗，率皆有法，小则人之众疾，亦有随气运盛衰。"明代医家张太素在《太素脉诀·太素造化论》中说："夫五运六气，乃天地阴阳运行升降之常道也。五运流行，有太过不及之异；天地升降，有逆从胜复之明。天气动而变，地气静而常，乃备五行之化气，然后合其用。凡万物未有不赖天地之气而化生者也。"凡此种种记载均说明各种气象、气候是由五运六气交相变化而产生的，与人类疾病的发生有着密切的关系。

（二）农学对中医文化的影响

成书于春秋时期的《诗经》记载了一些可以入药的植物，如芣苢（车前）、蝱（贝母）、萑（益母草）等。《山海经》中提到一百多种药物，包括植物、动物、矿物三类，并且提到了各种药物的简单用法和功效主治，有些还可以用来预防疾病。由于古代的药物主要来自植物，农学中反映的农作物的栽培、蚕桑，对中医的影响可谓是十分深远。

《管子》是齐国稷下学者的作品汇集，该书认为江淮河济间大平原的冲积土是群土之中最优秀的土，并指出肥沃的土壤质地疏松，且内中有蚯蚓等无爪的虫居住其中。而蚯蚓就是中药中的地龙，具有清热平肝，平喘通络的功效。除此之外，该书还揭示了植物按地势高低不同垂直分布的特点，在这些植物中有很多是中药，如荷、芨、苋、蒲、苇、益母草、茅等。这对中药的采集与种植有一定指导作用。

《齐民要术》是北魏农学家贾思勰所编著，篇幅之巨居于中国古代农书之首，内容涉及与农业有关的方方面面。书中以大篇幅介绍相牛马的方法和医治牛马病的诸方。除了介绍农作物的种植栽培，还特地提到救灾的如芋、橡子、芜菁等代粮食品的种植。与其他农书不同，该书强调了"三宜"，即因时制宜、因地制宜和因物制宜。贾思勰认为地势有良薄，山泽有异宜，应顺应自然规律，指出"顺天时，量地利，则用力少而成功多。任情返道，劳而无获"。这对中医学的"三因制宜"的观念起到了深远的影响。中医学认为疾病的发生、发展与转归受到诸多因素的影响，比如地理环境、季节气候、患者的体质强弱、年龄大小、生活习惯等。所以在治疗上也要依据疾病与地域、季节、患者三者之间的关系，制定与之相适宜的治疗方法，才能取得预期的治疗效果，也是中医学的整体观念和辨证论治在治疗上的体现。

《四时纂要》是一部月令体农书，也是一部北方农业生产为主兼及南方农业生产的农学著作。书中的主要内容来自《齐民要术》，但有很多发展。它最早记载了棉花、薏苡、薯蓣、百合、食用菌、牛蒡、莴苣和茶叶，以及术、决明、黄精等多种药用植物的栽培技术，还有养蜂技术、兽医方面的内容。

《农桑辑要》是元代专管农桑水利的中央机构主持编写的官方综合性农书，内容虽系摘录，但是其中精华内容颇为不少，其中卷六记叙有药草的内容。

《本草纲目》是明代李时珍撰写的名闻全球的一部中药学著作。该书共收载药物 1 892 种，其中和农学关系密切的谷类又分为麻麦稻类、稷粟类、菽豆类及造酿类四种，实收食用植物 28 种，对其生物学特性加以描述，弥补了过去农书所忽略的基础知识。书中除大量记载人畜共用的方药外，还特别指明对家畜疾病有防治作用的药物 77 种，并指出 2 种对家畜有毒。

由于农业的发达，农本思想对中医学确立脾胃为后天之本的学术思想以及强调药食同源，提倡食疗的做法起到了决定性作用。植物药的发现和使用与农业的发展也有着密切关系。

（三）数学对中医文化的影响

数学是抽象地研究客观事物的空间形式和数量关系的学科，因此各门具体科学都必须借助于一定的数学工具或者运用某些数学知识,包括中医。无论中医理论还是治疗方案,都运用了大量数学知识。如《黄帝内经》认为阴阳既是总纲,又是可以无穷推演的数。《素问·阴阳离合论》中说:"阴阳者,数之可十,推之可百,数之可千,推之可万。万之大,不可胜数,然其要一也。"这种说法与《周易》蕴含二进制的象数学是一致的。《周易》中也提出八卦分别交叉重叠,排列组合成为六十四卦,并且可以继续推演以至无穷,而且除了乾坤两卦之外,其他卦都是阴阳交错。而中医理论也认为"阴中有阳,阳中有阴",这种思想与《周易》的卦爻阴阳交错也是符合的。中医的五运六气学说和子午流注学说,如果没有一定的数学知识和运算技巧,是不可能创立和掌握的。在中医的解剖学及脏腑、腧穴的定位,方剂分类和配伍,都可以看到精确的数量规定。《灵枢·经水》曰:"若夫八尺之士,皮肉在此,外可度量切循而得之,其死可解剖而视之。""足阳明刺深六分,留十呼。足太阳深五分,留七呼。足少阳深四分,留五呼。足太阴深三分,留四呼。足少阴深二分留三呼。足厥阴深一分,留二呼。手之阴阳,其受气之道近,其气之来疾,其刺深者皆无过二分,其留,皆无过一呼。"《素问·至真要大论》中说:"君一臣二,奇之制也;君二臣四,偶之制也;君二臣三,奇之制也;君二臣六,偶之制也。""君一臣二,制之小也","君一臣三佐九,制之大也。"

（四）化学对中医文化的影响

虽然炼丹的初衷荒谬,不可能实现,但是长期的炼丹活动,推动了对化学药物的认识与发展。通过炼丹,人们知道了朱砂可以炼成汞;雄黄火炼后可以成为砒;硝燃烧后可以膨胀发热。中医对矿物药的认识大概就从这里来的。另外从炼丹、服丹中人们也总结了矿物药中有毒药物的品种,并写进各种本草著作,如砒、轻粉（即汞制剂）、雄黄等均列为剧毒药,不可轻用内服。朱砂多服易致中毒而痴呆,因此也规定严格的剂量。同时,人们也创制了一些药物,如外科拔毒生肌的红升丹、白降丹,治疗白血病和疟疾的砷制剂等。古人还发现不少矿物含有的元素对人身体有很好的调节作用,如皂矾、煅自燃铜（铁化物）之类可用于治疗贫血;磁石可以用于镇静;硝石可用于黄疸和结石;石膏可用于清热。这些都对中药化学药物的认识起到了客观的推动作用。

酒也是一种药物,在我国最早的文字甲骨文就有"鬯其酒"的记载,汉代班固认为这个酒是用百草酿造的药酒。酒从诞生之日起就与中医学结下了不解之缘。医的繁体字"醫"下面是一个"酉"也说明了古代医与酒有密切的关系。《黄帝内经》中有不少用药酒治病的条文,很多篇章对酒的性质、功能及对人体生理的影响,都有详尽的论述,并且还立专篇讨论。《素问·汤液醪醴论》云:"上古圣人作汤液醪醴,为而不用,何也? 岐伯曰:自古圣人之作汤液醪醴,以为备耳……邪气时至,服之万全。"杨上善注:"醪,汁滓酒;醴,宿酒也。"王冰则说:"醪醴,皆酒之属也。"这是研究酒与中医学关系的专论。关于酒的特性,《灵枢·营卫生会》说:"酒者,熟谷之液也,其气悍以清,故后谷而入,先谷而液出焉。"说明酒具有气味刚烈、辛窜、善走的特征。因此,古代医生借酒的特性多用来治疗血脉痹阻、经络循行不畅,病在里的疾患。《素问·血气形志》也说:"经络不通,病生于不仁,治之以按摩醪酒。"《神农本草经》说:"药有宜丸者,宜散者,宜水煎者,宜酒渍者,宜膏煎者,亦有一物兼宜者,亦有不可入汤酒者,并随药性,不可违越。"规定了中药制剂加工处理原则,应严格掌握用酒的尺度,使得酒和药性有效地结合起来,更迅速有效地发挥中药的作用,达到治疗目的。汉代著名医家张仲景所作的《伤寒杂病论》中有不少和酒有关的方剂,无论是外治六经病证的处方,还是内调五脏杂病的用药,都有用酒的地方。可见酒不仅是人们的日常饮品,而且成为人们治疗疾病的工具。酒与中医学相融合,成为中医学的一个部分。

（五）物理学对中医文化的影响

古代音乐有宫商角徵羽五音,而《黄帝内经》云:"天有五音,人有五脏;天有六律,人有六腑……此人之与天相应也。"明代医家张景岳认为音乐"可以通天地而和神明",清代名医吴师机在《理瀹骈文》中主张"看花解闷,听曲解忧,有胜于服药者矣。"中医通过音乐对人体进行配属与治疗,如《素问·金匮真言论》云:"角为木音通于肝,徵为火音通于心,宫为土音通于脾,商为金音通于肺,羽为水音通于肾。"把五音形成的不同意象,与木、火、土、金、水五种物质属性及人体五脏、五志相配属。《灵枢·阴阳二十五人》中说:"木形之人,比于上角,似于苍帝。……火形之人,比于上徵,似于赤帝。……土形之人,比于上宫,似于上古黄帝。……金形之人,比于上商,似于白帝。……水形之人,比于上羽,似于黑帝。"根据五音多与少、偏与正等属性来深入辨析身心特点,是中医阴阳人格体质学说的源头,由此可见辨证配乐的思想。《灵枢·五音五味》有专门论述,把五音所属的人,从性质和部位上,分别说明它和脏腑阴阳经脉的密切关系,并指出在调治方面所应取的经脉。

磁石入药始于战国时期,随着历代医家临床经验的丰富,中医对磁石治病强身的药效有了更多、更可靠的认识。北宋的《太平圣惠方》中记载治疗小儿误吞针,用"磁石如枣核大,磨令光,钻作窍,丝穿令含,针自出"。南宋医家严用和用磁石塞入耳中,口腔内含一块铁,如此耳中能够听到声响,并逐渐恢复听力。李时珍的《本草纲目》中还有利用磁石吸铁的性质做外科手术的记载。

（范　敬）

知识链接

第六节　古代文学艺术与中医文化

一、古代文学艺术概说及其主要内容

文学是一种语言艺术,以不同的形式及体裁,表现内心情感,再现一定时期和一定地域的社会生活。艺术泛指一切借助语言、表演、造型等手段形象地反映客观世界和表达主观情感的文化。艺术包括语言艺术(诗词、散文、小说、戏剧文学)、表演艺术(音乐、舞蹈、戏剧表演)、造型艺术(绘画、雕塑、书法)和综合艺术(戏剧、戏曲、电影)等。中国古代文学艺术源于劳动,随着人类语言思维的不断发展,产生了原始社会的口头文学以及原始的音乐歌舞,由于文字的产生,这些文学艺术的内容才被记录下来,成为中国传统文化宝贵的财富,至今影响着人们的精神生活,成为世人心灵的归宿与向往的文学艺术圣地。

中国古代文学艺术创作推动了中华文明的进程,形成了以儒道互补思想为理论基础的各种丰富多彩的艺术形式。文学艺术通过影响人的思想感情,塑造人的灵魂,进而影响人的行为,最终影响整个社会,具有审美功能、教育功能、社会功能和娱乐功能。进步的文学艺术,对教育改造人的思想、推动历史前进起着重要作用。文学艺术与其他社会意识形式相互影响、相互渗透。本节从文学和艺术两方面择要介绍。

（一）古代文学概说及其主要内容

远古时期,歌谣与音乐、舞蹈相结合,文学的形式以古代神话和古代歌谣为主。周代设置采诗官,出现了最早的诗歌总集——《诗经》。以《诗经》为代表的现实主义的"风"与以《楚辞》为代表的浪漫主义的"骚",并称中国古典诗歌的两大源头,与随后春秋战国诸子百家的散文创作,形成文学史上的第一个黄金时期。《楚辞》创作以屈原为代表,散文创作有史传散文(亦称历史散文)和诸子散文,前者以《尚书》《春秋》为最早,到《左传》《国语》《战国策》则渐趋成熟,呈现出文史结合的特点,并对后世小说和戏剧的发展产生重大影响。诸子散文有《老子》《论语》《墨子》《孟子》《庄子》《荀子》《韩非子》《吕氏春秋》等。

两汉文学以汉赋、诗歌、散文为主,汉赋是汉代文人创作的主流,代表作有贾谊的《吊屈原赋》,司马相如的《子虚赋》《上林赋》以及班固的《两都赋》,诗歌成就主要表现在乐府诗(以长篇叙事诗《孔雀东南飞》为代表)和五言诗(以《古诗十九首》为代表)。司马迁的《史记》为汉代历史散文的巅峰,开创了传记文学先河,对后世的小说、戏剧、散文都有深远的影响。班固的《汉书》与之齐名。政论散文代表作有贾谊《过秦论》、晁错《论贵粟疏》、桓宽《盐铁论》、王充《论衡》等。

魏晋南北朝是中国文学自觉发展的时期,其标志为刘勰的文学理论巨著《文心雕龙》。诗歌创作以五七言近体诗为主,代表作家有“三曹”父子和“建安七子”,嵇康、阮籍为代表的正始诗人(“竹林七贤”),由三张、二陆、两潘、一左组成的太康诗人。陶渊明开田园诗风,朴素淡雅,意境深远,居古今隐逸诗人之宗。南朝宋初谢灵运开山水诗派,沈约等人创立“永明体”,萧纲倡导而兴起了宫体诗。南北朝时期民歌创作的代表作为《木兰辞》,文人乐府诗以鲍照的七言歌行为代表。抒情小赋代表作为曹植的《洛神赋》。此外,王粲《登楼赋》、潘岳《秋兴赋》、陶渊明《归去来兮辞》、鲍照《芜城赋》、江淹《恨赋》《别赋》、庾信《哀江南赋》等均为传唱不朽的佳作。散文开自由之风,文学性更强,表现形式多运用骈偶,佳作有曹操《求贤令》、孔融《荐祢衡疏》、诸葛亮《出师表》、郦道元《水经注》、杨衒之《洛阳伽蓝记》、王羲之《兰亭集序》、陶渊明《桃花源记》等。骈文形成于两晋,至南北朝臻于大成,作品有孔稚珪《北山移文》、吴均《与宋元思书》等。

隋唐五代,政治、经济的稳定,文化的繁荣,为文学创作提供更加自由的创作环境,作家的创作个性得以充分发挥。初唐杰出诗人有卢照邻、骆宾王、王勃、杨炯、陈子昂、沈佺期、宋之问、张若虚等,开创了诗歌的新风貌。盛唐以高适和岑参创作的边塞诗,孟浩然、王维创作的山水田园诗以及李白杜甫的诗歌成就最为突出。李白诗歌豪放飘逸,想象丰富,意境奇妙,史称“诗仙”,显示了诗人独特的情感色调和艺术个性,是继屈原之后中国最伟大的浪漫主义诗人。杜甫诗风浓郁顿挫,《三吏》《三别》等作品实录唐王朝由盛转衰之历史事件,表达了崇高的儒家仁爱精神和强烈的忧患意识,故有“诗史”之誉。中唐诗歌创作追求多元化,代表作家有刘长卿、顾况、韦应物及“大历十才子”和韩愈、孟郊,“鬼才”李贺。影响最大则为白居易,他和元稹等倡导发起新乐府运动,取材现实,语言浅近。晚唐诗人以杜牧和李商隐最为杰出。温庭筠的词与西蜀词人的词被称为“花间词”,带有宫体诗的气息,是文人词成熟的标志。南唐词人李煜,是五代最有成就的词人。王国维在《人间词话》称之“后主之词,真所谓以血书者也。”散文创作从唐初陈子昂倡导诗文革新始,摆脱骈文的束缚,中唐韩愈、柳宗元等人倡导的古文运动,将儒、道思想相结合,主张“文以载道”,创作了一批优秀的山水游记、寓言、传记、杂文等新型短篇散文,成为唐代文学繁荣的标志之一。晚唐以讽刺小品文为主,如皮日休的《皮子文薮》、陆龟蒙的《笠泽丛书》等。

宋朝文学主要涵盖了宋代的词、诗、散文、话本小说、戏曲剧本等,其中词的创作成就最高,诗、散文次之,话本小说又次之。宋代文学家欧阳修领导了新诗文运动,作品议论化、散文化特点明显。苏轼和黄庭坚代表着北宋诗文变革的最高成就。南宋杨万里的“诚斋体”和范成大的田园诗别开生面,爱国诗影响最大的是陆游。文天祥则以一首《过零丁洋》展现了“人生自古谁无死,留取丹心照汗青”的赤胆忠心,成为后世仁人志士的人生准则,光照千古。宋词继唐诗之后为文学发展的又一高峰,分为婉约与豪放两大派。婉约派的代表柳永,创作内容雅俗共赏,使词从贵族的文艺沙龙走向市井。苏轼开豪放词风,打破诗词界限,以诗为词,作品追求壮美的风格和阔大的意境,抒发自我的真实性情和独特的人生感受,使词脱离了音乐的束缚而成为独立的抒情诗体,提高了词的文学地位。苏门文士秦观之词被王国维认为是最为凄婉之词。词史上唯一光艳照人的女词人李清照,以其细腻委婉的女性笔触抒写闺阁心情,伤时念旧之感,语言自然,感人至深。南宋爱国词人辛弃疾,将爱国抗金精神,全都倾注于词句中,使词的艺术容量和抒情功能达到了新的高度。宋代散文是中国散文史上一个重要的发展阶段,以欧阳修为代表,强调"道"先"文"后,文道并重,提倡现实主义传统的文风,创作的《醉翁亭记》等最为人所称道。"唐宋八大家"中,宋人占了六位,即欧阳修、苏洵、苏轼、苏辙、王安石、曾巩,《前赤壁赋》《留侯论》《岳阳楼记》《答司马谏议书》《六国论》等均为传世名篇。

元代散曲是在宋词基础上发展起来的格律较为自由的新诗体,依篇幅短长分为小令和套数两类。前期创作的中心在北方,作家主要有关汉卿、马致远、白朴、张养浩等人,他们多以豪爽的作风与率直的笔触,抒写市井生活,男女私情;后期创作的中心在南方,作家主要有张可久等人,作品以小令为主,风格追求优雅精致,更加接近于词。

明初散文以宋濂《送东阳马生序》、刘基《卖柑者言》为代表。明中期,前、后"七子"提出"文必秦汉"的复古主张,"唐宋派"则倡导文道合一。明后期,"公安派"和"竟陵派"影响最大,晚明以张岱为代表的小品文取得了相当大的成就,代表作品有《陶庵梦忆》《西湖梦寻》等。

清代诗歌,前期有吴伟业的歌行体,王士禛的神韵诗;中期有袁枚的性灵诗和郑燮的民生诗以及龚自珍追求个性解放的诗;后期黄遵宪的"新派诗"和梁启超的"诗界革命"及柳亚子、苏曼殊等南社诗人的诗歌创作,都推进了诗歌的变革。词的创作,前期有陈维崧为核心的阳羡词派和朱彝尊为领袖的浙西词派和自成一派的纳兰性德,王国维《人间词话》称誉他"北宋以来,一人而已。"清初散文以小品文为主,之后出现了"三先生"(顾炎武、黄宗羲、王夫之)和"三大家"(侯方域、魏禧、汪琬)。中期以方苞、刘大櫆、姚鼐为代表的"桐城派"古文兴起,代表作有《狱中杂记》《左忠毅公逸事》《登泰山记》等。后期以曾国藩为代表的"湘乡派"和以梁启超为代表的"新文体"为主流。

中国古代小说分为文言小说和白话小说两类,一般分为五个阶段。第一阶段从远古至先秦两汉为小说的萌芽期,形式为神话传说、史传文学。第二阶段从魏晋至唐为小说的成熟期。形式上一为魏晋时期的志人小说(以刘义庆的《世说新语》为代表)、志怪小说(以干宝《搜神记》为代表),是小说的雏形,一为唐传奇,描写社会人生,对后代小说产生了极大的影响。作品有张鷟的《游仙窟》、沈既济的《枕中记》、李公佐的《南柯太守传》、元稹的《莺莺传》、蒋防的《霍小玉传》等。第三阶段为宋元话本小说,话本的主要内容有"讲史"类即长篇话本和"小说"即短篇话本。前者讲历史故事,如《五代史平话》《大宋宣和遗事》《大唐三藏取经诗话》等。后者多以表现城市下层人民生活为题材,有较高的思想性。如《碾玉观音》《错斩崔宁》等。第四阶段明代,为小说的繁荣期。神魔小说、言情小说等成为明代小说的主流,集体创作再度转向个人创作,代表作品为《三国演义》《水浒传》《西游记》《金瓶梅》等。白话短篇小说以"三言"和"二拍"为代表。第五阶段清初至清中叶,为小说的高峰期。文言小说有《聊斋志异》,白话小说有《儒林外史》《红楼梦》,均取得了前所未有的成就。

（二）古代艺术概说及其主要内容

中国古代艺术门类众多,各自发展出了独具特色的创作与品评体系,并且形成了明晰的雅俗文化分野。代表中国古代绘画最高成就的,不是宫廷画家创作的院画和民间匠人创作的民间绘画,而是以文人画家为创作主体的文人画。宫廷音乐与民间音乐反映了统治阶层和民间百姓不同的审美趣味。而中国戏曲,则是中国民间最受欢迎的通俗艺术形式,普通市民的审美情趣在戏曲艺术中得到很好的体现。

中国音乐历史悠久,原始音乐的形式以弦歌乐舞为一体。《吕氏春秋》中记载了上古时期的朱襄氏和葛天氏的乐舞,这种综合性乐舞的内容往往和人们的实践活动如狩猎、畜牧、种植以及疾病治疗等有关。先秦时期出现的《高山》《流水》等动人的琴曲,标志着先秦音乐理论和音乐美学的水准,音乐美学名著《乐记》为最早的一部具有较为完整体系的音乐理论著作,从周公制礼作乐,到孔子、孟子的承前启后,礼乐文明在数千年的中华文明发展史上产生了重大而深远的影响。

汉代的乐府机构,负责采集民间歌曲,进行再加工和改编创作。民间俗乐对宫廷乐的影响日益浓厚。魏晋南北朝时期,民族音乐出现了大融合,汉代的相和歌演变成了清商乐。而魏晋时期的音乐思想突破了儒家思想的约束,实现儒道互补的新音乐思潮,例如嵇康《声无哀乐论》的问世。

唐代音乐的两大潮流为宫廷燕乐和民间俗乐。宫廷燕乐集中反映了这一时期音乐文化的最高成就,代表作《秦王破阵乐》表现了秦王李世民率军击败叛将刘武周,维护初唐政权安危的故事。

宋元市民文化的兴起,促使市民音乐迅速发展。曲子逐渐成为一种广泛流行的歌曲形式,成为说唱和戏曲创作的素材。明代音乐比较突出的特点,是文人的参与促进了戏曲、说唱等民间艺术的发展。古琴形成了众多流派,有虞山派、广陵派等。

戏曲是中国传统戏剧形式的总称,包含文学、音乐、舞蹈、美术、武术、杂技以及表演艺术等各种因素综合而成。戏曲种类繁多,剧种之间的区别主要表现在它们来自不同声腔系统的音乐唱腔。南戏在宋代兴起,金末元初成熟的北杂剧也形成了,这样,在宋金时期中国成熟的戏曲出现了。元杂剧也是中国戏曲发展的一个高峰,以关汉卿、马致远、郑光祖、白朴为代表,涌现出了一批杰出的剧作家。

明中叶以后,直至乾隆年间,"传奇"是较为盛行的戏曲样式。其兴盛是与明中叶以后舞台表演艺术的日益繁盛特别是南曲声腔剧种的分化、融合互为依托的。清代戏曲最瞩目的成就是清中期乾隆年间京剧的问世。自清代前期起,戏曲的民间化和通俗化趋向日渐明显,至中叶以后,被文人士大夫推崇的昆腔日渐衰微,戏曲艺术呈现出百花争艳的崭新面貌。其后京剧逐渐取代了昆曲,成为流行全国的剧种。

书法艺术源于实用汉字的书写,以汉字为表现对象,以毛笔为主要书写工具,表现汉字形态和笔墨运动之美,同时传达书写者的气质、修养、情绪等。书法能够由写字发展成为一门艺术,关键在于"汉字"和"书写性"。汉字早期为象形文字,在漫长的发展过程中,字形、字体由繁到简,历经古文字(起于商代,终于秦代)和隶楷(延续至今)两个发展阶段。经过大篆、小篆、隶书、楷书、行书、草书等多种字体的发展演变,逐渐形成符号化的文字系统,具备图案美和建筑美感,这些特点正是书法艺术的形式基础。

中国最早的书法艺术作品是殷商时期的甲骨文。两周时期有金文(钟鼎文)、石鼓文,秦代有刻石书法,汉代有简牍、帛书与汉碑。历史上的楷书大家有锺繇、王羲之、王献之父子、欧阳询、虞世南、褚遂良、颜真卿、柳公权,赵孟頫等人。楷书的另一种形态是"斜划紧结"的北魏铭石书法,以墓志、碑刻、造像题记、摩崖刻石为代表。草书包括章草、今草和狂草三种体式。章草名篇有皇象的《急就章》、陆机的《平复帖》等。今草以王羲之父子的作品最为著名,如《初月帖》《寒切帖》等。狂草在唐代发展到巅峰,代表人物为张旭和怀素。行书中最负盛名的是王羲之的《兰亭序》、颜真卿的《祭侄稿》以及苏东坡的《黄州寒食诗帖》。

中国画简称国画,使用特制的毛笔、墨和颜料,在宣纸或绢帛上作画,历史悠久。唐代是中国绘画走向成熟的时期,除了人物画获得了重大的发展以外,山水画、花鸟画成为独立的画科。

唐代"画圣"吴道子是古代最负盛名的画家之一,李思训擅长青绿山水,王维是水墨山水的鼻祖。北宋至南宋的山水画,由全景式、雄奇伟峻的山水画转变为精巧细腻、充满诗意的小景式山水。元代山水画是五代之后中国山水画的又一次高峰。以赵孟頫和元四家(黄公望、王蒙、吴镇、倪瓒)为代表。明清两代,派别林立成为山水画坛的重要特征。

花鸟画出现于唐代,发展成熟于五代、宋。元代花鸟画的主流是文人的写意画,以竹梅表现其高雅的品格,水墨竹梅是元代花鸟画的盛行题材。明代花鸟画题材比元代更广,画法比元人洗练。陈淳和徐渭两位画家,将写意花鸟画推向了新的阶段。清代花鸟画以八大山人、石涛以及扬州八怪为代表。

二、古代文学艺术中的中医文化

古代文学艺术与中医关系密切,共同植根于中国传统文化的沃土中,彼此相通相融,相互促进,文学艺术为中医文化的传播提供载体,反之,中医文化为文学艺术的创作提供丰富多彩的内容和广阔的舞台。由于中国古代医生多出于儒,通医甚至成为衡量孝子的标准。中国古典文学作品中蕴含着丰富的传统医学内容,而许多医学典籍本身就是有着丰富文学艺术价值的作品,古典诗词歌赋的各种体裁,在脉学、药学、方剂、针灸及各科医学著作中得到了广泛的应用,诸如《医学三字经》《濒湖脉学》《汤头歌诀》《雷公药性赋》《杂病穴法歌》《肘后歌》等,采用三言、四言、七言诗歌体和赋体,诗歌和医理相融,生动有趣,便于初学者学习和掌握。中国传统的音乐和书法等艺术形式与中医药也有密切的关联。传统音乐理论的中和思想、五音理论与中医音乐治疗以及养生思想相融,文学艺术与中医具有相同的精神特质。

(一)古代文学中的中医文化

中国古典诗词曲赋中都蕴含着大量的医药学知识,其内容或吟咏疾病,剖析病因;或抨击医弊,警诫后人;或药名联句,唱和成趣。中国第一部诗歌总集《诗经》开了以文传医的先河,有大量医药内容的描写,包括阴阳、五行、脏腑、疾病、医疗、药物等。《诗经》中记录的目前已知的花草种类有149种,能够作为药物使用的种类大约有60种,具有药用价值的木本植物大约有20种,虫类入药品种超过90种,记载了许多疾病名称和疾病的发展变化,如《国风·卷耳》中的"虺隤"指的是一种马疾;"玄黄"是马生病出现变色的情况;"瘏"说明马的病非常严重;"痛"指人生病后无法顺利行走。《离骚》中兰花、江离等香草植物很多都具有药用价值。《左传》《庄子》《吕氏春秋》中记载了很多医药方面的寓言故事。文人通医现象促使涉医文学的创作异常繁荣,尤其宋代以后,儒生多有习医术者,许多文学成就很高的文人墨客具备相当的医学知识,李白、杜甫、柳宗元、白居易、苏轼、陆游、辛弃疾等均通晓医药。以南宋词人辛弃疾的《满庭芳·静夜思》为例,"云母屏开,珍珠帘闭,防风吹散沉香。离情抑郁,金缕织硫黄。柏影桂枝交映,从容起,弄水银堂。连翘首,惊过半夏,凉透薄荷裳。一钩藤上月,寻常山夜,梦宿沙场。早已轻粉黛,独活空房。欲续断弦未得,乌头白,最苦参商。当归也!茱萸熟,地老菊花黄。"作者以中药名物为意象,深情表达了思念妻子的浓烈情感。古代以医药内容入诗大致可概括为咏药诗、隐药诗、药谜诗、嵌药诗以及咏(嵌)药词、曲等几类,宋代陈亚则以创作药名诗而留名。《西游记》中也有两首药名诗,可见其风之盛。同样,也有不少名医具有深厚的文化功底,在文学上都有较高造诣,如陶弘景、孙思邈、朱丹溪、李时珍、薛雪、傅山等;甚至两种身份合而为一,难以分离。

唐五代小说中有大量医者形象的塑造和医事活动的描述,如《集异记》《北梦琐言》等,著名的变文《伍子胥变文》中有"药名诗"一段,伍子胥与其妻借由药名对答,才可相认。宋元杂剧中《眼药酸》《拜月亭》《窦娥冤》等都是医药剧,其中的医者均极具讽刺意味。金元院本中的"说药""论医"之类的节目,属谈谑笑话,王实甫《西厢记》第三折中张生巧用药名表达相思之苦,以隐语双关的手法,描写张生情急难耐的心态,构思巧妙,谐趣横生。宋元戏曲中还穿插有集合药名的宾白,亦是医药剧的表演形态之一,如南戏《杀狗记》第二十五出中扮演王婆的净的唱词:"既有心疼病,何不赎些檀香、沉香、藿香、乳香、木香、速香、降香,合些巴斗大化气丸,吃上他七八十丸就好了。怎么倒要黄狗心合药?"虽无药理可言,却有诙谐的艺术效果。明清两朝,是中医药发展的巅峰时期,同时也是小说兴起和成熟的时期,涉医内容更加丰富和广泛,以《三国演义》为例,书中对疾病的描述颇多,如名医华佗为曹操治疗头风等,《金瓶梅》有医生为李瓶儿治病的细节,《镜花缘》中记录的医方数量达到 17 个,或者是作者李汝珍自拟,或者是民间验方,都有一定实践功能。《红楼梦》中涉及的医药卫生知识达290 余处,5 万余字,涉及的疾病有 114 种,方剂共 45 个,对药物的描述超过 120 类,其中对林黛玉病情的描述,更是人们津津乐道的话题。作家借助小说人物传达中医理念和思维方式,甚至直接表达作者的医学观点和见解。例如《镜花缘》多次借用书中人物之口表达对小儿惊风的治疗原则,《红楼梦》则通过张友仕、王太医、胡庸医、王一贴等医者形象的塑造,医德医技,孰优孰劣,一目了然。清代著名作家蒲松龄不仅创作了文言短篇小说集《聊斋志异》,对医药科普也是不遗余力,写下了《药祟书》《药性赋》的医学科普著作。《聊斋志异》大概有一百多篇谈到了医药内容,还有许多民间偏方的记载。此外,清代戏剧舞台上出现了一种名为"药性梆子腔"剧目,已知的有《草木传》《药会图》《群英会》《本草记》等数种。它们大多以梆子腔为表现形式,流传于我国北方地区,通过舞台的形式传播医药知识。以《草木传》为例,它兼具医药科普性和戏曲文学性。以药名为人名,以药性为人性,以中药基本原理构建人物关系、设计矛盾冲突、推动剧情发展,集医药科普与文学性于一体,体现了文学与医学的相融与渗透。

（二）古代艺术中的中医文化

中医与书法绘画有着不解之缘。"一手好字"曾是中国古代中医应具备的素养,作为中华文化传承工具的文房四宝亦与中医药有着不可分割的联系。过去的书写工具是毛笔,医家为给患者看病开方,必须具备读书写字的基本功,所以从古至今既是医药学家又是书法家的不乏其人,如葛洪、陶弘景、孙思邈、傅山、何鸿舫等,因而许多书法名作都与中医相关。如王献之的《鸭头丸贴》、张旭的《肚痛贴》、苏东坡的《覆盆子贴》、黄庭坚的《方药墨迹》等。尤其是苏轼不仅诗文俱佳,且其医学造诣深厚,与沈括所著《苏沈良方》流传至今。自古医坛书家云集,许多医家都是享有盛誉的书家兼画家及诗人,如南朝齐梁时期名医陶弘景既有传世医著《本草经集注》享誉医坛,传说被后世奉为"大字之祖"的摩崖石刻《瘗鹤铭》为其所做。医人通文的代表为明末清初杰出的思想家、医学家和书画艺术大师傅山先生,有"数百年来三晋文化第一人"之称,其书法被时人尊为"清初第一写家"。又如明代医家王履的画作《华山图册》流传后世,清代温病学家薛雪诗文俱佳,亦善书画,其画作《仿黄鹤山樵》现藏于四川大学博物馆。

中医古籍中有许多精美的插图,图文并茂,直观形象地反映医学知识,对医学教育和普及有积极作用。阴阳学说既是中医理论的基础,也是书法理论的基础。比如中医讲究八纲辨证,八纲为表里寒热虚实阴阳,书法中的永字八法蕴含着五行生克规律。作画要求执笔指实掌虚,五指齐力,所以书画活动是创造性的艺术活动,也是修身养性、陶冶性情的保健养生之道,助人长寿,亦可作为改善相关疾病的自然行为治疗方法。书法绘画是"呼吸养生、精神养生、药物养生、环境养生"的融合。

宋代医家陈直在《寿亲养老书》中提到北宋词人秦观因欣赏王维画作《辋川图》竟然乐而忘忧,治愈疾病的故事。清代王时敏在欣赏了画家王翚的《秋山红树图》后,痛苦的咳嗽竟然消失,于是有感而发,在画上题识:"余时方苦嗽,得此饱累日,霍然失病所在,始知者昔人豫愈头风,良不虚也。庚戌谷雨后一日西庐老人王时敏题。"

古人素有"寿从笔端起"之说，坚持习练书画可以助人长寿。据统计，古代书画家的平均年龄为 79.6 岁，明代画家董其昌在《画禅室随笔》揭秘其中的答案："画之道，所谓宇宙在乎手者，眼前无非生机，故其人往往多寿。"对于书画家长寿的秘密，医学家的解释是书画家创作时，悬肘悬腕，臂开足稳，指力和腕力，臂力和腰力，均得到锻炼，使体内微循环良性运转。其主要原因是书画活动对人的身心健康在心理方面和生理方面都能起到全面的调节、锻炼的作用，可以说是一种美妙的养生之道，但是这种作用只能是"潜移默化"，不能"立竿见影"，只有持之以恒，锲而不舍才能获得好的疗效。

"凡音之起，由人心生也。"（《礼记·乐记》）据史料记载，早期的音乐以自然、生活、劳动、信仰为主要题材。古代最初的音乐家是掌握某些巫术的巫师，他们将音乐作为与神秘自然沟通的载体，祈求风调雨顺，盼望生活安定，农业丰收。《吕氏春秋·仲夏记·古乐》记载了三皇五帝时期的音乐传说，人们已经懂得用舞乐来宣导"筋骨瑟缩不达"，在传统文化这个大宇宙系统中，医学和音乐显示出同声相应的文化共振，同样深邃的人文关怀，殊途同归的终极目标——以人为本，对人的终极关怀。古代文献中保留了许多中医音乐治疗的医案，体现了中医文化、传统文化与古代音乐美学思想的多层次同构关系。

宋代文学家欧阳修的《欧阳修集》记录了三则古琴疗疾的案例，一例为欧阳修自己因患"幽忧之疾"，好友孙道滋以宫音数引，治愈了他的抑郁症；一例是欧阳修因两手中指拘挛，也是用抚琴的方法治愈；第三例是其好友杨置，屡试不第，抑郁成疾，后虽得一微职，欧阳修担心好友即将赴任之处，地处偏僻，缺医少药，临行前特意写了一篇《送杨置序》建议他"欲平其心，以养其疾，于琴亦将有得焉。"金代张子和《儒门事亲》涉及音乐心理治疗的具体案例，他采用音乐治疗七情所致的疾病取得了很好的疗效。明代张介宾的《类经图翼》、清代徐灵胎的《乐府传声》也有关于音乐治疗的记载。其他如宋代的《太平圣惠方》《圣济总录》，清代的《医宗金鉴》《古今图书集成》《续名医类案》中也不同程度涉及音乐疗疾的内容。

茶道是中国特有的一种文化。在中国古代，焚香、挂画、插花、点茶被文人视为人生四大雅事，后进一步发展成为四大雅道：香道、书道、花道、茶道。茶道兴起于中国唐代，盛于宋元、明代，衰于清代。中国茶文化历史悠久，博大精深，不但包含物质文化层面，还包含深厚的精神文明层次。

中国是茶的发祥地，"它发乎神农，闻于鲁周公"（陆羽《茶经》），兴起于唐朝，宋明达于鼎盛，至唐朝发展成为茶道，也就是今天享誉全球的日本茶道。现存文献对茶道最早的记载是唐代的《封氏闻见记》，"茶道大行，王公朝士无不饮者"。中国茶文化的精神内涵融合了儒道释三家精华，儒家的"中庸和谐"学说，以茶修德；佛教的普度众生，以茶修性；道教长生观、养生观与"天人合一"，以茶修心。"和静怡真"是茶道四谛。

中国的茶道在发展过程中，并不仅仅满足于修身养性与以及仪式的规范，其价值在于创造性地将茶与中药等多种天然原料有机地结合，使茶饮在医疗保健中的作用得以大大地增强，茶的精神深入中国的诗词、绘画、书法、宗教、医学。几千年来中国不但积累了大量关于茶叶种植、生产的物质文化，更积累了丰富的有关茶的精神文化，这就是中国特有的茶文化。

茶文化与中医药文化有着千丝万缕的联系，历代文人与医家都对茶情有独钟，不惜笔墨大加褒奖，文人对茶文化的发展起到了推波助澜的作用。最为著名的就是唐代诗人卢同的《七碗茶歌》，苏东坡因此也有"何须魏帝一丸药，且尽卢仝七碗茶"的名句，后人因以"七碗茶"作为称颂饮茶的典故。欧阳修有《茶歌》云："论功可以疗百疾，轻身久服胜胡麻"。宋代诗人杨万里更是嗜茶如命，曾有《不眠》诗云："夜永无眠非为茶，无风灯影自横斜。"古代文人不仅以茶代酒，以茶会友，以茶养性，以茶为诗，而且把饮茶作为一种养生防病的手段。最典型的要数清代小说《红楼梦》，从茶的种类、品茶的要素、茶礼、茶俗等均有涉及，据统计全书 120 回中涉及茶的达 260 处,故有"茶香四溢满红楼"的美誉。小说中茶养生的方式大致可以概括为以茶消食、以茶醒酒和以茶漱口三个方面,说明茶养生在民间已经广泛普及。

茶最早是作为药物出现的,《神农本草经》云:"神农尝百草,日遇七十二毒,得茶而解之"。我国第一部介绍茶的专著是唐人陆羽的《茶经》,陆羽认为:"茶之为用,味至寒,为饮最宜,精行俭德之人,若热渴凝闷、脑疼目涩、四肢烦、百节不舒,聊四五啜,与醍醐甘露抗衡也。"故此,古人把茶广泛用于治疗,唐代医药学家陈藏器认为茶"上通天境,下资人伦,诸药为各病之药,茶为万病之药","止渴除疫,贵哉茶也"。明代医药学家李时珍更用大量笔墨介绍《茶》的药性与主治附方等,《本草纲目》附含茶药方 16 则,不含茶的"代饮茶"方 10 则。茶兼具金木水火土五行之合,茶本性属阴,寒性。经加工遇火、发酵转为阳,暖性,此为茶之阴阳。配合人身体之阴阳,相辅相成,相生相克,调理身体,保健养生,此为长寿之理。茶叶经过反复生克,攻伐,合化,博取而兼容了阴阳五行的精华灵气。这正是茶叶诸多养生去邪之功效的奥妙所在。

(王家茜)

复习思考题

1. 易学文化对中医理论体系的构建有哪些影响?
2. 道家文化对中医的影响主要有哪些?
3. 儒家文化对中医学有哪些影响?
4. 佛家文化与中医文化在理论构建上的融通主要表现在哪些方面?
5. 古代化学与古代医学之间有什么样的关联?
6. 文学艺术与中医如何相互渗透融合?举例说明。

◇◇◇ 第三章 ◇◇◇

近代中西医文化的交流、交锋与交融

第一节　西学东渐与中医文化思潮

一、西学东渐

"西学"是个很宽泛的概念,很难有一个精确的定义,主要是指经过近代化的西方文化。"西学东渐"一词最初见于容闳 1915 年出版的英文传记中译本《西学东渐记》,后被用来泛指从明朝后期到近代西方文化向中国逐渐传播渗入的历史过程。从明末发端到晚清民国形成气候,西学东渐在中国思想界先后经历了拒绝抵制、逐渐接受、全面吸收的历史过程。整个西学东渐的过程,正好是近代中国逐渐衰落的过程,中国传统文化思想受到不断拷问质疑的过程。西洋知识、思想与信仰逐渐加速度进入中国,中国人真正受到了根本性的文化震撼。

西学东渐发端于明末清初西方基督教的传入。明朝末年,中国封建制度日益衰落,特别是在文化上表现出停滞不前,科学技术远远落后于西方。自从明朝中叶王阳明心学兴起以后,更加崇尚玄虚、空谈心性,明代世风更趋恶劣。加上明末东北边防急需制造火炮的技术,中国对西洋火器的需求也是构成西学东渐的重要社会历史原因。1619 年发生了辽东萨尔浒战役,明军大败,朝廷震恐。徐光启立即上书献策,其中强调"须多储守之器,精耕守之法,中间为火器最急。"与此形成鲜明对比的是,西方由于地理大发现及欧洲文艺复兴运动的兴起,西方工业文明迅速发展。同时,随着资本主义的不断发展,欧洲的科学技术日益完善,天文学、数学、物理等科学已经步入了近代化阶段。16 世纪以来,西方传教士进入中国,他们不仅传教,建立教堂,也带来了西方文艺复兴以后的科学与文化,对早期的"西学东渐"起了穿针引线作用。他们学习中国文化,采取适合中国习俗的传教方式,他们学习华语、易华服、读儒书、从儒教。他们以学术为媒介,借助西方科学、哲学、艺术引起士大夫的注意和敬重,并以此为敲门砖,来达到传教的目的。从当时来华的传教士来看,他们相当一部分人精通天文历法、炮术等方面的知识,天文历法是中国封建王朝施政大典所依,农业生产也在很大程度上依赖历法,极易得到明清封建统治阶级的支持。还有一批有识之士也在大力推广,如明清之际被誉为"圣教三柱石"的徐光启、李之藻、杨廷筠,不仅有力地推动了西学的广泛传播,而且与耶稣会士通力合作,翻译了大量的西学典籍。从明代至清代前期,中西方文化之间的交流是在平等的基础上进行的,中国人对于西学是选择地接受,心中尚保持着中华文化的优越感,西学对于中学并未构成任何实质性的威胁,至多可以叫作"西学东来"。

西学东渐盛行于鸦片战争爆发以后的晚清时期。自鸦片战争,西方的坚船利炮打开了古老的中华帝国的大门,中国由此步履蹒跚地迈上了走向现代的艰难历程。正如马克思所言"清王朝的声威一遇到不列颠的枪炮就扫地以尽,天朝帝国万世长存的迷信受到了致命的打击,野蛮的、闭关自守的、与文明世界隔绝的状态被打破了。"西学东渐外在表现形态就是大量的西方文化思想著作被翻译介绍到中国,其内在表现形态是西方的政治文化思想开始成为影响中国社会的一种重要的思想来源。

这一时期,传教士成为西学东传的主要媒介,传播的内容主要是西方的宗教学说。据统计,《圣经类书》《耶稣教略》《圣书问题》《圣会准绳》等宗教书籍的译介约占此时引进西书的75%。在通商口岸,教堂林立,《新旧约全书》被传教士广泛传播,随处可见。传教士们除了翻译宗教书籍,传播宗教学说外,还在中国开办多所教会学校。据统计,1860年以前,仅基督教新教开设的学校就有50所,招收学生1 000余人,著名的教会学校有上海的徐家汇公学、福州的格致书院、澳门的马礼逊教堂等。这些教会学校在中国培养出第一批精通西学的人才如容闳、黄胜等,这些人才成为传播西学的生力军。除了传播宗教学说外,也广泛系统地介绍了西方的自然科学知识,数学、物理、化学、天文、地理、医学等自然科学知识被广泛地传入中国。在数学方面传入的主要是代数、微积分、概率论等知识,被译介到中国的书籍有《几何原本》《代数学》《决疑数学》等。在物理学方面,被译介到中国的书籍有《重学》《奈顿(牛顿)数理》《格致启蒙》《格致小引》《格物入门》《格物测算》《物理学》等。在化学方面,被带到中国的书籍有《化学鉴原》《金石识别》等。在天文学方面,被介绍到中国的有《天文问答》《日食图说》《谈天》《指南针》《谈天》等书籍,介绍了当时西方天文学的普通常识。国际法方面的书籍也开始传入中国,如《新加坡律例》《公法便览》《各国交涉公法论》《英律全书》等。此外,西方的地理、历史、医学领域的知识等也开始传入中国,如《地理全志》《古今万国纲鉴》《西医略论》也被翻译传入中国。

鸦片战争后的20年,西学在近代中国的传播处于初始阶段,对当时开明的知识分子产生了一定的影响。以林则徐、魏源、王韬等为代表的先进知识分子,也加入了西学东传的队伍中,组织编译、介绍、传播西方有关自然科学、社会制度等方面的知识,比较系统地介绍世界各国概况、资源等的边疆史地研究著作。如龚自珍著《蒙古国志》、林则徐编《四洲志》、魏源编《海国图志》、徐继畬作《瀛环志略》、何秋涛著《朔方备乘》、姚莹作《康纪行》、梁廷楠编《海国四说》等。据统计,到1861年,已有22部关于世界地理的著作问世。这些著作虽也存在着一些不够准确之处,已大体上描绘出了世界地理历史的全貌,开阔了民众的眼界,使他们逐渐地建立起一种崭新的世界概念。

随着西方文化大量涌入中国,开始全面而深刻地影响中国文化,古老的中国在各个领域发生了翻天覆地的变化。以儒家思想为主体的中国文化,在信仰、观念、行为法则、政治制度等各方面受到全面的、前所未有的冲击,中国开始大量地学习西方文化。大体经历了三个阶段,第一阶段,学习西方物质技术,第二阶段,学习西方政治制度,第三阶段,学习西方思想文化,这三个阶段也反映了中国人对西方文化逐渐深入的认识过程。

第一阶段,学习西方物质技术。这一阶段,从吸收西方近代文化的器物、技术开始,学习西方文化的"坚船利炮",寻求的是"器物"层改变。经过鸦片战争帝国主义"坚船利炮"的侵略,才发现原来他人也有长处,震惊于欧洲国家强大的军事实力。1842年9月林则徐致友人的私函写道"彼之大炮远及十里内外,若我炮不能及彼,彼炮先已及我,是器不良也!"这一时期,西学东渐主要表现为引进西方先进技术,开办各类工厂,加紧军事建设,以林则徐、魏源等人为代表,主张"师夷长技以制夷"。在1860年兴起了以"富国强兵"为目的的"洋务运动",采取"中学为体,西学为用"的态度,主张学习西方器物技术,学习坚船利炮、声光化电,引用西方先进生产技术,强兵富国,摆脱困境,抵御外国的侵略,挽救民族危亡,实现"师夷长技以制夷"。

第二阶段,学习西方政治制度。这一阶段,是从甲午战争失败开始的,甲午战争失败后,帝国主义掀起瓜分中国狂潮,民族危机加重,洋务运动破产,学习器物无法救国,开始从制度层面上学习西方文化,谋求中国在制度上发生改变。梁漱溟在《东西文化及其哲学》说"及至甲午之役,海军全体覆没,于是大家始晓得火炮,铁甲声光电化不是如此可以拿过来的,这些东西后面还有根本的东西。"以康有为、梁启超、严复为代表的改良派开始登上历史舞台,于是他们从西方引来进化论、民权论等思想,仿效日本的明治维新和俄国的彼得大帝改革,他们倡西学,兴民权,定宪法,实行君主立宪,掀起维新变法,学习西方政治制度,主张通过在中国实现西方国家的君主立宪制和民主共和制来达到变革社会的目的。以孙中山、黄兴为代表的革命党人,从西方文化中搬来"天赋人权"思想和民主共和国方案,提出"驱逐鞑虏,恢复中华,建立民国,平均地权"的口号,为建立民主共和进行革命斗争。事实证明,在半封建半殖民地的中国,这种改良是不可能实现的。

第三阶段,学习西方思想文化。五四运动前夕,一些先知先觉的中国知识分子痛切地感到,中国文化与西方文化在本质上迥然不同,中国传统文化代表的是腐朽和落后,有许多落后、封闭甚至是野蛮的东西,西方文化代表的是文明和进步,有许多先进的值得学习的思想文化。1915年,新文化运动兴起,由胡适、陈独秀、鲁迅、钱玄同、李大钊等一些受过西方教育的人发起的一次"反传统、反孔教、反文言"的思想文化革新,举起了科学与民主的大旗,掀起了波澜壮阔的启蒙运动。这场运动彻底批判了中国的旧文化、旧道德、旧思想,对国民性进行改造,中国文化的变革进入新时期。这标志着中国近代知识精英们文化观念的转变,也反映了中国文化自信逐渐丧失的过程。

总之,西学东渐是一个东西方文化相互碰撞的过程,是一个中华民族主动学习的过程,是中华民族民智渐开的过程。

二、西医传入

随着西学东渐,西方医学也开始传入中国。西方医学传入中国分为两个时期。第一时期是明末清初时期,西方医学开始初步传入中国。第二时期是清朝后期,鸦片战争以后,西方医学开始大规模登陆中国。

(一)第一次西方医学传入时期

16世纪以后,随着欧洲早期殖民主义者的东侵,西方文化的东进,明末清初,一些天主教传教士陆续抵达我国。传教士为了有效地打开传教局面,开始在中国建立医院,开展一些医疗活动,以收取人心。如1568年葡萄牙天主教徒卡内罗(Melccior Carnero)是将西医传入中国的第一人,在澳门白马庙设立"癫病院",开始用西医给中国患者看病,澳门成为西医早期在中国发展的中心。1582年意大利天主教士利玛窦(Matteo Ricci)来华,带来了西方天文、数学、地理、建筑、医学等方面的知识,其中,医学方面重点介绍了西方的"脑主记忆说"。明万历朝太仆寺卿李之藻患病时由传教士利玛窦诊治调护,进而接受利玛窦的劝导,领洗入教,成为当时的"圣教三杰"之一。再如传教士洪若翰等人用金鸡纳霜(奎宁)和其他药物治愈了清康熙帝所患疟疾,使得龙心大悦。康熙特赐予洪若翰等人北京内城一所官宅,用来修建天主教堂。缘此,康熙还对西方医学产生了兴趣,曾指令画家描绘出人体解剖图像,并在宫中建立了一个由传教士主持的"实验室",制造出一批药品。

与此同时,一些传教士的著作开始零散地介绍西医的基础生理学知识,如汤若望的《主体群征》(1629年刻印)对人体解剖学进行了介绍。日耳曼耶稣会传教士邓玉函、罗雅谷分别译述内容比较完备的两本解剖学专著作《人身说概》和《人身图说》,系统全面介绍人体生理。邓玉函完成的《泰西人身说概》全书论述了人体骨骼系统、肌肉系统、循环系统、神经系统、感觉系统等的构造、生理与功能。意大利天主教耶稣会传教士利玛窦的《西国记法》,内有西方的神经医学及心理学等方面内容。意大利耶稣会传教士艾儒略的《性学觕述》,除对神经学的描写更深入外,对人体各部位的功能有详细叙述。此外,那不勒斯王国耶稣会传教士毕方济的《灵言蠡勺》讲血液的功能,日耳曼耶稣会传教士汤若望的《主制群征》讲人的骨骼、肉、心脏、脑、神经等,发过传教士石铎琭的《本草补》介绍西方的各种药物。此外,西方的医疗制度、医院设施、药物药房等内容也在一些著作中提到。但明末清初西医的传入只是一个开始,虽然在我国有一定范围的传播,但尚未形成系统,社会影响有限。难以被接受。后来,由于清王朝推行闭关锁国政策,西方医学的传入长期陷入停顿。这段时期现在一般称为"第一次西洋医学传入时期"。

（二）第二次西方医学传入时期

这一时期,开始于1805年牛痘接种术的传入,自鸦片战争后,随着一系列不平等条约的签订,西方医学在中国展开了手脚。它以多种方式在中国的土地上伸展开来,西医学也相继引入中国,主要表现有建立诊所和医院、开办医学院校、开展留学活动和编译西医书刊等方面,从而为西医在中国的发展奠定了基础,西医开始对中国医学发生影响。

（1）开办诊所和医院:1805年东印度公司的外科医生皮尔逊(Alexander Pearson)将英国人琴纳发明的牛痘接种术传入了中国。当时,皮尔逊在澳门行医,免费为中国人接种牛痘,因牛痘的科学性及其疗效,这种方法很快就传遍了整个中国。1820年英国伦敦会传教士马礼逊和东印度公司外科医生李文斯敦在澳门开办诊所。1827年英国东印度公司外科医生郭雷枢在澳门开办一所眼科医院,他们用外科小手术免费为中国人民治疗,并向英美教会呼吁派遣医生来华协助传教。虽然目的是传教,但同时也带来了西方的医学技术。1835年,美国传教士医生彼得·伯驾在广州开设眼科医局,1859年正式定名为博济医院,因位处十三行内的新豆栏街,故又称"新豆栏医局"。1836年将眼科医局扩建,这标志着近代西医正式进入中国内地城市。1842到1848年,广州、厦门、宁波、上海、福州五个通商口岸全部建立了由西方教会医师开办的西式医院和诊所。到1905年在全国共有166所教会医院、241个诊所。著名的有1844年英国伦敦会传教医师雒魏林(W. Lockhart)在上海南市建立的"中国医院",即后来的"仁济医院",是上海最早的西式医院。1861年雒魏林来到北京开设西医门诊,1864年由英国传教士医师德贞(John Dudgeon)接任,次年德贞选择东城米市大街的一座寺庙,改建成"双旗杆医院",1906年该院与其他几个医院合并为协和医院。20世纪后,全国已有20多个省建立教会医院426所。

（2）兴办西医学校:19世纪初,西方传教士依托在中国创办的教会诊所或医院,逐渐开始兴办西医学校。一开始他们为了满足医疗上的需要,在诊所或医院里开始培养中国助手,招收中国学徒,向他们传授简单的医学知识,让他们做些护理助手的工作,教学方式主要是以师带徒的方式。后来,西方教会开始创办西医学校,如1866年广州的博济医院建立了其附属医学校——博济医学校,成为外国教会在中国办的第一所医学校。1888年,在美以美会支持下建立苏州医院医学院,1894年改为苏州医学院。1896年上海圣约翰学院建立医学系,1914年改为圣约翰大学医学院。1903年由美英的多家教会联合组办北京协和医学校,1908年开学,被清政府承认为第一、最大的教会医学校。1909年英国浸礼会和欧美长老会在济南合办共和医道学院,后改为齐鲁大学医学院。1914 年成都设立华西协和医学校,长沙设湘雅医学校等。《辛丑条约》签订后,教会医疗教育发展迅速,1900 至 1915 年,各地已有教会医学院校 23 所,护士、药学和助产学校 36 所,系统培养了大批西医各类人才。

（3）输送医学留学生:19 世纪末 20 世纪初,我国掀起了第一次出国留学高潮,其中出国学习西方医学的占有相当比例。黄宽是我国自费留学欧洲学医的第一人。当时中国留学生主要是去日本和美国。1905 到 1939 年的 34 年间从日本 23 所高等医学校毕业的中国留学生就达到 414 人,约占同期在日本留学人数的 35%。1908 年美国要求清政府派留学生赴美。为鼓励这项政策,美国人将清政府偿付给他的庚子赔款的半数作为支持中国留学生留美的费用。留学生回国后在中国的各大医疗卫生机构中担任重要职务,对当时的医疗卫生事业有很大的促进作用。

（4）翻译出版西医书刊:在中国翻译和出版西医书籍也是传播西方医学的重要方法之一。在中国翻译和出版西医书籍早期是以在华的西方人的译著为主,英国传教士合信(B. Hobson)是最早在中国翻译西医医药书籍的人,他于 1851 年编译了一本《全体新论》(原名为《解剖学和生理学大纲》),这是第一本传入中国的系统的西方医学著作,主要介绍西方解剖学和生理学。以此为开端,于 19 世纪 50 年代翻译出版的还有《博物新编》《西医略论》《妇婴新说》《内科新说》等,这五本被后人合编为《合信氏医术五种》,系统地介绍了西方医学的内科、外科、妇科、解剖学等。博济医院的美国教会医生嘉约翰从 1871 年开始编译教材,翻译多种临床外科为主的医书,出版了 34 本内容全面的医学书籍,如《内科全书》《病症名目》《西药略说》《炎症》《外科学》等。英国传教士傅兰雅翻译了多种卫生学的著作。到20 世纪初著名医学教育家丁福保成立译书公会,大量由日文译医书,编成《丁氏医丛书》,其数量超过之前的译书,更为全面介绍了西方医学。从 19 世纪 50 年代到辛亥革命,大约有一百多种西医翻译书籍,这些书籍在近代时期流传较广,对西医学在中国的传播有很大的推动作用。此外,传教医生还创办了医学期刊,成为西医学传入中国的重要媒介。如 1880 年美国教会医生嘉约翰主办了季刊《西医新报》,是我国最早的由医学机构编辑的具有现代涵义的西医医药期刊。1887 年博医会在上海编辑出版《博医会报》,即现在的《中华医学杂志》(英文版),该刊为医学学术期刊,直至今日仍在出版,在国内外影响都很大,促进了西医在中国的传播与普及。

通过上述的各种传播方式,西医逐步进入中国,逐渐发展成为中国的主流医学,改变了中国几千年中医独踞的状态,形成中西医并存的局面,构建了中国特有的医疗保健体系。

三、中医文化思潮的出现

随着西学东渐、西医传入中国,中国掀起了反叛传统中医主流意识形态的思想运动,主要出现了中西医汇通、中医科学化、中医现代化等中医药文化思潮。

（一）中西医汇通思潮

最早倡导中西医学汇通的是明末思想家方以智。方以智,文而兼医,早年曾参与译述西学工作,对西人译著有较全面的了解,其所著《物理小识》就载录了不少西医学内容。如卷三"人身类"引汤若望所著《主制群征》中的"脑说",提到"脑散动觉之气,厥用在筋"。又引述西方体液说与盖伦的肝血、心血供养说,认为这些都是"《灵》《素》所未发","诸症医者必从三部跃动之势揣之",以中医诊脉三部九候之理与西医学进行了初步汇通,为中西医学取长补短的汇通实践奠定了理论基础,成为明末清初中西医学会通思想的启蒙者。方以智最先接纳了西医"脑散动觉之气"的观点,而西医"脑主记忆"说尤令中医界震撼。中医自《黄帝内经》以来,认为脑为"奇恒之府",将实际上属于脑的功能归之于"心"。直到明代李时珍才提出"脑为元神之府",但语焉不详,也未涉及脑的思维记忆功能。在此背景下,西人"脑主记忆"说格外引人关注。首先接纳这一学说的为明末抗清名士金声。金声又将其传给了同乡医家汪昂。汪昂的《本草备要》"辛夷"条下记载了"脑主记忆"说,并将它与李时珍"元神之府"说进行了初步汇通。《本草备要》通俗易懂,读者甚多,脑主记忆说遂不胫而走,流传渐广。在中医界对西医脑学说汇通的同时,明末清初医家王宏翰则更为全面地引入了西医生理、病理的四元行、四体液论,以及记忆、感官、运动、呼吸与解剖等各种学说,进而提出了兼取中西的"元神元质说"和"四元行论",成为中西医学全面汇通的开拓性医家。此后,到清代中期,王学权、王清任、王士雄、陈定泰等医家对西方脑学说、解剖学都作了进一步吸纳,成为中西医学汇通的重要推动者。

自19世纪40年代,西医大规模登陆中国,西方医家在华大范围开办诊所、医院,对中医产生巨大冲击,中国医学界由中医独尊逐渐转变为中西医学二元并存的新局面。中医界一部分医家开始研究西医,分析两种医学的长短异同,参与了中西医优劣、异同之争,代表人物有陈定泰、罗定昌、朱沛文、唐宗海等。随着西医在我国广泛传播,一些比较开明的医家开始探索融合二者的途径和方法,开始将西医学的有关知识纳入自己的著述,并在传统中医学的框架中予以接纳和吸收,代表人物有唐宗海、张锡纯、朱沛文、恽铁樵等,他们纷纷著书立说,主张吸取西医学长处补充到中医学里,逐渐形成了中西医汇通派。代表性著作有唐宗海著《中西汇通医经精义》、朱沛文著《华洋脏象约纂》等。学术思想上,唐宗海试图以西医理论来解释中医学,进行中西医理论的汇通,虽然限于历史条件、科学水平,未有成就,但其革新、发展的思想是可贵的。其血证治疗的经验和原则,至今仍有很重要的实践价值。朱沛文认为,中西医各有是非,不能偏主,应各取其是以汇通,并反对空谈名理,提出以临床效验为检验汇通的科学态度。张锡纯主张"衷中参西",以中医为本,参酌西法,并用西药,相济为用。恽铁樵认为,中西医学的根本差别是文化背景的差异,中医环境医学模式与西医的机械模式有本质差别。明确提出汇通中西医学以"改进中医"、创建"新中医"的学术思想。在具体的汇通方法上,必须摒弃将中西医概念对号入座的机械方法,而应在深入研究中西医各自特点的基础上,以临床实践作为汇通的结合点与突破口,有力推动了中西医学汇通思潮的发展。

在学术实践上开启了中西医学汇通的时代潮流。从整体上来说,一直到晚清至民国时期,中医学发展仍然以中西医学汇通为主流,对推动中医学的近代发展做出了重要贡献。

中西医汇通思潮实际上是站在中医立场上,将西医学知识融入中医学体系,建立新的中医学。它和中医是一脉相承的,秉持"以中化西"态度进行汇通,仍属中医流派。这表明中国学者开始探讨中医向何处去的问题,试图通过汇通中西医,寻求中医发展路径。

（二）中医科学化思潮

20世纪初,西方医学充分利用现代科学技术发展成果,发展迅速,实现了向现代医学的重大转变,和中医学相比较,在许多方面展现出明显优势。随着西方文明强势地位的不断确立,西医影响逐渐扩大,中医的生存危机也接踵而至。民国元年,教育部第一届临时教育会议订立了诸种教育法令,但没有将中医列入教育内容。1916年,余云岫发表《灵素商兑》,主张中医应当"废医存药"。1929年,国民政府第一届中央卫生委员会,通过《规定旧医登记案原则》即废止中医案。中西医论争由学术之争进入政治斗争。并在中国医学界引发了关于中西医学文化优劣比较的长期争论。这种争论中,早期起主导性的仍是中西医汇通思想,但到了20世纪30年代,近代西方科学在中国大规模普及和推广,对中国科学界产生深远影响,一些有识之士发起了"中国科学化运动"。在这样的大环境下,中医的理论与治疗方法因无法用西方科学解释,受到改革派的攻击,要求废止中医。1929年,国民政府第一届中央卫生委员会会议通过废止旧医案,最后因中医界和社会舆论的反对而未能执行。

当中医因"不合科学"而险遭政府废止后,中医学界认识到在"科学"的语境下,中医要想存续发展,必须改革中医,将自身纳入近代科学体系,"中医不欲自存则已,苟欲自存,舍取用科学,别无途径。"于是,20世纪30年代,在中医界出现"中医科学化"思潮,代表性人物有陆渊雷、施今墨、谭次仲、丁福保等,他们不甘心自身被废黜及中国文化的衰微,积极行动起来,通过各种力量和资源来发展中医,彰显自身的独特性和优越性,以破解中医的生存危机,摆脱因所谓"不合于科学"而备受歧视的命运。他们主张对中医学进行根本改造,提出了"中医科学化"的主张,试图用科学方法整理和研究中国旧有的医与药,使中医中药成为一个系统的科学,通过"解构"和"重构"中医学理论来延续中医学的生命,促成中医新生,以实现将中医学纳入近代科学体系,构建与西医平等对话的"科学平台"。他们对中医科学化的途径和目的做了更明确的阐发:"国医所以欲科学化,并非逐潮流,趋时髦也。国医有实效,而科学是实理,天下无不合实理之实效……今用科学以研求其实效,解释其已知者,进而发明其未知者。然后不信国医者可以信,不知国医者可以知;然后国医之特长,可以公布于世界医学界,而世界医学界可以得此而有长足之进步。"主张全面引入西医理论,以符合现代科学的新理论替代原有中医理论,也即所谓的"用中国药物治疗疾病,而用科学原理研究其方法学理。"他们尝试用现代科学知识解释阴阳五行学说,如袁复初尝试用现代科学知识的物理知识解释阴阳:"欲使中医科学学,第一问题即是阴为何物,阳为何物。惜乎海内外之研究中医者至今尚未能言之也。凡物皆由分子集合而成,分子成于原子,原子则由电子环绕电核而成。阴之为物即电核也,故电波与吸引力皆谓之阴。阳之为物即电子也,故磁波与辐射线皆谓之阳。"

中医科学化实际上是试图以"科学化"来改造中医,使其进入近代科学的体系,顺应社会进化的潮流,并释放其"违反科学"的道德重负。但结果却是削足适履,其思想本质是承认中医"不科学"的命题,否定中医传统理论和典籍的价值,向西医理论折服,必将导致中医"西医化",最终使中医走向消亡。

（三）中医现代化思潮

20世纪50年代以后,中医的价值和作用得到社会广泛认可,国际社会对中医的认可也越来越高,一些国家开始将中医纳入到自己的医疗体系中,中医步入大发展时代,推动中医现代化成为主流思想,中医现代化成为大多数人所认同的、占主导地位的观点,学术界提出"中医现代化"口号。关于中医如何现代化有不同的观点:第一种观点认为中医药理论体系非常完善,能够很好地指导临床,几千年来深受广大患者的欢迎,不必要有大的发展,也不可能有大的发展,认为中医药应立足自身的传统思维方式来研究和发展中医药,在不破坏中医药理论体系和思维方式的基础上对中医药学不足的地方给予修补;第二种观点主张"改造"中医,认为中医实在太落后,几千年来没有什么发展,理论一成不变,临床疗效因个体差异而不确定,重复性差,认为中医药学本质上,是一种难以与现代科学接轨的传统体系,为了适应科学发展和时代需要,应该采用现代科学的方法和手段,将中医药学的传统体系改造成科学体系。如有人认为中医理论形态不具备西方自然科学的理论形态,必须要对中医学的理论体系作一番重构,将中医学建立在科学的形态基础之上。有人主张中医学是一个复杂的学术体系,含有巫术、哲学、科学等多种成分,应将其一层层剥离和解构,即将那些巫术、哲学等非科学成分丢弃,只保留科学的成分,这种观点实际上也就是要将中医学的传统体系改造成现代科学体系;第三种观点认为中医毫无疑问是需要发展的,世界上没有不需要发展的科学,中医也应该适应时代的要求,在保持本身特色的基础上实现现代化。

第一种观点是要纯中医药发展道路,只对中医药学不足的地方给予修补,但中医药对理论和疗效的解说不能为社会读懂、为科学认可,中医药可以发挥自己优势的空间正在日渐萎缩,中医药核心理论和技术进展缓慢,中医药日渐面临被边缘化的窘境;第二种观点的实质是把中医的"现代化"等同于中医的现代科学化,用狭义的现代科学标准来衡量中医的存在形式,按照西方自然科学的标准来改造中医,实现中医学与现代科学、现代医学接轨。这样的"现代化",是将中医学传统体系改造成科学体系,中医药将在不知不觉中陷入"现代化—科学化—西医化"境地。这样的"现代化",必然要以丢弃或改变中医自己的特色为前提,必定是以抛弃中医自己的文化为代价。这种"中医"还是"中医"吗?其认识论根源对中医学特色存在错误认识和错误评价,认为中医不科学,既使认为中医有"科学的成分",但却认为中医最有代表性的特色——即特有的思维方式"不科学"。我们决不反对中医现代化,但反对在"现代化"的旗帜下搞"科学化""西医化";我们决不反对用科学方法来研究中医,但反对用"科学"来改造中医。第三种观点是主张中医走"守正创新"发展道路,即"要遵循中医药发展规律,传承精华,守正创新,加快推进中医药现代化、产业化。"这种现代化既保持中医的本质特性,又体现时代特征,可以不断满足人们对中医药日益增长的需求,为新时代中医药传承创新发展指明了方向。

（赵　庆　周亚东）

第二节　科学主义与中医存废之争

科学主义是一种历史现象,时代在发展,科学主义的内涵不断发生变化。科学主义源于欧洲,特别是文艺复兴带来的思想解放,使科学主义盛行,促进了科学技术的飞跃。西学东渐为我国带来了西方科学主义思潮,尤其是五四运动后,我国进步知识分子将科学主义作为救国存亡的利器。随后引发了中医存废的抗争及中医科学性的讨论。

一、科学主义及其对中国文化思想的影响

科学主义最初是从理性发展起来的。15、16世纪,欧洲文艺复兴后,理性主义开始兴起,理性发展成科学精神,带来哲学新气象。哲学渐渐从神学的束缚中解放出来,科学和哲学走到一起,人们开始用科学的理性思维方式来解释和解决哲学问题。

（一）科学主义

科学主义是一种把自然科学技术作为哲学基础,并确信科学态度、科学观念和科学活动能大规模地扩展到其他领域的哲学观点。

17世纪的西方社会,近代自然科学在不断发展,人们渐渐形成对科学力量的信仰,科学方法开始向其他知识领域渗透。最有代表性的是培根的经验主义和笛卡尔的理性主义。最早提出"知识就是力量"的英国哲学家弗朗西斯·培根,开创了把经验当成手段,以此研究感性自然的经验科学的新时代。法国哲学家勒内·笛卡尔将主体与客体彻底分开来,形成主客二元论哲学,突破了神学的藩篱,为现代意义上的认识论扫清了障碍,从根本上解决了束缚科学发展的哲学问题。19世纪三四十年代,因为实证主义的兴起,人们逐渐主张将一切知识分支还原为科学的概念。

20世纪初,英国哲学家伯特兰·罗素的分析哲学在全世界范围引起关注。二三十年代,以维也纳学派为代表的逻辑实证主义盛极一时。三四十年代,以奥地利哲学家卡尔·波普尔为代表逻辑证伪主义,认为一个理论的科学性不在于该理论的可证实性,而在于它的可证伪性。五六十年代,科学的发展趋向于整体化,科学在社会生活中的作用日益加强,以奥地利裔美籍科学哲学家保尔·费耶阿本德为代表的历史学派,倡导方法上的多元化、无政府干涉。

（二）科学主义对中国文化思想的影响

19世纪末20世纪初，促使中国文化思想界的科学语境形成的主要是康有为、梁启超等。康有为的《实理公法全书》就是国内首部运用科学方法从各个领域推导变革理论的著作。梁启超师从康有为，致力于对西方科学的学习，其《近世文明初祖二大家之学说》高度推崇培根与笛卡尔，认为其两人"为数百年来学术界开一新国土"，并使人摆脱了精神上奴隶的状态。他概括了培根为代表"格物派"的经验主义和笛卡尔为代表"穷理派"的理性主义，提出"我有耳目，我物我格；我有心思，我理我穷"的原则，并认为循此原则即可对古今中外的学术做出评判："我有耳目，我有心思，生今日文明灿烂之世界，罗列中外古今之学术，坐于堂上而判其曲直。可者取之，否者弃之，斯宁非丈夫第一快意事耶！"传统经学"子曰""诗云"的研究方法全被抛舍了，国人可以在科学理性的引导下，自由地巡视、评判、取舍、扬弃古今中外的学术。

在康、梁的影响下，科学方法及其价值观，初步演化形成19世纪末20世纪初中国特有的倡导科学的文化语境。科学地位的上升，"科学万能"的崇奉，便促使科学主义思潮在中国现代思想界弥散开来。胡适在《科学与人生观》说："这三十年来，有一个名词在国内几乎做到了无上尊严的地位；无论懂与不懂的人，无论守旧和维新的人，都不敢公然对他表示轻视或戏侮的态度。那个名词就是'科学'。这样几乎全国一致的崇信，究竟有无价值，那是另一问题。我们至少可以说，自从中国讲变法维新以来，没有一个自命为新人物的人敢公然毁谤'科学'的。"在当时的中国思想界，科学有着至高无上的威权，有着无所不能的功效。由此，"科学万能"成了一种新的宗教，科学理性成了新的上帝。当科学僭越了人文的席位，当科学把人的灵魂物化时，科学主义思潮便泛滥开来。

新文化运动是20世纪初中国一些先进知识分子发起的反对封建主义的思想解放运动，其基本口号是拥护"德先生"（民主）和"赛先生"（科学）。1915年9月，陈独秀在上海创办《青年杂志》，后改名《新青年》，新文化运动由此发端。在陈独秀、李大钊、鲁迅、胡适、蔡元培等人的领导下，以进化论观点和个性解放思想为主要武器，猛烈抨击以孔子为代表的"往圣先贤"，大力提倡新道德、反对旧道德，提倡新文学，反对文言文，宣传了西方的进步文化。以后，又传播了共产主义思想，反映了新型的革命阶级的要求，在社会上产生了巨大的反响。这次运动有力地打击和动摇了长期以来封建正统思想的统治地位，唤醒了一代青年，使中国的知识分子尤其是广大青年受到一次西方民主和科学思想的洗礼，为1919年彻底的反帝反封建的政治斗争——五四运动，做好了思想准备。

五四先驱大多是新文学运动的倡导者和实践者，他们把"救亡""强国"作为文学的目的和人生的目标。曾经使西方强大起来的科学对于他们而言，不仅仅是一种方法，一种思想，而且是可以超越自然领域，进入社会领域，并且能够拯救当时中国社会落后之弊的利器。因此，科学主义影响下的五四文艺观，还进一步表现为启蒙先驱们试图用文学介入社会生活，改变国家发展进程的努力。五四时期，社会达尔文主义受到广泛认可，这是科学主义在中国影响深刻的表现之一。这种进化论观念否定了历史循环论，使五四启蒙先驱倡导的新文化运动和文学革命有了理论依据，也为其学习西方现代文明提供了信心与勇气。陈独秀"进化论"中所体现的对于进化普遍性与必然性的迷信，代表了五四启蒙先驱对"进化论"的单线直向判定。虽然当时西方社会已经出现了对社会达尔文主义的悲观情绪，这种观念已经在某种程度上受到质疑，但这些并未引起中国五四启蒙先驱们的足够关注，只是认为进化的路径可能存在某种偏差。他们判定在西方文化与中国文化，传统与现代之间，不存在调和的可能，只能在对立的情况下去选择其中一方。这种判断低估了进化的复杂度，忽视了中国文化与中国社会的特殊性，也没有认识到进化自身的二律背反；此外，把中国落后的根源归咎于传统文化,也是不够客观与公允的。但是,在当时传统的世界观与价值观都已经动摇,旧有的文化无法化解当时政治与社会危机。因此,当政治与文化出现双重危机时,人们就容易情绪化和极端化,社会达尔文主义是应对当时形势的无奈选择,虽有些矫枉过正,却合乎情理。

二、中医存废之争

科学主义的现实表现之一,是用现代科学标准来评判其他知识包括中医。中医在我国有着源远流长的历史,在西方医学传入我国之前的一千多年间,中医支撑了中国人的卫生与健康。西方医学是随着西方传教士的到来传入我国的。西方传教士到中国来,以向中国传播天文、医学等科学知识为由,为传教打开方便之门。西方医学最早在 16 世纪,由耶稣会士利玛窦传入,之后,汤若望、邓玉函等继续将西方医学传入中国。传教士带来的西学,对中国传统文化的冲击最早在天文学,当时,很难撼动中医在中国的地位。

中西医学的真正冲突肇始于清末民初,一些了解西方科学和受过现代教育的知识分子对传统医学提出批判。五四新文化运动以后,医学被置于东西方文化大撞击、大交流的背景下,在文化激进主义和民族虚无主义思潮的影响下,中西医之间的冲突与论争一度出现白热化,传统医学受到了前所未有的抨击,但这一时期的批判只限于文字和学理上的争论。"科玄论战"以后,尤其是国民政府成立之初,激进派将中医视为"全盘西化"的最后障碍,史无前例地动用政府行为立法干预来解决文化论争问题。面对生存危机,中医界空前团结,奋力抗争。

(一)清末,提出"废止中医"观点

最早提出"废止中医"观点的是清末著名学者、文学家、经学家、古文字学家、书法家俞樾。他治学以经学为主,旁及诸子学、史学、训诂学,学术造诣很深厚,是著名的国学大师,他在 1879 年发表的《废医论》中有关医学的看法对于之后"废止中医"思想的发展产生了较大的影响。俞樾"废止中医"观点的理由归结起来有两点:一是中医和巫术关系密切,是愚昧无知的学问;二是中医诊断疾病最重要的依据就是脉象,治病所依赖的是药物,但是脉象是比较玄妙的理论,药物的疗效也无法能够证实,二者皆属于虚幻的、不值得信任的事物。俞樾的观点,可谓开近代中国"废止中医"思想之先河,这一时期的讨论多滥觞于此。

(二)民国,出现"废止中医"案

如果说在清末时期,对于中医的废止思想还仅仅属于学者和百姓的个人行为,均未上升到国家以及政府的层面,但是到了民国时期,在"废止中医"这个问题上,更多的学者、政界人士甚至政府开始直接抑或间接地参与其中。这一时期,提倡"民主"与"科学"的新文化运动兴起,传统文化受到猛烈抨击,与中国传统文化联系较为紧密的中医自然也成为被批判的对象。国人在看到中国与日本及西方列强之间的差距后,认为科学技术落后导致了我们落后于列强,在寻求科学救国的过程中,将包括中医在内的传统文化都视为糟粕。比如,日本明治维新各种措施中就有"废除汉医"一项,仁人志士们遂提出"医学救国论"。应该说,近代科学救国思潮是中医存废之争的历史现实和文化背景。在这期间有诸多学者加入到"废止中医"的队伍中来,其中不乏严复、梁启超、陈独秀、郭沫若、鲁迅这样颇有影响力的人物。如梁启超,他不仅痛陈"强国必先强种,强种必先强身,强身必先保医",而且即使自己被西医误诊误治,也要替西医辩护。

1912 年,北洋政府教育部颁发新的学制及学校条例《中华民国教育新法令》,该法令是在当时主张对于旧的教育体系进行大胆改革的背景下所制定出来的,并且其蓝本是仿照当时日本的教育范式。该法令与医药学相关的部分又分为两个部分,一个是《医学专门学校规程》,另一个是《药学专门学校规程令》,其中在涉及医学学科的方面,所列科目皆是西方医

学的内容,而中医中药并未包含在内,这一做法的言外之意为,中医已不再作为国家和政府所要培养、传承的学科,中医药的继承与发展也不会受到国家政府的保护与支持,这样一来,中医药就遭到了政府官方的否定,失去了制度上的保障。政府如此的做法,在一定程度上促进了"废止中医"思想的发展,并且政府的这一决定在整个中医界中引起轩然大波。1913年,中医界人士主动向教育部请愿,希望将中医药归入到学校的课程当中,但是未能如愿。在 1925 年,中医界再次联合请求将中医纳入教育体系,又一次地遭到拒绝。

1929 年,南京国民政府召开卫生部第一届中央卫生委员会,会议上以"中医妨碍全国医事卫生"为由,通过了《废止旧医以扫除医事卫生之障碍案》(中华民国医药学会上海分会会长余云岫提出)、《拟请规定限制中医生及中药材之办法案》(梧州市卫生局局长李达潮提出)、《统一医士登录方法》(北平特别市政府卫生局局长黄子方提出)和《制定中医登记年限》(上海特别市政府卫生局局长胡鸿基提出)4 项议案。该 4 项议案都围绕"废止中医"问题而提出,其中最为典型的要数由余云岫提出的议案。"废止中医"案通过后,合并为《规定旧医登记案原则》,内容主要是:不允许中医办学校,并取缔中医药相关之"非科学"新闻杂志,进而逐步取消中医执照登记,采取渐进手段来限制中医,最终达到完全消灭中医的目标。随后,上海等地的报纸首先揭露中央卫生委员会的会议内容,舆论一阵哗然。至 3 月 17 日,遂由上海中医协会组织,在上海举办全国医药团体代表大会,组织赴京请愿团,决定至南京中央政府各机关请愿,终于将"废止中医"阻挡下来,赢得中医发展的一线生机。这是全国中医界的首次大团结,用各种力量和渠道去争取自身权益的重大运动,值得现代中医省思。

这一阶段中西医论战至全国抗战爆发才缓和下来。其间,有中医界两次全国代表大会,四次全国性请愿,中央国医馆应运而生。1929 年的大抗争中,不仅开了中西医界"依傍"政治势力互相攻讦的先河,也使斗争的性质由学理之争上升到意识形态领域的政治斗争,废止中医案的最终取消,使中医药界重新获得生存机会和空间。1936 年中医条例的颁布,其后中医委员会的成立,中医学校通则的公布,中医方才得以喘息。整个民国时期,反中医事件迭起,摆在中医面前的首要问题是存亡问题。为生存而抗争,为生存求发展,成为这个时期中医学发展的主题。

(三)新中国成立初期,再次出现否定中医的思想

1950 年,第一届全国卫生工作会议举行,在会议上,余云岫提出了要将中医改造成西医。他还总结了一个"处理旧医实施步骤"的方案,包括要处置现有的旧医;要对现有的旧医进行登记改造,实施补充教育;不准成立旧医学校等。同年,时任东北卫生部部长王斌在《在一定的政治经济基础上产生一定的医药卫生组织形式与思想作风》中提出盲目极端否定中医的思想,认为中医是封建社会旧医学,应当也必须随着封建社会的灭亡而消灭;同时还提出中医必须学习相关西医知识方可行医;再者禁止中医招收学徒等等。王斌上任中央卫生部副部长之后便推广其改造中医的政策,要求全国中医参加进修班学习西医。1951 年,时任中央卫生部副部长贺诚,制定并颁布了针对中医非常严苛的《中医师暂行条例》。据统计,在此条例限制下,1953 年全国 92 个大中城市和 165 个县通过登记审查,合格的中医只有 14 000 多人,绝大多数中医师被取缔。1953 年 6 月,国务院文教委员会副主任钱俊瑞将消灭中医的做法上报中央,引起毛泽东主席高度重视。同年,在中央政治局会议上,毛主席撤销了贺诚、王斌的卫生部副部长职务,并登报点名批评。至此,取消中医论告一段落。

从近代以来,每一次关于中医存废的争论,焦点都在于"中医是否科学",主张废除中医的人,在论述理由时,也以中医建立在阴阳五行学说的基础上,因而认为中医是不科学的,要

予以废除。反对废除中医的人，往往极力论证中医符合科学，因而应该保留。也就是说，双方争论的核心焦点是"中医是否科学"，而这一问题的背后有一个更大的文化分歧，即西方科学与中国传统文化的分歧，以及我们应该如何看待。与近代和民国时期的中医存废争论不同，21世纪的争论因为借助信息媒介互联网的传播，使其呈现出不同于以往争论的特点。21世纪中医存废的争论，吸引了很多网民的参与，在普通大众中间具有很大的反响。

无论是文化界、学术圈，还是在普通大众中，对中医存废的不同态度和争论，都是以"中医是否科学"这一问题展开的。中医存废之争折射了人们对待现代科学和传统知识的不同态度。主张彻底废除中医中药的做法，是以西方现代科学的标准来衡量中国古代的传统知识，这是一种科学主义表现形式。中医植根于中国的传统文化，是中国古代科学的重要组成部分，用西方科学主义的标准来衡量中医、评判中医的科学性，显然是不恰当的。

三、中医的科学性探索

所谓科学，即是规律之学，是分科的学问。任何探讨事物存在与发展规律的学问均属于科学，任何反映客观规律的分科知识体系均属于科学。各种辞书对科学的定义几乎都是"关于自然、社会和思维的知识体系"或"反映自然、社会、思维等的客观规律的分科的知识体系"。依据这个定义，中医的科学性根本不容置疑，"中医是不是科学"的争论几乎是没有意义的。因为中医不仅完全符合科学的定义，而且是任何其他学科所无法比拟的。中医不是一般的知识体系，而是庞大的知识体系。中医不仅有分科的知识体系，而且有综合各科的理论纲纪，更有数千年的发展历史和无与伦比的实践效果。这是任何学科所不能具备的。德国汉学家波克特说："中医是成熟的科学，而且是两千多年前就达到了成熟科学的水平。"《国务院关于扶持和促进中医药事业发展的若干意见》指出：中医药（民族医药）是我国各族人民在几千年生产生活实践和疾病做斗争中逐步形成并不断丰富发展的医学科学。这是对中医科学本质最好的回答。

（一）中医学是中国古代科学

在中华民族五千年的历史长河中，积累了大量的古代科学与技术，逐渐形成了自己独特的应用科学传统。中国古代这种应用型科学是全方位的知识形态，包括了技术应用、经验传承和理论探索，关键在于实用性。《自然科学的历程》指出："谁也不能否认中国古代的技术发明对世界文明的伟大贡献，如果我们放弃'西方中心主义'的思维定式，持一种多元文化的科学观，关注那些不一定完全符合西方科学标准的，关于自然的系统知识，只要它是关于自然规律的认识，当然也是科学，只不过这是另一种不同形式的科学而已。按照这个观点，把对科学的理解拓展成为一种包括自然和社会的全部系统的知识。那么中国古代不但有科学，而且有一种更面向自然，更具人文性，更强调'天人合一'，也更注重实践的科学体系。它的发展常常与西方科学的发展有明显的对应和互补关系，在总的发展路线上有着十分明显的平行性"。中国古代的四大发明：指南针、造纸术、印刷术、火药，更是影响着几个世纪以来人类文明的进程。英国科学史家李约瑟的《中国科学技术史》说："（中国人）在许多重要方面有一些科学技术的发展，走在那些创造出著名的希腊奇迹的传奇式人物的前面，和拥有古代西方世界全部文化财富的阿拉伯人并驾齐驱，并在公元3世纪到13世纪之间保持一个西方所望尘莫及的科学知识水平。"

中国古代科学在某些领域是世界领先的，如农学、中医学、天文学、数学等。中医学是中国古代科学思想的精华，是中国古代科学的重要组成部分和典型代表。中华文明延续几千年而不曾中断，炎黄子孙代代相传而繁衍至今，传统中医药的守护起到了举足轻重的作用。

中医的理论和方法至今仍然十分有效地指导临床疾病的防治,特别是进入 21 世纪,对于严重急性呼吸综合征(severe acute respiratory syndrome,SARS)、甲型 H1N1 流感、新型冠状病毒感染等新发、突发传染病,中医药的预防和治疗起到了无可替代的作用,并取得了举世瞩目的成绩。中医是否科学,其争议在于我们如何看待"科学"这一概念。所谓的现代科学、科学主义,并不能阐释所有的自然现象和社会现象。科学是在探寻真理,但科学不等于真理。《中国古代技术文化》指出:"中医呵护了中国人上千年的健康,简单地将阴阳五行归入迷信和糟粕之列,是不可取的,这是受了科学与非科学划界的侵害。"中医是否科学,不能用西方现代科学的标准来判断和划分,而应当基于中国传统文化,运用中国古代科学的传统来衡量。

> **思政元素**
>
> 中医药学的重要价值
>
> 　　2019 年 10 月 25 日,全国中医药大会在北京召开,会上传达学习了习近平对中医药工作作出的重要指示:中医药学包含着中华民族几千年的健康养生理念及其实践经验,是中华文明的一个瑰宝,凝聚着中国人民和中华民族的博大智慧。新中国成立以来,我国中医药事业取得显著成就,为增进人民健康作出了重要贡献。要遵循中医药发展规律,传承精华,守正创新,加快推进中医药现代化、产业化,坚持中西医并重,推动中医药和西医药相互补充、协调发展,推动中医药事业和产业高质量发展,推动中医药走向世界,充分发挥中医药防病治病的独特优势和作用,为建设健康中国、实现中华民族伟大复兴的中国梦贡献力量。

（二）中医学具有自然科学属性

科学的内涵有广义和狭义之分,广义的科学主要有自然科学、社会科学和思维科学等三大领域,狭义的科学则是自然科学的简称。自然科学研究自然界各种物质的本质、形态、运动、变化和发展规律,包括物理科学和生命科学。中医学属于生命科学门类,其研究对象是人的生命现象,是从人与自然,与社会,和人体自身的整体性出发,运用一整套中医原创思维方法,研究人体疾病与健康的规律,形成了系统的疾病防治及养生的经验、技术、方法和理论。因而,从研究的对象、内容以及知识构成体系来看,中医学属于自然科学的范畴。从中医学的研究过程看,中医学是中华民族在长期的生产、生活和医疗实践中认识生命、维护健康、防治疾病宝贵经验的积累和总结,包含了严谨、理性的成分,也充满了勤于探索、敢于创新的科学精神,与现代科学精神相契合。因此,科学是中医的本质属性。

更为重要的是,中医学不仅仅是科学,而且远远超越科学,成为未来文明追求的目标。因为中医不仅包括对有形世界的认识,而且具有对自然和生命本原,以及其发生演化过程的认识。中医学从整体层次、功能层次来研究人体生命规律、生理病理及疾病防治,是根据系统学原理,来研究人体这一典型的复杂的巨系统,属于系统科学和复杂性科学,不属于以数理实验科学为代表的近代科学,不在还原论科学的视野之内。

我们必须承认,中医学与近几百年间发展起来的现代自然科学之间有着相当的差别。中医理论及其临床实践不能完全通过数字描述、逻辑推理和实验验证。中医还有很多问题暂时无法用现代科学解释,例如气的实质、证的本质、经络腧穴及其感传现象的实质等,均无法以现有的解剖学、生理学、病理学等作出较完整的解释。但是,无法解释不等于不存在,目前无法解释也不等于永远无法解释。我们相信,随着科学技术的进步、研究条件的改善以及中医相关学科专家、学者的共同努力,中医药终有一天会被后现代科技解释清楚。

（三）中医学具有人文社会科学属性

自然科学是以自然现象为研究客体,人为研究主体,主客体是分离的。医学则例外,主客体是同一的。人既是被研究的客体,又是研究的主体。这一特点,就造成医学研究的特殊性。人作为医学的研究对象,具有生物属性和社会属性。生物属性需要自然科学研究,社会属性需要人文社会科学研究,属于文化属性。医学既是一门自然科学,又是一门社会科学,医学的传统是由以生物医学为核心的自然科学和人文社会科学结合产生的。现有的医学同时包含了严谨、理性的成分,如解剖学、生理学知识,也包含了非理性的成分,如心理学、社会学知识。医学的自然科学属性和人文社会科学属性并不矛盾,二者相辅相成,共同推动了医学的发展。

中医学也不例外,其研究对象也是人,同样具有生物属性、社会属性。从中医产生、发展的过程看,中医学是在中国传统文化的土壤中萌生、成长并自然地得以普及的传统生命科学,与古代自然哲学、儒家文化、道家文化、佛家文化、数术文化、民俗文化等多种文化形态发生碰撞,彼此交融渗透,互为影响,与人文社会科学有着天然的、密切的血缘关系,不断从当时的哲学、文学、数学、历史、地理、天文、军事学等多种自然和人文学科中汲取智慧和激情。同时,中医学又融进了中华优秀传统文化的血脉之中,成为传统文化不可分割的一个重要组成部分和载体,集中体现了中国传统科学文化和人文文化、科学精神和人文精神。习近平总书记指出:"中医药学凝聚着深邃的哲学智慧和中华民族几千年的健康养生理念及其实践经验,是中国古代科学的瑰宝,也是打开中华文明宝库的钥匙。"中医学全面、系统、完整地保有中华文明的核心理念、中华文明的基因和中国古代科学的成果,最终成为独具特色的传统医学体系。中医学在中华文化发展和中华民族伟大复兴中具有不可替代的重要地位,成为最能代表中国国家形象的文化符号,成为传播我国古代文明和科学文化的载体,担当中华文化复兴的开路先锋,不仅对中华民族的生存繁衍、兴旺发达作出了贡献,而且对世界文明历史演进也产生了深刻的影响。

总之,中医的科学性探索,要基于中国古代科学文化,兼顾科学与人文两大属性,在实现优势互补的同时,又能遵循中医学自身发展的规律。诚如钱穆先生所言:"吾尝谓中国文化乃是'艺术性'的,而西方则是'科学性'的。但中国亦非无科学。即如数学与医学,中国皆远古即有传统。惟中国医学亦偏艺术性,乃从人身生理学上发明演进。而西方医学,则从人体物理学上发明演进。彼此大不同,但究竟同是一科学。……今日中国要学习西方近代科学,亦得深具中国自己传统之艺术化,把中国传统文化来参加在学习中,为人生艺术增添进新的一番现代中国化才是。换言之,并不能说中国添进了西方科学化,只应说中国复兴了原有科学化。如此则更不易有病。……我们的文化前途,要用我们自己内部的力量来补救。西方新科学固然要学,可不要妨害了我们自己原有的生机,不要折损了我们自己原有的活力。能这样,中国数千年文化演进的大目的,大理想,仍然可以继续求前进求实现。"中医学是集身体、精神、自然、社会于一体的生态医学,人文的哲学是其最高理论与实践形态,提示我们要强化中医古典思维,保持和发扬中医的传统特色与方法论的独特价值,同时也要重视中西医结合的研究,将中医的人文科学属性和自然科学属性有机结合,在新时代百年未有之大变局,守正创新,传承好、发展好、利用好中医学,为构建人类卫生健康共同体,贡献中医智慧和中医力量。

（朱为坤　周亚东）

第三节　中西医文化基因的差异与融合

一、中西医文化基因

基因最初是生物遗传学上的概念,是指生物体最基本的组成因素,支持生命的基本构造和性能,储存生命的种族、血型、孕育、生长、凋亡等过程的全部信息,具有复制、遗传和变异等功能。生物学上的基因,被借用到文化领域,就形成了文化基因的概念。所以文化基因是通过类比而产生的一个概念,人们认为,文化系统中应该具有像生物基因那样能够控制、影响文化性质的"文化基因"。刘长林认为"文化基因就是那些对民族的文化和历史发展产生过深远影响的心理底层结构和思维方式。"毕文波认为文化基因"内在于各种文化现象中,并且具有在时间和空间上得以传承和展开能力的基本理念或基本精神,以及具有这种能力的文化表达或表现形式的基本风格。"王东认为文化基因"就是决定文化系统传承与变化的基本因子、基本要素。"徐杰舜认为文化基因是"文化内涵组成中的一种基本元素存在于民族或族群的集体记忆之中,是民族或族群储存特定遗传信息的功能单位","所谓的文化基因,就是指深深潜藏一个民族精神气质之中的那些代代相承、恒长不变的思想理念。"

2015 年,习近平总书记给中国中医科学院成立 60 周年的贺信中再次指出:"中医药学是中国古代科学的瑰宝,也是打开中华文明宝库的钥匙。"习近平总书记关于"中医药是打开中华文明宝库的钥匙"的命题表明:只有中医药学全面、系统、完整地保有中华文明的核心理念;只有中医药学在基本观念、实质内容、思路方法、表述方式等方面,能够全面、系统、完整地保有中华文明的基因。中医文化是中国传统文化的重要组成部分,是中国传统文化的杰出代表。中医文化基因是蕴藏在中医文化中的一系列独特的思想要素和精神密码,是构成中医文化的最基本组成因素,是可以被复制、复活的稳定的思想因子,在中华民族群体中一代代传递和延续,是中医学传承发展的内在根本。西医文化是西方文化的重要组成部分,是西方科学文化的杰出代表。西医文化基因是蕴藏在西医文化中的一系列独特的思想要素和精神密码,是构成西医文化的最基本组成因素,是可以被复制、复活的稳定的思想因子,在西方民族群体中一代代传递和延续,也是西医学传承发展的内在根本。

中西医文化基因,均是从中西医文化传统经典与中西方人的精神气质中概括和提升出来的。正如人的生物基因呈现为一系列谱系化一样,中西医文化基因的思想要素和精神密码也是一种谱系化的存在。中西医文化基因的谱系序列,既存在于中华民族和西方民族的精神气质中,又存在于中西医文化的经典体系中。中西医文化基因作为基因谱系,它们各有其特定的价值和意义,但是,它们又不是相互独立的思想和价值单元,而是相互关联的中西医文化传统思想体系和价值体系。随着人类社会存在环境的改变,中西医文化基因也会发生变革、传承和发展。

二、中西医文化基因的差异

地球自形成之后,就有东、西半球之分。东、西半球的地理环境和气候条件差异很大,孕育了不同肤色的民族,形成了不同的生产方式和生活方式,形成了不同类型的文明,产生出不同的世界观、人生观和价值观,孕育了不同的地域文化。不同的地域文化具有不同的内容,不同的表达形式,不同的价值判断标准,不同的风格和特色。正如中国科学院前任院长卢嘉锡院士和现任院长路甬祥院士在《中国古代科学史纲》序言中指出:"世界上不同的自然地理环境孕育出了不同文明的源头,也形成了不同的对客观世界认识的思维方式。西方的科学注重归纳、演绎、抽象、分析,而中国传统的学术思想则注重有机整体、融会贯通、综合总体和相生相克,以及依靠悟性产生的智慧,深入认识客观世界的本质。这两种学术思想体系的区别,一个最典型的例子有如西医和中医。"学者熊月之先生也如是说:"西医最得西方古典科学重具体、讲实证的精神,中医最得中国传统文化重整体、讲联系的神韵。如果在各种学科中,举出最能体现中西文化特征的一种,我以为医学最为合适。"

中西医文化是中西医学的灵魂和基础。中医文化是在中国传统文化土壤中形成和发展起来的医学文化体系,它以"天人合一"为核心精神,以元气论为哲学基础,坚持有机论整体观,注重自然、环境、人体、心理诸要素的综合作用,运用宏观系统辨证的方法,从整体的、连续的、运动的角度来研究生命和疾病,通过"望闻问切"四诊法来收集生命的信息,以扶正祛邪、调节平衡的观点来治病救人。西医文化是以古希腊、罗马医学为基础在西方现代的文化和科学背景下形成的医学文化体系,它主张"天人对立"和物我分离,以古希腊哲学的原子论为基础,坚持机械唯物构成论,运用分析还原方法,从局部的、间隔的、静止的角度分析人体的结构和功能,准确找准病因、病理和病灶。西医学和自然科学紧密结合,以近代以来的物理、化学、生物学、数学等学科知识为依托,运用实验、逻辑、数学等方法,以解剖学、生理学、病理学、药理学、病原生物学等为基础来构建自己的理论体系。

中西医文化基因是从中西医文化传统经典与中西方人的精神气质中概括和提升出来的一系列独特的思想要素和精神密码,是构成中西医文化的最基本组成因素,是可以被复制、复活的稳定的思想因子,在中西方民族群体中一代代传递和延续,是中西医学传承发展的内在根本和生命力之所在。中西医文化基因来源于不同的地理环境、语言文字、人类的历史活动和文化传统,两者经历了完全不同的历史发展过程,两者在理论体系、思维方式、认知方法、价值取向、行为规范乃至审美意蕴等多方面存在明显差异。中医重整体,西医重部分。中医重"汇总",西医重"还原"。中医重宏观,西医重微观。中医重"道",西医重"器"。中医重"坚盾",西医重"利矛"。中医重"顺势",西医重"对抗"。中医重内求,西医重外求。中医重健康,西医重疾病。中医重"病的人",西医重"人的病"。中医重森林,西医重树木。中医重哲理,西医重数理。中医重德性,西医重理性。中医重个体,西医重集体。中医重"用心",西医重"动脑"。中医重"真实世界",西医重"理想世界"。中医重辨证逻辑,西医重形式逻辑。中医重功能,西医重形态。中医重时间,西医重空间。概括起来说,中西医文化基因差异主要体现在世界观、方法论和价值取向等几个方面的不同。

（一）中西医世界观的差异

世界观是人们对整个世界的总的看法和根本观点,主要包括三个方面:一是世界本源是什么,主要存在元气论与原子论两种观点;二是世界是如何形成的,主要存在生成论与构成论两种观点;三是人与自然界的关系是什么,主要存在"天人合一"观与"天人二分"观两种观点。

1. 中医元气论与西医原子论　世界观的第一个问题——世界本源是什么? 中医学认为,世界的本源是气,元气作为宇宙生成与生命起源的本源。中医用气说明人体生命的本源和生成,是生命的基本形式。《素问·宝命全形论》曰:"人以天地之气生,四时之法成。""人生于地,悬命于天,天地合气,命之曰人。"《难经》曰:"气者,人之根本也。"中医之气分为六类:元气、宗气、营气、卫气、脏腑之气、经络之气。从某种意义上讲,《黄帝内经》就是一部气学著作,全书"气"字出现 2 952 次。气成为中医学建构理论体系的基石,可以说,没有元气论就没有中医学理论体系。

近现代西医学是在西方哲学及科学的背景下发展起来的,原子论作为欧洲传统唯物主义哲学形成的基础思想,原子论认为,世界万物的本源是由不可分割的原子构成,即宇宙是由基本粒子砖块——原子构成的，注重粒子、实体、组合、可分解性、外部作用，其所形成的理论观点：机械论观点和还原论观点，对西医学的学术思想及思维方式的形成起决定性作用，原子论成为西医学的哲学基础。原子论认为，世界万事万物都是由不可再分的"原子"构成，所有事物都可以分解还原为最基本的组成要素，也就说，整体由部分构成，应当而且可以把整体分解为部分来认识，生命运动是由较低级的物理、化学等运动组成的，应当而且可以把生命的高级运动还原为低级运动来认识。这样，在方法论上就形成了还原论的思路。西医运用分析还原方法对人体进行分解、降解研究，即把人的生命现象还原为生物、化学的、物理的现象，把人体的复杂因素分解为简单因子，沿着人体的层次结构，从器官水平、细胞水平、分子水平进而到量子水平。从宏观领域深入到微观领域，对各个层次上的病理解剖、病理生理机制进行研究。

2. 中医生成论与西医构成论　世界观的第二个问题——世界是如何形成的？在哲学上形成构成论与生成论两种不同思想观点。中医学坚持生成论的观点。中国古代传说中最典型的两个创世神话是盘古开天地、伏羲和女娲创世神话。关于宇宙是如何形成的？最具代表性的是《老子》和《易传》提出的"无中生有、阴阳生物"宇宙生成论模型。老子将宇宙起源问题归结为一句话："天下万物生于有，有生于无"，老子提出"道生一，一生二，二生三，三生万物"的奇数宇宙生成论模型。《周易》提出了"是故易有太极，是生两仪，两仪生四象，四象生八卦"的偶数宇宙生成论模型。中医学是微观化的哲学，中国哲学则是宏观化的医学。中国传统哲学本质上是一种生命哲学，是生生之学、生命之学，中华传统文化是生命文化。中医学是"生生之学"，是以"生生之谓易"为理论渊源而不断完善发展起来的理论体系。中医学基本原理就是循生生之道，用生生之具，助生生之气，最终达到生生之境。

西医学坚持构成论的观点，以西方哲学为指导，认为世界是由原子构成，宗教用创世纪、学者用大爆炸理论说明世界的形成。西医学是以原子构成论为指导的生命科学，借助"机器"的隐喻，将人体生命比喻成一架由各种零部件组装而成并按照一定的规则运转的机器，将神奇的生命活动归结为机械运动或物理、化学变化。

由此，我们可以得出三个结论：①西医是从研究死的人体开始的，中医是从研究活的人体开始的。②西医是通过人体解剖获得的人体静态信息即"人体死信息"来构建自己的理论；中医是通过观察获得人体健康状况受外界条件作用后的动态反应信息，即"人体活信息"来构建自己的理论。③西医的基础是基于死的人体的解剖学，中医的基础是基于活的人体的自愈力学说。

3. 中医"天人合一"与西医"天人二分"　世界观的第三个问题——人与自然界的关系是什么？即"人"和"天"的关系是什么？回答这个问题，中西方民族采取了迥异的态度和相反的方法，中华民族主张"天人合一"，西方民族主张"天人相分"。"天人合一"与"天人相分"这两个哲学理论分别是中国文化和西方文化的内核和灵魂，它们的差别是全部中西文化差异的源头。

中医学以"天人合一"观为哲学基础，以此作为自己的世界观、方法论和价值观，来建构理论体系并指导临床实践。"天人合一"观最突出的特征就是整体观念，中医学以整体观念作为理论体系构建的最基本的原则和出发点，在此基础上形成富有特色优势的理论体系和诊疗方法。中医临床诊疗注重从整体、从自然界的变化过程中来探讨正常的生命活动和疾病发生、发展、演变规律，重视各脏腑组织器官的功能以及内在联系，达到了人与自然的和谐统一。

西医学以"天人二分"观为哲学基础，以此作为自己的世界观、方法论和价值观，来建构理论体系并指导临床实践。西方传统"天人二分"自然观将人与自然割裂开来，在认识论上表现主观与客观、人与外物的严格界限和对立,形成心物、身心、主客、天人二分的理念。在"天人二分"观念中,人是价值的主体,自然界是价值的客体,强调人要征服自然、改造自然。这种观念深刻地影响了西医学的发展,西医学遵循"征服自然"的思维,来征服和控制人体产生的疾病。首先,将人体作为物质实体来研究其物理构造,重点关注人体的躯体、器官、细胞、生物分子等形态结构性因素;其次,以人体解剖生理学为基础,以生理、病理的客观指标为诊断依据,力求找到实体病因、病灶;再次,在疾病的治疗上,遵循对抗思维,运用战争模式,把疾病当作敌人,采取的是抵抗、征服和消灭的态度,直接用化学药物抵抗或消灭致病的细菌或病毒,借用手术等手段摘除或替换某些病变的组织、器官。

（二）中西医思维方式的差异

人们在思维过程中表现出的相对稳定的大脑活动形式称为思维方式,也称思维模式。从哲学角度看,中医和西医认识人体生命规律采用了两种不同的思维方式,中医偏向于从整体、动态、关系、时间、自然、社会、精神等层面观测人体生命规律,西医偏向于从局部、静态、结构、空间、物质等层面观测人体生命规律,两者分别从不同的层面探讨并揭示人体生命规律,就思维方式而言,两者是各有优劣,互为补充,而不是谁比谁绝对优势。

1. 整体系统思维与分析还原思维　中医思维的核心观念是整体观,认为人体本身、人与自然是一个有机整体,一方面,认为身体各个脏器在生理和病理上彼此联系、相互影响;另一方面,认为人的生命活动规律以及疾病的发生、发展等都与自然界的各种变化(如季节、气候、地理区域、昼夜等)息息相关。在整体观念的指导下,中医学着重于把握人体各功能系统之间的统一整体性和矛盾制约关系,从而在宏观层面对人体的生理、病理进行认识和探讨,并且这一观念贯穿于中医理论、临床诊断、养生保健以及对疾病的预防和治疗之中。

西医原子论思想必然产生分析还原论思维,把整体事物看成由各部分组成,注重结构还原分析研究,从部分来解释整体,从低层次来解释高层次,其代表性的研究方法包括分解还原、科学实验、定量方法和逻辑分析。通过分解方法、实验方法和数学手段,将人体的研究引向系统、器官、组织、细胞四个基本层次,以此来构建自己的医学知识体系。西医将人体与自然整体割裂开来,把人体看作一台机器,把人体的各个部位看作机器零件,每个零件都可以拆开、修理、更换。

2. 取象比类思维与理性抽象思维　取象比类是中国古人研究世界的基本方法,也叫援物比类,作为传统中医理论主要的建构工具,在中医概念形成、理论系统构建等方面发挥了重要作用。《素问》曰:"不引比类,是知不明也。""不知比类,足以自乱,不足以自明。""取象",即是从事物的形象(形态、作用、性质)中找出能反映本质的特有征象,"比类"是经过认知者提炼比较后,对事物相似或相同属性的抽象归类及综合。"比"必然要有两方或两方以上的参与者,"人体"是参与"比"的一方,另一方是人身之外的宇宙万物。中医学取象比类就是对人体生理病理现象与宇宙万物属性进行比较归类,进而认识人体生理病理规律的认知工具。

理性抽象思维是指人们通过分析、综合和抽象、概括的方法形成概念,运用概念组成判断,进行推理的思维方法。理性抽象思维是西医理论主要的建构工具,在西医概念形成、理论系统构建等方面发挥了重要作用。西医将人体生命异化为机械孤立的抽象实体,包括器官、组织、细胞、分子等。在追求逻辑思维的方向下,西医的概念是抽象概念,西医的判断是理性判断,西医的推理主要是归纳和演绎推理。抽象概念依据概念明确的内涵去思考事物的原因和本质。对医学问题进行判断,不能依据主观感觉得出结论,而必须给出充分的逻辑依据。在思考医学问题需要做出推论时,虽然也可以进行类比和归纳,但是得出的结论必须要接受检验,即使得到了事实证明,也必须完成理论上演绎逻辑的论证,否则就只是获得了实际经验,还没有完成真理性认识。

3. 顺势思维与对抗思维　中国传统文化的核心是自然主义,即以自然为中心,人是自然的一部分,强调人要顺应自然,形成了人与自然融为一体的"天人合一"观。"天人合一"观蕴含着顺应自然、道法自然的顺势思维方式,提倡"顺天者昌,逆天者亡",最终价值取向是"和谐",最终形成了和思维、和文化、和文明的"三和文明",即在家庭中要和睦,在群体社会中要和谐,在国际要和平。《老子》"人法地,地法天,天法道,道法自然",中国人的思维基础就是"顺应"自然。中医学崇尚自然力,主张因势利导,"顺者为工,逆者为粗"。"顺应"自然是中医学术思想的一条主线,贯穿于中医学的各个方面。中医认为"人以天地之气生,四时之法成",自当顺应自然,要"法于阴阳,和于术数"才可以"长有天命"。中医养生的基本法则是顺四时阴阳变化。中医治疗疾病主张因势利导,乘势而为,不与自然对抗,顺应人体之自然。"势"是势差,势差越大,能量越大,犹如瀑布。"势者,胜众之资也。"人体内在的势能就是自我痊愈能力,中医治疗疾病就是调动患者的自我痊愈能力,激发人身自有的康复机能,使病因不能生存,病灶得以痊愈。中医治病是"开门驱寇",是疏导,采用"清""汗""下""利""吐"等方法,使得邪有出路而不伤正。中医是"扶正祛邪",不是杀死病毒,可以一方面"扶正"帮助身体提高抗病能力,一方面"祛邪",通过发汗、催吐、泻下等方法把病毒和病毒产生的毒素从体内祛除出去,这样就达到了治愈的效果。中医治疗原理是"坚盾",不断改善人体内部环境,提升人自身的免疫力,正气存内,邪不可干。

西方文化的核心是"人文主义",即以人为中心,强调人要征服自然。西方文明是"三争文明",即人我之间要竞争,群体之间要斗争,国家之争要战争!西医是在近代西方征服文化的背景下产生的学科,"对抗疗法"即抗菌、抗癌、抗病毒、抗增生、抗衰老、抗纤维化是其对付疾病的主要手段。西医学对疾病充满着憎恶、排斥和恐惧,将疾病看作万恶不赦的敌人,对疾病采取对抗式治疗方法,即用化学药物杀死病菌,用外科手术切除病灶。西医学在"努力找病,除恶务尽"的思想指导下,导致了"除恶不尽,再添新病"的局面。针对肿瘤治疗往往实行"三斧头":要么"割肉"(手术),要么"下毒"(化疗),要么"电烤"(放疗)。西医采用一种战争模式对待疾病,认为,人体得病是因为病毒、细菌等敌人对身体的侵入,医学的任务是发现病因,找到病灶,予以消灭。药物类似于子弹,手术刀就是武器,都是用于消灭"敌人"的工具。西医治病可称为"关门打狗",采用对抗消灭模式,西医发现癌症,杀癌细胞,发现寄生虫,杀寄生虫,发现螺旋体,杀螺旋体,发现细菌,杀细菌。对抗疗法造成副作用大、费用昂贵等后果。西医的治疗原理是"利矛",不断改进杀敌武器,凭借药物或手术等各种方法,将侵入人体内的病毒斩尽杀绝,除恶务尽。

4. 辨证思维与逻辑思维　辨证论治和整体观是中医学的两个重要特征。中医学是以元气论为哲学基础,因为气具有整体性、连续性、运动性等特性,中医学必然采用联系、发展变化的观点看待问题。中医对人体和疾病的了解,是建立在对生命活体的考察之上,通过望闻问切,面对面地收集患者体内发出的动态信息。重视个体差异、气候环境、心理因素对于发病的影响,中医临床治病要求因人、因时、因地制宜。中医学有八纲辨证、脏腑辨证、经络辨证、气血津液辨证、病因辨证、六经辨证、卫气营血辨证、三焦辨证、三焦辨证等。

西医学是建立在逻辑学之上的医学,是单因逻辑指导的医学。西方重逻辑和理性思维,重实证、理性,强调逻辑推断,理性至上,以演绎与归纳为主要逻辑推理形式,注重实证分析和逻辑论证,借助概念、判断和推理等思维形式,在理性推演中认识事物的性质和联系,对思维对象进行间接地、概括地加工,因而呈现抽象性特征。逻辑思维是思维的一种高级形式,是一种确定的、前后一致的、有根据的思维。

(三)中西医价值取向的差异

1. 中医重时间与西医重空间　从时空的角度而言,东方文化是时间型文化,西方文化是空间型文化,即西方文化按照空间的轨迹演进,中国则走着时间型的道路。

"中医学实际上就是时间医学"。中医学主要是以时间为本位看世界的,认为人体是一种按时间展开的生命过程。中医描述人体的生命过程有生、长、壮、老、已的不同阶段,表现其生命现象和规律,如《素问·上古天真论》提出"女七男八"的生命周期规律。中医的脉应四时、四时病理、四时发病、顺时用药、子午流注等均强调时间本体。《黄帝内经》强调"夫四时阴阳者,万物之根本也,所以圣人春夏养阳,秋冬养阴",要遵循春生、夏长、秋收、冬藏的自然规律。

西医学以空间为本位,主要采用抽象思维方法和分析还原方法,注重对人体物质构成的研究。西医重实体、重形态,西医对人体和疾病的认识,是从生理和病理解剖出发的。借助于现代仪器的发明,从器官、组织一直认识到细胞、基因,微观的认识论几乎登峰造极。过分地强调人体形态结构,习惯以静态结构看待人体生命。

2. 中医重功能与西医重形态　中医采用"模型"思维方式,即依据一种抽象出来的理想模型——气—阴阳—五行模型,从功能虚体出发,建构人体生命体系。中医五脏——心、肝、脾、肺、肾,并不等于西医的心脏、肝脏、脾脏、肺脏、肾脏,不是脏器实体,而是指心、肝、脾、肺、肾的功能系统。心、肝、脾、肺、肾只不过是这五个功能系统的符号、代码,如"左肝右肺"。中医是"形而上"的医学,被称为医道。

西医采用"原型"思维方式,西医的解剖学、生理学、病理学、治疗学等均从人体原型出发,以阐明人体原型的形态结构、生理功能、病理变化、疾病治疗为目的,解剖学、生理学是西医的理论基础。解剖学阐明人体各系统器官的形态、结构、位置和毗邻关系,进而用显微镜观察其微细构造,又按功能将人体器官分为运动系统、感觉系统、神经系统、脉管系统、内分泌系统等,人体内脏被分为消化系统、呼吸系统、泌尿系统、生殖系统等。西医是"形而下"的医学,被称为医术。

3. 中医重健康与西医重疾病　中医学的研究对象是人的生命运动、变化之道,重点研究是人的健康,研究"人在与其生存环境的相互作用中的健康和疾病互相转化的规律"。因此,中医学乃是健康医学,是健康之道,它涵盖养生之道(上工治未病)、保健之道(中工治将病)与治病之道(下工治已病)。中医学的理论体系正是以追求人类健康为目的健康智慧学,强调不治"已病"治"未病",做到防患于未然,使人体从"亚健康"状态恢复到健康状态,保持最佳的身体状态。中医治病之道是恢复生态学,养生之道是发展生态学。中医学的诊疗目标侧重在病人之"人",中医学作为整体系统,判断是否健康有明确的内在标准,如"气脉常道""积精全神""阴平阳秘"等。

国医大师陆广莘指出:"西医学是疾病医学,它本着与疾病对立的观念,去编织医学的知识经纬;围绕与疾病作抗争的价值取向,去建构医学的理论模块。"西医学是一门以研究疾病及其对病因、病理与病位的科学。西医治疗思路是针对疾病使用对抗性的疗法,消除病因、纠正病理、清除病灶、外源性的直接替代或补充等。诊疗目标侧重于病人之"病",追求的是生物学指标。

4. 中医重宏观与西医重微观　中医以"元气论"为其哲学基础,类比分析为其主要研究方法,善于从整体、宏观认识问题,而微观认识、定量研究,是其不足。中医学注重宏观知识研究,将人体看作一个有机的整体,机体的各部分相互影响、相互协调,掌握的主要是人的宏观层次的生理、病理内容,疏忽微观层次的研究。中医学的宏观知识表现为:倾向时间,重整体、重归纳、重临床、重道德。

西医建立在近代自然科学的基础之上,"原子论"是其哲学基础,分析还原为其主要研究方法,强调精确和清晰,长于实验与数理统计,长于微观认识,而宏观认识、整体联系,是其不

笔记栏

足。西医学注重微观知识研究,将人体视为各个零部件的组合,着重掌握人的微观层次的生理、病理内容,疏忽宏观层次的研究。西医学的微观知识表现为:倾向空间,重局部、重实验、重分析、重数据。对人体的深入认识以分解为条件,习惯将天人、主客相对立,注重事物之间的差异。

5. 中医重内求与西医重外求　中国半封闭的大陆型地理环境、自给自足的小农经济和长期的闭关锁国,中国思维的主要特征是内求于心(己)、讲和谐、求统一,注重内向自求,"内圣外王"。中医学的最大特点与优势是把调动患者自我痊愈能力放在首位,而用药则是辅助手段。中医学特别强调激发人自身的自我健康能力、预防能力、抗病能力与自我调节能力。发掘人体自身的正气潜能,充分利用人体自组织、自稳、自和、自调节和自演化功能,借以调动人这一复杂、开放的巨系统的自我组织能力,强调"三分治,七分养"。中医消灭进入人体病毒的战略是:调动和集中人体的全身免疫力打歼灭战。

西方大多数国家处于开放的海洋型地理环境,工商业、航海业发达,思维的对象倾向于外界,重视认识自然、改造自然、征服自然,寻求外部世界对人最有价值的东西,为己所用,富于好奇和想象,较易接受新事物,整个思维方式是开放型的。外求于理(物)、追求主体性、弘扬征服是西方式思维的主要特征,更多表现为分析的、批判的精神,形成外倾、进取、开拓的思维和行为方式。西医治病的思路是尽可能借助外在的工具来认识和解决疾病问题,不断强化外在的工具,丰富外在的手段,从而增强治病的能力。西医消灭进入人体病毒的战略是:调动和集中一切外部输入力量打歼灭战。

6. 中医重德性与西医重智性　中医更多体现为"德性"文化特质,中医强调"医乃仁术",真善美更突出善。中国传统哲学是人生哲学、伦理哲学,中国传统文化是以"仁"来定性医学,医学与伦理道德紧密粘连,强调医生个体的道德品质修养,甚至将医生的道德作为行医的首要条件。孙思邈《备急千金要方》中的《大医习业》和《大医精诚》从业务技术和医德修养两方面对医生的职业道德进行了规范和要求,指出作为一名"大医",必须"博极医源,精勤不倦",要坚持不懈地刻苦钻研。许多古代医家在著述中,对医德修养都有所论及,认为作为救死扶伤的医生,既要有精湛的医术,又要有高尚的医德,二者相辅相成,缺一不可。

西医更多体现"智性"文化特质。"西医之父"希波克拉底语认为"Medicine is an art"即医学是门技艺。真善美更突出真。西方传统文化以"技艺"来定性医学,看重医学技术的运用。西方哲学是求知识的学问,西方文化是科学文化,注重对宇宙、自然的探索和认识,认为医学探索的是对人体生命规律,强调其自然科学属性和自然科学品质。

三、中西医文化基因的融合

随着全球化的发展,中西方文化交流、碰撞、互动向纵深发展,通过对话、交流,中西医学各自意识到自身思维方式和知识的局限性,促成西医学者纷纷从传统医学中寻找理论精华,以充实、完善自我,中医学者也发奋借鉴西医科学成就来弥补自身之缺陷,以求不断转换、创新自我。尤其是,当今,随着中国传统文化的复兴,回归象思维已成必然趋势,顺势而为重新审视中医药学原创思维与原创优势,在此大背景下,中西方文化出现相互交融与汇通的趋势,传统中医学与现代西方医学呈现出从共存向相互整合发展成为历史的必然,所以王永炎院士指出"中医药与理化生物学的整合、象思维与概念思维的整合、系统性研究与描述性研究的整合。"特别是,随着从信息时代迈向生命科学与人文哲学融合互动的高概念时代,这将带来思维模式的全新改变,高概念思维及大数据时代的到来,无疑会促进现代生命科学理论和技术与中医药学交叉渗透。中西医学已经产生了深刻变化,生物医学模式向生物-心理-社会医学模式转变,已为全球医学界共识,现在又加入了生态的概念,医学的目的也已经从疾病医学转变为健康医学。在此背景下,中西医文化基因的相互融合成为历史发展的必然趋势。

（一）中西医拥有共同的研究对象,共同的目标,中西医文化基因融合是历史必然

中西医是相互独立的医学知识体系,具有不同的文化基因,来源于不同的哲学派别,在文化起源、思维方式、方法论以及发展走向等层面都是不同的,两者的文化基因之间具有不可通约性。但是,中西医都是人类智慧之花的结晶,两者的实践对象都是人,都以人的生命、健康与疾病问题为研究对象,都是为了揭示生命与疾病的本质规律,即都是研究人类生命过程的科学,都是以服务人类健康、提高人类生命质量为根本目标。针对疾病问题,中西医采取了不同方法和手段,虽然两者在方法论及临床实践上都存在着缺陷和不足,但各具特点,在特定层面、特定范围都能有效解除人类疾病痛苦,都成为维护人民群众健康不可或缺的方法和手段。如今,西医在中国已成为主要的就医渠道,西医治疗手段及其医学文化在中国也已被广泛接受。随着人类疾病谱的变化,世界民众开始把眼光转向更为自然的传统医药领域,期望从中寻找出路,中医药被世界寄予厚望。随着医学模式的变化,中医药的理论思维和辨证论治方法的生命力和特色优势进一步凸显出来,其对疾病的认知方法和防治理念顺应当今健康观念的深刻变化和医学模式的深刻变革,顺应21世纪医学发展的新趋势和世界医药市场的新需求,展示出了强大的生命力和广阔的发展前景,正越来越受到国际社会的重视和欢迎。针灸已成为欧美国家最主要的中医治疗手段,越来越多的西方人开始接受中医治疗和中医文化,并且开始研究和开发利用它们。虽然中西医使用的方法和所走的道路不同,但救人目的是相同的。无论是筷子,还是刀叉,目的都是一样的。无论是中医,还是西医,都是为了服务人类的健康。两种医学文化在现代化过程中,在社会的发展中,共存共荣,共同促进,相互学习,必然从互补走向融合。另外,从科学发展的角度看,只要是同一门学科,研究同一个对象,那么,这门学科关于该对象的所有真理性认识,最终必将融合为一元化的统一体系,这是自然科学发展的客观规律。经过几千年发展的中国科学和西方科学,大多数学科已经统一并融合到现代科学的一元化体系中,只有医学尚未实现统一。医学作为科学整体的一部分,与数学、天文学、物理学和化学一样,其发展模式也应遵循一切科学发展规律,不同的研究成就必然要融合到这个统一的体系中,这是中西医统一的历史必然性。

（二）中西医学各有所长,各有所短,推动中西医文化基因互补协同发展

中西医学各有所长,各有所短,并无绝对的优劣高下之分,双方都各有其科学性和合理性,但又都不是尽善尽美的。关于中西医学谁优谁劣,毛泽东对中西医曾作过这样评价:"医道中西,各有所长,中医言气脉,西医言实验。然言气脉者,理太微妙,常人难识,故常失之虚;言实验者专求质而气则离矣,故常失其本。则二者又各有所偏矣。"可见,诚如牧师有牧师的标准,和尚有和尚的标准一样,西医有西医的标准,中医也有中医的标准。就像我们不可以用牧师的标准来衡量和尚的好坏和优劣,同样,我们也不可以用西医的标准来检查中医的好坏和优劣,反之,也然。更不能因为两者之间存在差异而去否认对方,也不能用一种医学去取代另一种医学,更不能简单地利用西医的理论和方法来改造中医,最终造成"中医西医化"。我们要牢记"和实生物,同则不继",做到"君子和而不同,小人同而不和"。中西医各有其优势和缺陷,应该相互学习,取长补短,扬长避短,一方之长处,恰恰是另一方之短处,中西医具有很强的互补性。应该尽最大的努力发挥两者各自的优势和特色,继而在此基础上寻求两者之间的共同点与交融的契合点,共同促进医学的发展,为人类健康服务。习近平总书记指出"要坚持中西医并重,推动中医药和西医药相互补充、协调发展",表明中国的两个医学主体是中医、西医,而且强调"并重"。中医学和西医学是理论、方法都不相同的医学,

笔记栏

但都是以预防疾病、促进健康为目的的医学科学,都是人类智慧的结晶。中医发展应当采用"扬长弃短"的态度,要有所为有所不为,不必处处与西医争短长,更不必与西医相对抗。中医应当发扬自己的优势,学会用西医学来弥补自己的劣势。我们必须执行"中西医并重"的方针,从管理、投入到科研、教育、临床等方面克服重西轻中、以西律中现象,推动中医和西医相互补充、协调发展,充分发挥各自优势,力争创建新医学。

(三)中西医学互动对话,推动中西医文化基因融合发展

中西医学共同的任务是对抗疾病,共同目标是追求人体的健康和谐,所以中西医彼此不是对手,而是同一战壕的战友,其共同的敌人是疾病,虽然双方的作战打法不同,但我国医疗实践证明,中西医都是我国人民战胜疾病的有效手段。中西医应做到"和而不同",持开放包容的心态,不搞对抗,互相尊重,双方要走出自己的视域和领地,到达边缘地带,开展平等有效的互动对话,开展学术交流,相互倾听,相互了解,消除疑虑和误解,摒弃成见,增强相互认同和信任,确立一个双方共同的新世界。中西医应该承认对方是多元医学中的一元,而不是针锋相对的医学阵营,做到相互学习、相互借鉴,各取所长,各避其短,相互吸收,相互改进。中医应在继续把握宏观、整体、动态认知生命的大前提下,弥补微观、分析、形态之巧,以正"先天不足"之偏;西医应在着力打造好微观、分析、形态的大前提下,兼容宏观、整体、动态之妙,走出"弊病丛生"之困境。通过中西医科学文化研究,不断增强中医的定量化、西医的整体化,促进中西医结合,使两者的理论体系融会贯通。

现在"以人为本"的医学价值观将引导科学与人文的整合,整体论与还原论的整合,象思维与概念思维的整合,系统性研究与描述性研究的整合,循证医学与叙事医学的整合,从而实现人文与科学的统一、微观和宏观的统一、分析还原与整体思辨的统一,形成一种融合各种医学之所长的新的医学形态,最终朝向西学东渐与东学西渐汇通,中医西医和合共进,创生出统一的新医学。现代医学发展的趋势要求中医学和西医学在发展中统一起来,建立起一种更有效的医学体系和医学模式,这就需要把中医朴素系统论思维提高到现代系统论思维的高度,把西医还原论思维转变为现代系统论思维。现在,西医正在借鉴中医象形、辨证、全息、统合思维,中医药的整体观、天然疗法,也越来越被西医接受和吸纳。中医也在学习西医的逻辑、实证思维,借鉴西医的科学成就来弥补自身的不足。中医与西医差异的实质是东西方文化的不同,东方文化的象形、辨证、全息、合和思维与西方文化的数理、逻辑、实证、分析还原思维组成了一个"圆",两者缺一不可。中西医通过交流和对话,寻求两者的共同点与契合点,发现各自的优势和特色,接纳和吸收各自的优势和特色,实现双向移植、渗透,推动双方交融贯通,中西合璧,向趋同方向发展,融合成现代新医学。这种新医学兼取两长,既高于现在的中医,也高于现在的西医。

(周亚东)

ER-3-2

拓展阅读

复习思考题

1. 西方医学的传入形式有哪些?
2. 中医文化思潮出现了哪几个阶段?
3. 如何理解中医的科学属性和人文属性?
4. 中医存废争论经历了哪些阶段?
5. 中西医文化基因的主要差异在哪里?

第四章

现代中医文化的复兴

第一节　医学生态思想的回归

一、现代医学危机的出现

（一）化学药品毒副作用凸显

化学药品的毒副作用早已引起了全球性的关注,药物不断更新,药物公害愈演愈烈。20世纪60年代的"反应停"事件是药品安全事件的一个典型案例。"反应停"是瑞士 Ciba 药厂首先合成可以抑制妊娠反应的药物。1957 年,德国正式将该药推向市场,成为孕妇抑制呕吐的理想选择。1959 年,德国有 100 万人服用反应停,每月销量达一吨之多,并销往 46 个国家。在这种药热销之后,却出现了畸形婴儿出生率异常上升的现象。于是,医学界开始对这种药进行研究,并对这种药的副作用提出了质疑。然而,这为时已晚,根据联邦德国(西德)卫生部门的统计,反应停造成了一万余名畸胎儿。值得注意的是,许多化学药物都有不同程度的副作用,如诱发恶心、呕吐、头晕、疲乏等症状;长期或过量服用某些药物将对肝脏、心脏、肾脏、神经、肌肉骨骼、听力、视力等产生损害,继而增加肝炎、心肌梗死、肾病等严重疾病的发生风险。我国药物不良反应情况亦不容乐观,根据国家药品不良反应监测年度报告:2020 年全国药品不良反应监测网络收到《药品不良反应/事件报告表》167.6 万份,而 1999年至 2020 年 20 年间,收到报告累计高达 1 687 万份。

（二）西医医疗费用昂贵

技术迷信:在飞速发展的科学技术面前,许多曾困扰人们的问题都被迎刃而解,这让人们形成了科学技术至上的观念。在医学领域,科学技术被广泛用来认识人体,医疗和预防疾病,因而导致了唯科学技术现象在医学中最为明显。首先,技术迷信使人们过度依赖于技术,比如人们已经习惯于用仪器检测出来的客观指标来认识疾病,看病就是看哪些指标出现异常,治疗就是通过各种办法让指标恢复正常。在诊疗过程中,重要的是指标数据,而人体的精神活动,心理变化往往被忽略。这就导致患者常觉得自己没有得到作为人应有的尊重,进而间接造成医患关系的淡漠。其次,唯科学主义还让患者相信,只要有先进的医疗设备和最新的药物,任何疾病都是可以战胜的。而现实是许多患者花费高昂的医疗费用后,疾病却没有治愈,令患者猜疑是医生们的治疗技术问题,因而加剧了医患矛盾。

技术滥用:随着现代医学技术的迅速发展,医疗技术的滥用已经成为了一个严重的问题。尽管过去西医学采用对症治疗的方法取得了巨大成功,但是过度、不合理使用医疗技术不仅给患者带来了不必要的风险和损害,还将增加医疗成本和医疗资源的浪费。为了追求知名度或经济利益,一些资质不符的医疗机构未经审核及备案就私自开展肿瘤热疗、辅助生殖等限制性技术,导致严重的安全隐患及伦理问题。另一方面,一些符合资质要求的医疗机构也存在问题。任意扩大技术适应证,甚至违反技术常规,诱导患者使用限制性医疗技术,不仅违反了医疗伦理和专业规范,还可能对患者造成不必要的伤害。限制性医疗技术,特别是某些高新技术的广泛应用,是导致医疗费用快速增长的重要成因之一,医疗费用的上涨会引起一系列社会问题,如医患矛盾加剧,看病更难,人们对政府失去信心,医疗机构寻租行为的严重后果等。

技术商业化:市场经济体制的建立,为促进医学的发展注入了生机和活力,但同时在市场经济的驱动下,医学“技术主义”与“人道主义”发生背离。尽管医疗技术在治疗疾病和提升人类预期寿命方面做出了贡献,发挥了作用,但我们也遭受着“技术异化”所带来的负效应:企业为了追求高利润、高回报,一些低价药物逐渐消失,转而投向具有更高利润的产品,同时,一些药企还通过老药换新包装的方法,把所谓的“主打产品”推入市场获取利润;大力鼓吹诸如“长寿”“美容”的药物、保健品,忽视产品质量与安全的监管,以期获得更大的利润;传统简便易廉的医疗方式遭受冲击,医疗服务变得机械化,缺乏人情味,让医患关系更加疏离;医生的角色降低到技术操作者的程度,导致医生对病人的情感和人文关怀减少,使得医疗服务变得冷漠和医患关系更加紧张;医学商业化还把先进医疗设备作为创造利益的制高点,争先恐后地购买,助长了医院之间的设备竞赛。最终,这些高技术的花费都转移到了患者身上,导致医药费虚高。

（三）西医自身医学模式的局限

医学模式是指在医学科学发展过程和医疗服务过程中,在某一时期形成的健康观和疾病观,是对医学重要观念的总体概括,同时也是人们对待或处理疾病和健康问题的态度或方式。医学模式的形成源于疾病谱的演变,疾病谱的演变有赖于人类活动方式的改变。在14、15世纪,西方医学摆脱宗教禁锢,创建了庞大的学科体系,对人体结构、生理功能及多种疾病的发病机制有了深入认识,建立了各种可靠的诊断治疗方法,这些研究成果奠定了现代医学基础,形成了生物医学模式,对医学发展起了重大的推动作用。然而,生物医学模式在为人类健康带来福音的同时,忽视了外界环境特别是社会环境和心理因素对人体健康和疾病的作用。生物医学模式只从人体本身或某个局部孤立地考察疾病,单纯从个体的生理病理变化去探讨病痛,追求致病的物质因子及特异性治疗方法。这使得在治疗一些由于社会和心理引发的疾病,如精神疾病,以及一些疑难杂症和慢性病,如心血管疾病、肿瘤、脑血管疾病等时,未能获得理想的疗效。许多具有代表性的调查显示,致病原因除了生物学因素以外,还有性格、生活习惯、饮食习惯、气候的剧烈变化等因素。生物医学模式已经无法完全解决和解释疾病与健康问题,也无法满足形势发展的需要,进而导致了医学模式的转变。1948年世界卫生组织（WHO）在其宪章中把健康定义为“一种在身体上、精神上和社会上的完善状态”。这种更为完善的健康观的诠释推动了医学模式的转变。1977年美国医学家G. L.恩格尔在《需要新的医学模式:对生物医学的挑战》一文中,首次明确提出并系统阐述了“生物-心理-社会”医学模式的概念,在医学界引起广泛注意。这种新医学模式的特点是,沿着系统论思路,把人理解为生物的、心理的、社会的三种属性的统一体,人的健康和疾病不仅受到生物学因素的影响,而且受到心理和社会因素的影响。因此,我们要从生物、心理、社会相统一的整体水平来理解和防治疾病。它主张在已有生物医学的基础上,加强心理和社会因素的研究和调控,这推动了医学心理学、心身医学、医学社会学和社会医学等学科的发展。该模式为西医学开拓了广阔的空间,赋予了更丰富的内涵,拓展了医学的境界,提示了西医学的发展方向。我国于80年代初也开始探讨从生物医学转向生物-心理-社会医学的理论与实践。进入21世纪,虽然人们已普遍接受了生物-心理-社会的医学模式,但是生物医学模式仍在现实的医疗实践中占主导地位。一方面,由于生物医学在经过解剖学、细胞学、分子生物学直至生物基因工程等阶段的发展过程中,形成了强大的实验数据和坚实的理论依据,它根植于科学实验的土壤之中,建立在生物科学的成就之上。它以其理论上的完备、逻辑上的严密和实践中适用性为医疗实践提供了明确而具体的指导。迄今为止,几乎所有的医务工作者都是在生物医学教育模式下培养出来的,他们精于生物医学知识,而对心理、社会、行为和人文知识了解甚少。面对现代疾病,即便他们意识到了不足,但有限的精力和单一局限的知识结构严重地束缚着他们的思维模式。另一方面,尽管"生物-心理-社会医学模式"反映了现代医学发展的进步趋势,但它仍然是以"人类中心主义"为基点,没有考虑到人类健康的前提——健康的生态环境。与此同时,近年来,健康的生态环境已成为影响人类健康重要的因素之一,而这种医学生态思想在理论框架、结构内容、作用机制方面尚处构建阶段。

二、医学生态思想的兴起

(一)回归自然热潮的兴起

"回归自然"理念的兴起是对人与自然、社会三者关系的反思。在中国古代医学中,医者通过望闻问切去观察与感悟人的身体,寻找身体与自然万物之间的关系,秉承天人合一的医学思想。这种医学思想把自然界与人类社会置于相互联系和相互影响的整体中进行思考。然而,近代科学的兴起,引入了一个"僵死的、被动的"自然,其行为就像一个自动的机器,一旦人类给它编好了程序,它就按照这个程序一直运转下去。在这种意义上,人成为了自然的"主宰者"。这种机械论自然观导致了人类开始对自然进行肆无忌惮的开发和利用,结果导致了各种生态危机和人类的健康问题。为此,我们需要用辩证唯物主义的自然观来看待人与自然,人与社会之间的关系。也就是说,我们应该重新认识和尊重自然界,寻求与自然的和谐共生。在环境、生态、健康、经济、文化等多个领域,旨在通过对自然的认识和尊重,构建与自然的和谐共生关系,实现人类的持续发展和健康幸福。

1. 生态医学 近年来,由于人们经历了2003年的非典疫情、2013年的甲型H7N9流感以及2019年至今的新冠全球大流行等事件,医学领域内的一些学者深刻地认识到人与自然统一的重要性,开始重视和研究人与自然的交互关系在人的健康和疾病中的地位和作用,出现了气象医学、环境医学、时间医学、自然医学等一系列新的研究领域和学科,这标志着医学生态理念的回归。"生态"一词源于古希腊。"生"是指生物,一切有生命的物质;"态"是指环境状态。"生态"是指生物或者生物体生存的环境状态,以及生物之间和生物与环境之间的关系,也包括机体内环境的平衡和谐状态。生态学(Ecology),是1869年由德国生物学家恩斯特·海克尔提出,是研究生物体与其周围环境(包括非生物环境和生物环境)相互关系的科学,其研究的终极目的是生态平衡。随着近现代宏观、微观生态学的重大发展,让我们逐步认识到要发展医学,促进人类的健康,必须具有生态意识和系统观念,即自然、社会、人是一个不可分割的复合生态系统及统一体。"走向生态"让医学与生态结合是医学现代发展的必经之路。

2. 自然疗法 自然疗法是一种独特的医疗保健体系,注重预防和促进人体的自我修复机制,以防止和治疗疾病并建立人体健康状态。也就是说,我们应该聆听身体的声音,关注身体状态,相信身体"自然的"力量,尽量避免使用任何削弱机体自愈能力的医疗手段。传统的自然疗法起源且复兴于印度,是一种基于哲学的非药物治疗医学体系,具有独特的健康和疾病概念以及治疗原则,倡导在身体、心理、道德和精神层面上与自然的和谐共处。现代自然疗法源于西方,包括一系列非药物治疗方式,并与"传统医学"和"替代和补充医学"等交叉。常见的自然疗法形式涵盖传统自然疗法、临床营养、草药医学、顺势疗法、中医(针灸)、水疗法、阿育吠陀等。20世纪60年代开始,反文化运动的思潮在西方社会兴起,人们开始反思现代生活方式尤其是饮食和起居习惯对健康的危害,并开始采用健康的生活方式和饮食习惯,以维持身体的健康,以通过"增强机体"这种自然的方式预防疾病。另一方面,由于现代医学无法有效地治疗大部分慢性疾病,人们开始反思现代对抗医学(allopathy),这使得现代自然医学的地位开始上升。世界自然疗法协会于2018年发布的《全球自然疗法规定》(《Global Naturopathic Regulation》)报告指出:自然疗法在全球80多个国家得到广泛应用;超30个欧洲国家已实行自然疗法,如德国、瑞士和葡萄牙等;在加拿大和美国,自然疗法从业者可以凭初级保健师的身份进行执业;澳大利亚和新西兰等国家所开展的自然疗法能由私人保险所涵盖。

3. 天然药物 由于化学药物新药发现和开发的形势日趋严峻,化学药物的毒副作用较大,容易产生抗药性,对一些世界性的疑难病症力不从心且使药源性疾患增多,已很难满足人民日益提高的健康需求,而在人类"回归自然"的潮流中,天然药物由于毒副作用小,越来越受到人们的青睐。天然药物是指来源于自然界所有生物(包括植物、动物、矿物、微生物、海洋生物等),具有明确疗效的单一化学成分或多组分物质,其中以植物为主,种类繁多。这不仅为人类的健康需求提供了更多的选择,也有利于降低医疗费用,减轻国家和社会的负担。20世纪80年代开始,国际社会对天然药物的需求日益扩大。多项权威研究分析显示,天然药物已成为全球药品市场的重要组成部分,由天然物质制成的药品已占据药品市场的约30%。根据2021年的数据显示,全球天然药市场规模已经超过2 500亿美元,其中植物药的销售额达到超过2 000亿美元,年增长率约为5%。在欧洲,植物药市场十分活跃,仅德国一国每年就有约7 000万人次使用植物药,市场规模达到40亿欧元。在美国,中草药和植物药的市场规模也在不断增长,2020年市场规模约为106亿美元。而在亚洲,中国是最大的中草药生产和消费国,2019年中草药产值超过5 500亿元人民币,市场规模已超过900亿美元。

4. 环保运动 环保运动是指一系列致力于保护环境和生态系统的社会运动和倡议。环保运动旨在通过各种形式的行动和宣传,提升人们的环境保护意识和责任感,推动政策和法规的制定和执行,减少人类活动对环境的负面影响,实现可持续发展。人们通过各种途径,如宣传、教育、抗议、游行、诉讼等,从节能减排、垃圾分类和循环利用、保护生物多样性、推广环保产品等方面入手,倡导环境保护、资源节约和能源转型,推动政府和企业采取更加环保的措施和政策,实现生态文明建设和可持续发展。

5. 有机农业 有机农业是指一种以尊重自然规律和生态学原理为基础的、不使用化学合成物的农业生产方式。在注重土地、水资源的保护的基础上,鼓励土地多样性、生物多样性、循环农业和可持续农业。在有机农业中,生态系统本身提供养分和天然防治病虫害的系统,不需要农药、化肥等化学品的大量使用,减少对环境的负面影响。通过避免使用化学农药和化肥,提高土壤质量和生态系统的稳定性,保持和提高土地品质和产量、改善农产品的品质和安全,将有助于维护生态平衡、减轻气候变化。

(二)医学生态思想的表现形式

1. 强调整体观 生态医学从三个"整体性"层面进行研究:一是以个体和群体为中心同

其环境关系的宏观生态医学。人类生活在自然之中,是生物圈整体中的一员。生物圈构成人类社会赖以生存的最重要的外部环境,人类不断适应改造生物圈,并通过生物性和技术性的新陈代谢对生物圈产生巨大影响。二是以单细胞为中心同其环境关系的微观生态医学即医学微生态学。把人体内的细菌、病毒等微生物放到整个微生态的背景下进行研究,通过研究各种微生物之间以及它们与人体、外环境之间的相互适应、协调作用,来认识疾病的发生,从而通过调整相互作用来达到平衡,以起到治病防病的目的。三是以细胞内的生物活性分子特别是核酸分子为中心同其分子环境关系的分子生态医学。通过阐明人体与其相关细胞之间的各种活性分子直至分子网络相互作用的生理平衡状态和病理失调状态的分子机制,以促进生理平衡、防止病理失调和恢复生理平衡。

2. 倡导和谐观 人与自然的关系因人与自然的密不可分而成为一个永恒的话题。回顾历史,人与自然的关系经历了从在原始社会时,人对自然极度依存的时代到近代大工业出现后,人对自然任意的索取、掠夺,试图"征服自然""统治自然"的时代。无论哪个时期,都验证了恩格斯在《自然辩证法》一书提出的"报复论",即人与自然必须和谐相处,如果人类在其社会实践中破坏自然界的平衡,必然会遭受自然界的报复,面临生存环境的危机。这种危机产生的根源是"人类中心论"。"人类中心论"使人们过于强调环境资源的工具性价值,把人的利益摆在了至高无上的地位,形成了人的利益与自然界其他成员乃至整个自然界利益的对立,由此产生了一系列危及人类生存和发展的问题。为此,我们必须放弃人类中心主义,摆正人类在自然界中的位置,才能正确处理人与自然的关系。生态医学蕴含"人与自然界和谐共处"的哲学基础,要求人类既要关注和追求人类自身生存和发展的权利,也要尊重自然界其他生物的生存和发展的权利;既要重视人与人之间利益关系的平衡,也要重视人与自然之间关系的平衡。

3. 注重恒动观 在整个自然界中,动物和微生物群体按一定规律组成和分布,水、养分、能量等按一定规律转化和循环,他们共同构建了一个生态系统网络。生物与生物,生物与自然环境之间所形成一定的循环,不断往复地进行物质和能量交换,构成一种动态的相对平衡状态。大部分新发传染病的暴发与传播,都受到宏观生态平衡环境变化的深刻影响。然而,微生态学的兴起与发展,使人们从新视角和新高度去认识生命与疾病的本质。在长期的生物进化、适应过程中,在正常人的体表和与外界相通的腔道黏膜表面存在不同种类、数量和对人体有益的微生物群。大多数正常的微生物与宿主细胞密切接触,交换物质、能量,甚至相互传递遗传信息。为此,这些"正常微生物群"是保持人体健康的重要因素,它对宿主具有营养、免疫、生长刺激生物拮抗等作用。在通常情况下,宿主、正常菌群与外环境共同适应、保持平衡,形成人体正常的微生态平衡。

4. 主张预防观 医学生态思想认为,人类与环境、社会相互作用,形成一个动态的生态系统,而疾病的发生和传播也是在这个生态系统中发生的。预防观主张预防胜于治疗,即在疾病发生之前,从生态环境、生活方式、行为习惯等多个方面入手,通过改善环境、改变生活方式、调整行为习惯等方式来降低疾病的发生率和传播率。作为医学生态思想的核心之一,预防观念是用一种"自然的"方式维持人类的健康,即预防比治疗更经济、有效、安全。具体表现为:

(1)全面性:全面地考虑影响人类健康和疾病的多种因素,包括生物学、环境、行为、社会和文化等各方面的因素,制定恰当的预防策略。

(2)系统性:建立一个完整的预防体系,主要包括疫苗接种、健康教育、卫生环境改善、食品药品安全保障、公共卫生管理等多个方面。

(3)综合性:综合考虑医疗卫生保障系统等因素、运用各种预防手段,如生活方式干预、药物预防、疫苗接种等多种手段,进行针对性的预防干预。通过这些措施,改善环境质量、提高人们的健康素养、促进健康行为的养成,营造一个良好的生态环境,从而预防疾病的发生和传播。

5. 运用系统论　"生物-心理-社会医学模式"的思维方式是以"分析、还原"为特征的线性思维方式,这种医学模式指出,人类的致病因素和治疗方法不应只考虑生物学方面,还应考虑社会和心理方面。然而,这种以"还原论"为指导思想的医学模式忽略了生态环境等因素的重要作用,不能完全满足当代人类医学的研究的需要。为此,以"系统论"为指导思想的生态医学模式应运而生。系统论是由美籍奥地利生物学家贝塔朗菲(Bertalanffy)提出的,研究自然、社会、人类思维领域及其他各种系统的系统原理、系统联系和发展规律的学科。系统论认为有机体是具有高度自主性的活动系统同时又是一个开放系统,并和环境组成一个大系统。系统论强调整体性关联性等级结构性、动态平衡性、时序性,其核心思想是系统的整体观念。"系统论"为医学模式的研究开辟了新的思路,即人、自然和社会处于一个系统中,他们并非孤立的要素的存在,每个要素在系统中都处于一定的位置上,起着特定的作用,要素之间相互关联,构成了一个不可分割的整体。因此,运用系统论的方法,我们应该把三者当作一个系统进行分析,分析他们的结构和功能以及相互关系和变动的规律性。

三、中医顺应了医学生态思想

《老子·二十五章》曰"人法地,地法天,天法道,道法自然"。在《易经》思想中,"生生之道"强调人是在天地的孕育下生息繁衍,是"援天道证人事"之道和"阴阳相生"之道,是生命生成、养育和生命力维持的原生道理,"生生"是自然界的规律,是天地之道。在"生生"体制中,人并未上升到"宇宙的精华、万物的灵长"的高度,而是将宇宙万物的生成和生长置于自然规律(道)的生养关系之中。中医吸收"生生"哲学思想,并广泛体现在世界观、疾病观、治疗观之中。

(一)世界观:强调"天人合一"

元气是"天体之精微也",是宇宙万物生成、变化的物质基础。"气弥沦无涯而希微不形",既内存于事物之中,又游离于事物之间,是万物相互感应的中介,且极其细微而不可见。气运动不息,万物在气的运动变化下产生、发展、变化、消亡。中医秉承其思想,把"太虚元气"的聚合看成是生命演化的物质基础及动因,天地中多种多样的物种,都是物质在时间进行中自我发展,自我变化形成的,但究其本质同出于天地交合,受日月等自然之气的滋养,"布气真灵,揔统坤元"此为万物本源。因此,人类虽高于自然中一切生命,是最高等的动物,但也不过是"物之一种"。

《黄帝内经》反复强调人"与天地相应,与四时相副,人参天地"(《灵枢·刺节真邪》),"人与天地相参也"(《灵枢·岁露》《灵枢·经水》),"与天地如一"(《素问·脉要精微论》)等,认为独立存在的"天"与"人"有着统一的本原,一致的属性,相似结构,相同规律。基于这种朴素认识,《黄帝内经》从时间和空间等多个角度,构建了"天人合一"的医理,从人体结构、经络,到阴阳、五行、气化无不体现这一理念。

中医学认为人的生命是由形和神两方面构成的整体,神附于形,形化为神。人的生命活动可划分为以物质代谢和能量代谢为特征的生理活动和精神活动。"神者,生之制也"(《淮南子·原道训》),生命活动需在"神"的主导之下才能有序进行,即无神则形无以活。另一方面,精神活动依赖于五脏所藏的精气,所化生的血液、津液等物质,所以五脏与精神活动密切相关,"血气已和,营卫已通,五脏已成,神气舍心,魂魄毕具,乃成为人"(《灵枢·天年》)。当五脏气血充盛则精神正常。反之,五脏气血亏虚则精神疲惫,神志恍惚,甚至"神气皆去,形骸独居而终矣"。

（二）疾病观：强调百病因逆自然而生

《易经》提出"与天地合其德"，指出人类的实践活动必须顺应自然法则、遵守自然规律，中医亦认为"人有百病……皆天地阴阳逆从而生"，"故四时阴阳者，万物之始终也，生死之本也。逆之则灾害生，从之则苛疾不起，是谓得道"（《素问·四气调神大论》）。自然因素对疾病的发生发展具有重要作用，对于不同季节、不同时间，人体的气血分布会有相应的模式变化，导致感邪时人体的发病倾向不同，如"春伤于风……冬伤于寒，春必温病"，而人体一天中气血阴阳的升降变化也会对人体疾病病情产生影响，使之出现"旦慧、昼安、夕加、夜甚"的变化。自然环境的反常更易使人致病。《吕氏春秋》载有气候反常"民大疫"的论述，《易经》则有太阳黑子活动加剧"往得疑疾"，"折其右肱"的记载。地理环境与疾病有着密切关系。《吕氏春秋·尽数》载有："轻水所多秃与瘿人……苦水所多尪与伛人。"《素问·异法方宜论》也有"东方之域，其民皆病痈疡……其病多痿厥寒热"等记载。

人的生老病死，既要受自然因素的影响，同样也要受到社会因素的制约。《黄帝内经》中多处记述人的政治地位、经济状况、生活水平、饮食起居、人与人之间的复杂关系等是引起各种疾病的一大原因，强调诊察疾病必须详细询问上述情况的变化。如《素问·疏五过论》指出"故贵脱势，虽不中邪，精神内伤，身必败亡。始富后贫，虽不伤邪，皮焦筋屈，痿躄为挛"。

精神心理因素在疾病发生发展过程中有重要作用。中医向来重视人体形与神的辩证关系，神附于形，形化为神，无形则神无以生，无神则形无以活，形与神彼此相互影响，除了外部自然因素（六淫）可以致病以外，中医还提出了内伤七情（喜、怒、忧、思、悲、恐、惊），当七情中任何情志失调都影响形体从而引发疾病。在《素问·阴阳应象大论》载有怒伤肝，喜伤心，思伤脾，忧伤肺，恐伤肾等论述。《吕氏春秋·尽数》亦提到喜、怒、忧、恐、哀五志过激为害而病。形体的疾病反过来也会影响到"神"，"五脏不伤则人智慧；五脏有病，则人荒忽，荒忽则痴愚矣"（《论死》）。故中医的养生理念中有"静以养神"，荡意平心；"动以炼形"，调和气血、疏通经络，以保持身心的平和，从而"形与神俱，而尽终其天年"（《素问·上古天真论》）。

（三）治疗观：强调恢复人与自然动态平衡

1. 注重整体与联系　中医学是以几千年的临床实践为基础，不断补充、归纳完善发展起来的，整体观是其基本特征之一，其阐明了人自身的整体性，以及人与自然、人与社会的统一性。中医学不仅重视自然环境、社会、精神因素与疾病的关系，更强调人与自然（天、地）是不可分割的统一整体，自然界的各种因素都直接或间接地影响人类健康，引起种种疾病，对环境因素的认识更丰富，内容更全面。其要求医师在诊治过程中充分考虑、整合心理、环境等诸多因素在疾病过程中的作用。虽然其在对疾病的具体部位和微观领域的认识上，不如现代医学确切，但其医学思想和对人的整体性理解上，却优于现代医学。中医的生命观是普遍联系的整体观，它用整体的辩证的思维来看待生命体，强调整体和局部的关系，强调整体关联与动态平衡。中医将人体各个部分分为不同的系统（脏腑、经络等）及子系统（肝系统、心系统等），但同时认为各个系统、子系统间彼此相互联系、相互影响、环环相扣，当人体发生疾病，人体会通过系统、子系统间的联系，加强或减弱其他系统的功能，以恢复人体平衡，恢复健康，当系统代偿功能失调则会出现疾病传递，如肝病传脾等。故在中医的认知中，生病不是某一个部位出了问题，而是某个系统，更是整体上有问题。所以，治疗也不仅针对于某一个部位、某一个实际的病，进行简单的头痛医头、脚痛医脚，而是同时考虑其与整体、系统、子系统的联系，厘清标本，把握矛盾关系，及时介入进行干预，如在治疗肝病时，有"知肝传脾，先当实脾"之说。在中医的治疗方法中，也特别强调整体，注重从治疗、饮食、环境、劳逸、情志等多方面因素的综合调节，需要医家详细收集疾病相关信息，注重患者精神状态，"凡欲诊病者,必问饮食居处,暴乐暴苦,始乐后苦,皆伤精气……满脉去形"(《素问·疏五过论》),一个高明的医生,不但要精通医术,而且应该"上知天文,下知地理,中知人事"。在组方用药方面特别重视药物的组合,讲究君臣佐使,通过合理配伍产生的整体效果来恢复人体的平衡,而不是简单的药味堆砌;在针灸治疗方面注重阴阳、表里、标本相配,强调"高下相倾,前后相随"采用从阴引阳、从阳引阴、以左治右、以右治左等配穴方法以达到"一方实,一方虚"的平衡状态。

2. 注重三因制宜　中医病因学说的发展也说明了中医十分关注人的健康与生态的关系。中医在治疗上注重因时制宜,医家在诊治时需明确当年的"运气",应该"知年之所加,气之盛衰,虚实之所起",从而指导疾病的诊治。在针灸治疗方面,《黄帝内经》提出"凡刺之法,必候日月星辰",针对四时不同,针刺的穴位、用针大小、针刺深浅、迟速、刺数也需做相应调整,如中"故春取经血脉分肉之间,……夏取盛经孙络……秋取经腧……冬取井荥"(《灵枢·四时气》),若不因时而治,则会发生"春刺夏分,脉乱气微,入淫骨髓,病不能愈,令人不嗜食,又且少气……冬刺秋分,病不已,令人善渴"(《素问·诊要经终论》)。在方药方面,不仅药材的四气五味、升降沉浮、归经、毒性都与其产地、采摘时间有关,组方用药时方药配伍的升降浮沉性质也要和四时相应,"必本四时升、降之理,汗、下、吐利之宜",讲究结合季节、节气等时间因素论治和择时服药,并有系统论述和法则。对于不同居住地理环境,中医的治疗方法亦不相同,"东方之域……其民食鱼而嗜咸……其治宜砭石……北方者,天地所闭藏之域也……其治宜灸焫。"(《素问·异法方宜论》)。

医学作为一门研究人的生命、健康与疾病的学科,必须以大自然整体运行规律为宏观视角,基于医学的正确目的,从整体上全面审视医学所涉及的各种问题。医学的发展既要遵循医学自身的规律,也要按一般自然规律行事;既要考虑人类繁衍、生存、健康的需要,又必须顾及生物圈中的其他构成者,与所有动物、植物、微生物共生、适应、和谐、协调发展,以实现人与自然的双赢,从而达到从长远着眼、从全局出发、从整体入手、从根本上改善人类的生存与发展所需之健康环境的目的,取得真正意义上的提高生命生活质量的效果。

（四）中医生态医学思想的启示

随着生态环境因素越来越受到重视,医学内涵和外延的补充完善,使得中医生态思想日益得到关注并重新焕发生机。在中国大力推进生态文明建设的背景之下,中医的生态思想对处理当今现代化发展带来的健康问题有重要的启发和借鉴作用。

1. 回归医学人文本质　缓解、解除疾病引起的病痛是古代和现代医学共同的目的。医生临床要以"病人"为中心而不仅仅是疾病本身。医学是人类情感和人性的表达,目的在于维系人类自身的价值和保护自身的生产能力。任何时候、任何情况下,我们都不能忘记医学的初心。然而现代医学过分注重"疾病",忽略了"病人";过分追求"零件"的修复,忽视了心理、生活、环境对疾病的影响;过分追求药品、器械的创新,忽略了人体自身修复能力;过分追求医疗技术,展现科技的力量,忘记了尊重机体自然发生演变的规律,开展违背自然规律的医疗。这种一味崇尚科学技术,背离病人根本利益原则的现代科学导致了各种医学危机,如科技催生了各种医疗工具与医疗器械的繁荣;医生忽略病人主观感受,只以仪器去诊断疾病等。医学并非只有简单的生物医学属性,它还包含着深厚的人文属性。中医就是这样一种"有温度的"医学。

中医尊重生命至贵,强调医乃仁术,追求大医精诚,坚守"悬壶济世"的社会责任,追求"下医医病,中医医人,上医医国"的崇高目标。中医激发了对现代医学的反思,呼吁让医学回归它应有的使命。

2. 改变现代生活方式　随着科学技术的发展,物质生活的不断丰富,人类的生活方式,价值观念等发生了巨大转变,在商业文化和感官文化的刺激下,人们的思维变得浅表,性情变得浮躁。不仅不良的生活方式可导致各类疾病发生,如肥胖、糖尿病等,精神心理的空虚也进一步引起各种社会和健康问题。中医生态医学模式所倡导的顺应性、适应性、自我调节性的生活方式,对于现代生活方式和价值观念有积极的影响和调节作用。在起居方面要顺应自然变化,不但要应昼夜而起居有常,还要应春夏秋冬四季的不同而合理调节作息起居。在饮食方面不仅要注意清洁卫生,饮食节制,还需谨和五味,不偏嗜。在劳逸方面要劳逸结合,过劳过逸都有损健康。此外,人是完整的人,形神和谐是健康的必要条件。在物质享受的同时还要注重内心的安宁,要保持"恬淡虚无"和"精神专直",不轻易为外事所扰。

3. 拓宽诊疗思维　中医生态思想对现代科学"还原论"的思想进行了反思,呼吁"自然的"诊疗思维的重要性。当面对疾病时,医生不可秉承"技术至上"的观念,认为技术能解决所有的疾病问题,而应该在技术诊断的基础之上,重视身体自身的"自愈力",如人体强大的免疫系统。也就是说,把身体看作是一个复杂的系统,具有自组织性。人体的器官、组织系统、细胞、分子自然形成了一个有机的整体,它们自动组织起来,有条不紊地工作,即使遭到破坏,自己也会很快取得新的平衡。同时,在治疗疾病时,除了采用对抗式、切除式的方法外,更应该顺势而为,因势利导,如不给生命无望的病人增加无谓的痛苦,而是顺应生命从出生、成长、衰老到死亡的正常规律。对于疾病的预防,也要学会充分尊重自然和利用自然,注重日常生活中可及之物以增进健康或治疗疾病,张仲景、孙思邈、张锡纯等历代医家不乏食疗的见解,而现代药理学研究亦证明食物中的马齿苋,黑木耳等食材中的部分成分对某些疾病具有治疗作用。

4. 重新认识生命价值取向　生命是自然演化的产物,人的生命、健康、疾病等问题,本质上更多的是生命体、生命体与生态圈的关系问题。中医关注人的生命,关注生命的意义,秉承人与自然之间的整体性、互动性、相关性的生态医学思想,注重形神和谐、与自然和谐、与社会和谐的理念,即把人体看作是一个与外界不断进行着物质交换,能量转换和信息传递的开放式系统。这不仅向我们昭示了生命本体所在和境界追求,亦在实践层面为我们确立准则及价值坐标。

5. 调整医学教育模式　医学生是未来医疗发展的方向,虽然"生物-心理-社会"模式早已提出,但在实际诊疗过程中,仍显得割裂破碎,究其原因,与我们注重"生物"的教育模式有关。这使得学生在临床中,未能秉承以人为本的治疗理念,相反,更加关注于治病结果而非治病的过程,忽视了患者的主观感受。而中医的生态医学思想为医学教育模式的建构提供了启发:首先,让学生建立正确的生态医学观,采用发展和联系的视角审视临床中遇到的一切问题。对于患者,不仅要关注他们的身体健康,更要关注患者的心理健康,使得药物治疗和精神治疗得以结合,这可以大幅提高患者机体的抵抗力,增加患者的信心,使人的内在因素与外在环境均能保持平衡状态,有助于人与自然、人与社会的和谐。其次,在教育生态的视角下,构建卓越人才的培养模式,如根据经济的发展和社会的需求探索医学教育学环境、环境与医学等多专业平衡发展的医学教育体系等。

6. 深化生态文明建设　中国共产党的十七大首次提出"建设生态文明",十八大将生态文明建设写进了党章,生态文明建设不但关乎国家发展,更直接关系到人们的健康福祉。中医生态医学思想有助于深化生态文明建设的认识和实践。首先,其倡导的"守道节樽""顺天而行"等,从医学的角度提出了尊重自然、顺应自然、保护自然要求,其与生态文明理念十分契合。其次,环境问题往往错综复杂,相互关联,牵一发而动全身。在处理环境问题方法上,要有整体观、联动观,还需要"标本兼治",达到天人和谐。最后,中医药是具有巨大潜力

笔记栏

的经济资源,是绿色经济,是科技与人文的共融的生态科技,积极发挥中医药的潜在优势对深化生态文明建设有重要作用。

———————————————————————————————— （陈跃来）

第二节　中国传统文化热的兴起

马克思在《政治经济学批判》序言中提到"人们在自己生活的社会生产中发生一定的、必然的、不以他们的意志为转移的关系,即同他们的物质生产力的一定发展阶段相适合的生产关系。这些生产关系的总和构成社会的经济结构,即有法律的和政治的上层建筑竖立其上并有一定的社会意识形式与之相适应的现实基础。"这就是经济基础决定上层建筑的著名论断。而文化,无疑是属于所谓"上层建筑"的范畴的。而从历史的维度看,中国近代经历的多次变革也说明一个深刻的道理,即社会的整体变革与进步,是不可能仅仅依靠科学、技术乃至经济模式的改变就能顺利推进和最终完成的。文化作为现实更为深层的基础和更为底层的逻辑,其变革与进步是推动社会整体变革与进步的充分和必要条件。

中华文明有着五千年辉煌灿烂的历史,孕育出了博大精深的中国传统文化。几千年来,风云变幻,朝代更迭,在大多数的历史时期,中国无论文化还是财富都足以傲视世界。直到晚清和民国的两百多年时间里,中国国力凋敝,积贫积弱,中国传统文化也随之风雨飘摇。至新文化运动时期,中国传统文化陷入了历史低谷。如果说中国传统文化从几千年的辉煌进入新文化运动时期的低谷是《周易》所谓的"亢龙有悔",那新中国成立以后,中国传统文化则开启了"否极泰来"的新时期。新中国成立70多年来,虽然有过一些波折和起伏,但中国传统文化始终是社会主义文化建设的重要部分。20世纪以来,中国传统文化经历了三次大的浪潮。第一次是新文化运动,第二次是80年代的"文化热",第三次是进入21世纪以来延续至今的"文化热"。

一、20世纪初的新文化运动

新文化运动是中国传统文化在经历几千年的相对稳定期后遭受的一次巨大冲击。在新文化运动之前,中国传统文化从先秦到清代,在漫长的历史长河中虽然经历了多次冲击和不断演化,但其基本源流和精神内核从未发生过本质的改变。即中国传统文化在此之前并未发生过系统性、结构性、根本性的变化,主要是随着朝代更迭和外来文化影响等因素而因应变化,其文脉或主线是一以贯之的。而在20世纪初的中国,列强环伺,面临着军事、政治、经济等方面的全面溃败或落后,在政治方面,帝国主义加紧侵略,军阀统治,日趋黑暗,必须继续进行反帝反封建斗争。在经济方面,"一战"期间,中国的民族资本主义进一步发展。民族资产阶级力量壮大,登上政治舞台,强烈要求实行民主政治,发展资本主义,这是中国社会文化发展变革的根本原因。在思想文化方面,辛亥革命后,西方启蒙思想进一步传播,民主共和的思想深入人心。北洋军阀(袁世凯为复辟帝制)推行尊孔复古的逆流(民主共和观念和尊孔复古逆流势不两立)。更为重要的是当时的人们对于辛亥革命失败的反思。经过辛亥革命,先进的知识分子认识到,革命失败的根源在于国民脑中缺乏民主共和意识,必须从文化思想上冲击封建思想和封建意识,通过普及共和思想来实现真正的共和政体。在阶级方面,资产阶级强烈要求在中国实行民主政治。因此,新文化运动的出现既是当时特定历史时期经济、政治、思想文化诸因素综合作用的产物,也是近代中国经历长期的物质、思想准备基础上的必然结果。

面对西方文化冲击,中国的有识之士对传统文化的态度多少有些病急乱投医的意思。所以新文化运动的主要方向就是积极乃至急切引入民主和科学为代表的西方文化,同时积极批判乃至彻底摒弃传统文化。新文化运动是 20 世纪初中国一些先进知识分子发起的反对封建主义的思想解放运动,其基本口号是拥护"德先生"(Democracy)和"赛先生"(Science),也就是提倡民主和科学。新文化运动的倡导者以进化论观点和个性解放思想为主要武器,猛烈抨击以孔子为代表的"往圣先贤",大力提倡新道德、反对旧道德,提倡新文学,反对文言文。新文化运动对传统文化的批判和否认,但并不是全盘反传统的一场思想动,"反叛"是新文化运动重要的特征,在反叛之中更有一种对传统文化的"反思",新文化运动虽然一方面在试图与传统文化决裂,但另一方面却有意无意地向传统文化回归,它是横跨传统与现代的。新文化运动批判的是在中国传统文化中的糟粕部分,有利于消散传统文化中的惰性思想,促进中国传统文化向现代的转型。新文化运动在整体上是一次积极进步的思想解放运动,同时在一定程度上,新文化运动也是时代困境之下被动的选择,难免存在矫枉过正甚至全面否定传统文化的情况。新文化运动是一次文化革新的浪潮,也对传统文化产生了冲击。

二、20 世纪 80 年代的"文化热"

80 年代的"文化热"是党的十一届三中全会以后,在中国改革开放这一伟大时代背景下,我国思想文化领域掀起了持续近十年的文化研究热现象。"文化热"兴起时间大约从 1982 年开始,到 1987 年达到高潮,到 80 年代末期结束。与新文化运动相比,这次"文化热"更多地表现为一种内源性的、自我驱动性的文化现象。"文革"结束后,如何重新认识中华传统文化,如何科学地理解西方文化,成为中国当代文化建设迫切需要解决的重大理论和实践问题。在伟大的思想解放旗帜下,当代文化迎来了一个爆发式的蓬勃发展时期。"文化热"是由思想解放、时代变革和学术发展共同推动的必然结果,是在中国思想文化界迫切探寻"文革"悲剧深层原因的驱动下,希冀借助中西方各种"理论"和"主义"对当代中国历史文化进而对中华传统文化进行思想解读和未来现代化道路探索的尝试。这次"文化热"大体经历了以思想启蒙和西方思想文化理论译介、传统文化阐释批判和全盘西化论为主要内容的两个阶段,最突出的特点有两个,一是涌现了众多的思想和学术团体,开展各种学术活动,二是翻译大量西方思想学术著作、出版各种新学术思想著作。二者相互交织,互相推进。

各种思想和学术团体不断涌现,他们主要有以自然科学研究者为核心、以介绍世界最新科学成果、弘扬科学精神与方法为主旨,这些思想和学术团体都是以高等院校教师、研究机构的研究人员为主要成员,以各种丛书为主要媒介,聚集在各大出版机构周围。这些思想和学术团体开展各类学术活动,广泛地宣传和推广西方学术思想。西方丛书出版热是以"汉译世界学术名著丛书"和"走向世界丛书"为发端,学术界不约而同地将目光投向西方文化,大量翻译西方思想文化理论,出版西方学术著作,知识界以无比的热忱拥抱了以理性主义为特征的启蒙思想。短短十年间,从西方启蒙时代以来的哲学、社会学、自然科学、政治学、经济学、法学、心理学、伦理学、文学艺术等西方重要人文社会科学、自然科学等数百种著作,几乎被译介过来。这一时期,又被学术界称为中国的新启蒙时代。"文化热"首先体现为"西学热",成为新时期"文化热"中的突出亮点。在这一时期,西方的"老三论"——系统论、信息论、控制论和"新三论"——耗散结构论、协同论和突变论等西方科学哲学理论在中国学术界风靡一时,被广泛运用到哲学社会科学的各个领域。

在改革开放的背景下,中国文化开始艰难转型。中国文化界开始对中国传统文化进行再认识、再评价和再利用,一方面中国传统文化成为新儒家的思想武库,在文化重建中坚决捍卫中国传统文化,高举弘扬传统文化的大旗;另一方面,又将传统文化视为正在或已经"衰落的文明",成为中国迈向现代化的严重阻碍。因此,把西方文化作为参照物,通过中西方文化比较,指出中国传统文化的不足,并以西方文化为武器对中国传统文化进行毫不留情的批判,这一现象成为这一时期"文化热"的重要特征。这次"文化热"表现出"西学热",呼应了中国 20 世纪初"睁眼看世界"、革新旧文化的期望,成为新时期"文化热"中突出的亮点。"西学热"中,西方自启蒙运动以来的各种哲学、科学、文化思潮潮水一样展现在中国知识界面前。这些文化思潮以崇尚理性主义、非理性主义为特征,理性主义思潮和非理性主义思潮互相渗透,共同对中国新时期文化产生巨大影响,共同绘制了这一时期的中国思想文化图景。这次"文化热"具有更为深刻的思辨性和更为明确的目的性,试图通过对十年动荡时期的深刻反思,通过对中国传统文化的系统性回顾、审视和批判性继承,以及对西方文化全面性、系统性的引入与吸收,来探索尝试建立一种既适应时代需要,符合世界主流趋势,又能匹配自身历史血脉和民族特质的具有现代意识的文化体系。

三、21 世纪以来的"传统文化热"

自 21 世纪初以来的第三次"文化热",与之前的两次具有复杂内外因的"文化热"相比,第三次"文化热"较典型地体现了经济基础决定上层建筑的特点,很大程度上是由"经济热"带动起来的。

（一）传统文化热的前提和基础

中国自改革开放以来,各方面都取得了长足的进步。进入 21 世纪以来,尤其是经济,早已摆脱了一穷二白的落后面貌,取得了举世瞩目的成就。自 2010 年起,中国的 GDP 总量就雄踞世界第二位并且在不断拉近与第一名美国的距离。按照马斯洛的需求层次理论,人们在满足了基本的生理和安全需求之后,将会转向社交、认知、审美等更高层次的需求,而这些需求从本质而言就是文化层面的诉求。管子曰:"仓廪实而知礼节,衣食足则知荣辱。"早在两千多年前的春秋战国时期,中国人就对经济基础和上层建筑之间的深刻关系有了一定的认识和自己的理解。中国社会自改革开放以来取得的巨大成就,体现在个体身上最直观的就是温饱问题的解决和物质需求的逐步满足,也就是马斯洛需求层次中生理和安全这些基本需求得到了满足。这就为人们寻求更高层次的需求满足提供了物质和环境保障,奠定了现实基础,从而孕育和产生了社交、认知、审美和自我实现等内含丰富文化属性和内涵的高层次需求的心理动能和内驱力。

近些年来,随着中国经济的不断发展,中国人对国家和中华民族的认同感、自信心和归属感不断增强,传统文化热和传统文化复兴也就成了水到渠成的事情。在个人财富增长方面,从改革开放初期的"先富带动后富"到 2021 年习近平总书记在全国脱贫攻坚总结表彰大会上庄严宣告我国脱贫攻坚战取得全面胜利,根据 2021 年国务院新闻办公室发布的《中国的全面小康》白皮书,从 1978 年到 2020 年,我国居民人均可支配收入增长了 187 倍。在推动经济发展的同时,党和政府始终坚持把增进民生福祉作为一切工作的出发点和落脚点,在发展中保障和改善民生,在经济增长的同时实现居民收入同步增长。我国经济持续快速增长使人民生活水平显著提升,人民群众切实享受到了改革发展的成果,人民生活从温饱不足发展到总体小康、即将实现全面小康。从这些核心数据来看,几十年来,从量变到质变,我国的经济基础发生了巨大的变化。根据上述马克思"经济基础决定上层建筑"的论断,中国的"上层建筑"也必定发生了巨大的变化。而文化作为"上层建筑"的重要部分,无疑也因应这一变化,发生了深刻巨大的改变。

（二）传统文化热的主要表现

中国传统文化与中华民族一道历经上下五千年的荣辱兴衰,海纳百川,兼容并包,深度融入民族血脉,深刻契合民族灵魂,在中华民族伟大复兴之路上,随着国民经济的繁荣,其重新成为文化主流并掀起热潮也必然是水到渠成,众心所向的。随着中华民族伟大复兴事业的不断推进,中国传统文化的热潮也在各个领域风起云涌。中国传统文化热作为一种文化现象,其表现是多元化、多层次和多维度的,渗透到了社会的方方面面,很难条分缕析地详尽列举。限于篇幅,本节只能罗列一些较具代表性和影响力的情况,力求能够举一反三,见叶知秋,略窥其堂奥。

1. 党和国家高度重视中华优秀传统文化的传承发展　党的十八大以来,以习近平同志为核心的党中央高度重视中华优秀传统文化的传承发展,始终从中华民族最深沉精神追求的深度看待优秀传统文化,从国家战略资源的高度继承优秀传统文化,从推动中华民族现代化进程的角度创新发展优秀传统文化,努力使之成为实现"两个一百年"奋斗目标和中华民族伟大复兴中国梦的根本性力量。各级党委和政府更加自觉、更加主动推动中华优秀传统文化的传承与发展,开展了一系列富有创新、富有成效的工作,有力增强了中华优秀传统文化的凝聚力、影响力、创造力。在 2016 年庆祝中国共产党成立 95 周年大会上,习近平总书记提出了"中国特色社会主义道路自信、理论自信、制度自信、文化自信",这是中华民族伟大复兴的洪亮号角,是中国传统文化复兴的伟大宣言,也是新时代传统文化热的重要推手。关于传承和弘扬优秀中国传统文化,习近平总书记也做出了系列重要论述。习近平总书记指出:"优秀传统文化是一个国家、一个民族传承和发展的根本,如果丢了,就割断了精神命脉";"我们的同胞无论生活在哪里,身上都有鲜明的中华文化烙印,中华文化是中华儿女共同的精神基因";"我们提倡的社会主义核心价值观,就充分体现了对中华优秀传统文化的传承和升华";"一个国家、一个民族的强盛,总是以文化兴盛为支撑的,中华民族伟大复兴需要以中华文化发展繁荣为条件"。这些高屋建瓴的论述为中国传统文化的传承与弘扬奠定了政治基调,厘清了宏观思路,指明了发展方向。

思政元素

中华优秀传统文化的传承发展

2017 年中共中央办公厅、国务院办公厅印发了《关于实施中华优秀传统文化传承发展工程的意见》,并发出通知,要求各地区各部门结合实际认真贯彻落实。该文件从重要意义和总体要求、主要内容、重点任务、组织实施和保障措施四个方面对中国传统文化的传承及发展作了权威性和纲领性的阐释、规范和要求,是对一段时期以来中国传统文化发展的总结和分析及对未来一定时期中国传统文化发展的指导和引领。该文件的出台体现了中国共产党和中国政府对中国传统文化热主动呼应和引领的姿态,也是中国传统文化热在政治和意识形态层面的映射。

在国家发布的《"十四五"文化发展规划》中,明确提出"坚持把马克思主义基本原理同中国具体实际相结合、同中华优秀传统文化相结合"的指导思想,"中华文化影响力进一步提升"的目标任务,"加强中华优秀传统文化和革命文化研究阐释""加强文物保护利用""加强非物质文化遗产保护传承"等具体措施。这一规划的出台对中国传统文化热提供了政策保障,对其可持续性发展起到了规范和促进的积极作用。

国家实施国家古籍保护工程,完善国家珍贵古籍名录和全国古籍重点保护单位评定制度,加强中华文化典籍整理编纂出版工作。完善非物质文化遗产、馆藏革命文物普查建档制度。国家古籍保护工程近年来顺利推进,截至 2020 年,累计完成普查登记数据 270 余万部,

笔记栏

公布了六批《国家珍贵古籍名录》和全国古籍重点保护单位;累计修复古籍 360 多万页,培训古籍从业人员 1 万余人次;全国累计发布古籍数字资源达 7.2 万部;《中华再造善本(一、二编)》《国学基本典籍丛刊》等重大出版项目顺利实施;《中华传统文化百部经典》编纂项目不断推进,截至 2020 年底,已完成图书编纂出版 5 批共计 40 种。国家实施中国传统村落保护工程,做好传统民居、历史建筑、革命文化纪念地、农业遗产、工业遗产保护工作。住房和城乡建设部牵头的中国传统村落保护工程,已公布 135 座国家历史文化名城、799 个中国历史文化名镇名村、6 819 个中国传统村落,划定历史文化街区 912 片,确定历史建筑 3.85 万处。《非物质文化遗产传承发展工程实施方案》《非物质文化遗产保护专项规划(2019—2025)》相继印发;认定非遗代表性项目 10 万余项,其中国家级非遗代表性项目 1 372 项;认定国家级非遗代表性传承人 3 068 名。国家实施中华优秀传统文化传承发展工程,积极推进中华文化广播电视传播工程。《中国地名大会》《国家宝藏》《朗读者》《经典咏流传》等节目栏目深度挖掘传统文化资源,充分展示诗词、文物、戏曲、民歌等传统文化元素,深受观众好评。中央广播电视总台《典籍里的中国》聚焦《尚书》《天工开物》《史记》等享誉中外,流传千古的典籍,展现其中蕴含的中国智慧、中国精神和中国价值。这些由政府或权威机构开展或举办的项目及活动近年来百花齐放,本身即是中国传统文化热的一种表现,同时也为这一文化热潮建设了坚实基础工程,打造了高质量榜样,起到了重要的标杆和示范效应。

2. 中华优秀传统文化获得创造性转化创新性发展　随着中国传统文化热的浪涌,中国乃至世界范围内的商业领域都出现了所谓的"国潮","潮"当然是潮流,时尚的潮流,而这里的"国",则特指中国。很多中国品牌都非常注重产品的中国传统文化内涵,在产品开发和设计中融入大量的中国传统文化元素和意象。李宁、波司登、安踏等公司在品牌文化建设、产品设计和推广等方面都非常注重充分吸收和消化中国传统文化的养分。2018 年,李宁公司在纽约时装周推出"中国李宁"系列,引起世界范围内消费者的广泛关注,确立了其"国潮"开创者和引领者地位。近几年,李宁公司的服饰和鞋类产品,设计借鉴了水墨画和书法等中国传统文化表现形式,受到了市场和消费者的热烈追捧。故宫作为中国传统文化图腾般的存在,拥有着得天独厚的中国传统文化资源,其建筑本身及容纳的海量器物、文献等,无疑是中国传统文化最精粹和具象的代表。故宫博物院推出的以故宫及其藏品为主题的各种系列文创周边产品深受国内外消费者青睐,销量常红,长盛不衰。文创产品的开发和设计主要是以文化内涵、文化特征及文化符号为基础的,是将这些形而上的文化要素具象化、实用化和商品化的过程。故宫的文创产品,其具体形式乃至材料的设计和选择要从故宫的建筑和器物等当中汲取灵感和思路,从这些具象的文化存在中提炼出抽象的具有典型意义和价值的文化符号和元素,又再次将其投射和融合到具象的产品中,从而力求在最终的产品上使人们通过视觉、触觉、嗅觉等感官能力去体验、回溯对故宫文化实物的记忆和经验,从而得以体察、认知、理解其中深厚的中国传统文化内涵。由此可见,故宫文创产品的热销,也真实反映了中国传统文化的热度。汽车是现代人类社会最具代表性的工业产品,甚至被称为民用工业品的巅峰代表,体现了工业产品在机械、材料、电子、设计等方面的最高水平。比亚迪公司作为中国汽车自主品牌的杰出代表,其品牌建设深耕深植于中国传统文化的丰厚土壤。其产品标识设计选用了汉字书法的篆体,将篆体书法的典雅之美融入汽车产品的外形中,使产品在观感上具有了独特的辨识度和新意。而中国古代王朝的命名方式则赋予比亚迪产品以厚重的历史内涵、丰富文化价值以及代代相承,生生不息的发展愿景。在近几年的汽车市场上,比亚迪"汉""唐""宋"等多款王朝系列产品厚积薄发,在销售榜前列叱咤风云,甚至助力比亚迪公司在最近的 2022 年度击败长期称霸中国市场的一众合资品牌,一举夺得中国汽车销量冠军,缔造了市场神话。比亚迪公司的成功,除了其雄厚的技术实力使然,也是深受中国传统文化热影响的中国市场对其品牌建设坚持走中国传统文化特色道路的回馈。中国传统文化热在国内范围更广,程度更深,表现形式更具多样性。艺术是审美需求的高级表现形式,也是中国传统文化的重要载体和极具感染力和传播力的媒介和载体。随着中国传统文化热的兴起,产生了大批优秀的富有传统文化内涵的艺术作品。影视作品有《一代宗师》《琅琊榜》《大圣归来》等,心裁别出,推陈出新。歌曲有《本草纲目》《兰亭序》《曹操》等,朗朗上口,传唱不衰。电视节目有《舌尖上的中国》《唐宫夜宴》《中国诗词大会》等现象级的作品,尤其是《中国诗词大会》,据统计,6 季《中国诗词大会》的收视超过 30 亿人次,可谓一幕风行,蔚为大观。

3. 中国传统文化开始逐渐走向海外　党的十八大以来,以习近平同志为核心的党中央高度重视中华优秀文化的对外传播工作。2021 年,习近平总书记在中央政治局第三十次集体学习时强调:"要更好推动中华文化走出去,以文载道、以文传声、以文化人,向世界阐释推介更多具有中国特色、体现中国精神、蕴藏中国智慧的优秀文化。"并在党的二十大报告中再次强调"深化文明交流互鉴,推动中华文化更好走向世界。"近年来,我国出台一系列政策,支持中华文化海外传播。2015 年 12 月出台了国务院《关于加快实施自由贸易区战略的若干意见》要求,加快发展对外文化贸易,创新对外文化贸易方式,推出更多体现中华优秀文化、展示当代中国形象、面向国际市场的文化产品和服务。讲好中国故事、传播好中国声音、阐释好中国特色,更好地推动中华文化"走出去"。国家文化部制定了《"一带一路"文化发展行动计划(2016—2020 年)》,要求在签署政府间文件、深化合作机制、加强高级别文化磋商等方面为"一带一路"文化贸易战略的实施提供有效保障。

就国外来说,中国传统文化热在社交类需求方面的一个主要表现就是世界范围的中文热。为了满足全世界日益增长的学习了解中国语言和文化的需求,同时提升中国语言和文化的对外宣传推广水平,中国政府精心规划筹备并高标准建设了遍布全球的孔子学院。作为中国官方最具规模的对外语言、文化教育宣传机构,自 2004 年全球首家孔子学院在韩国首尔正式设立以来,截至 2019 年 12 月,中国已在 162 个国家(地区)建立 550 所孔子学院和1 172 个中小学孔子课堂,累计为数千万各国学员学习中文、了解中国文化提供服务,成为了中国语言及文化在海外开花结果的优秀典范。除此之外,以 tiktok 为代表的中国背景的社交软件和媒体逐渐在海外大行其道。作为信息媒介、渠道或者平台,其承载的内容,特别是以优秀中国传统文化为内涵的内容及自媒体也因此得以传扬世界。2021 年 2 月 2 日,李子柒以 1 410 万的 YouTube 订阅量刷新了由其创下的"YouTube 中文频道最多订阅量"的吉尼斯世界纪录。其自拍自导的中国风美食、生活短视频,深受全世界各地人们的欢迎,她本人也被国外网友称为"来自东方的神秘力量"。在国内,李子柒获得了"成都非遗推广大使"、《中国新闻周刊》"年度文化传播人物奖"、"中国非遗年度人物"等荣誉和称号。李子柒红遍海内外这一现象的背后,其实是中华美食、中国田园诗意生活方式的魅力、吸引力和影响力,如果再作深究,又可以在其中窥见中国传统文化的影子和底色。从东亚地区来看,除了深受中国饮食文化影响,还有不少中国传统文化比如中国的武术文化、服饰文化、茶文化、中医文化、书法文化、汉字文化等等受到追捧。

(张文昊　周亚东)

第三节　中医文化自信的增强

文化自信是党和国家近年来提出的一个重要概念,它不仅是"四个自信"理论体系的重要组成部分,而且被赋予更重要的基础性地位,是更基本、更深沉、更持久的力量,是最根本的自信。习近平总书记在党的十九大报告中强调："一个国家综合实力最核心的还是文化软实力，这事关精气神的凝聚，我们要坚定理论自信、道路自信、制度自信，最根本的还要加一个文化自信。"文化自信是实现理论自信、道路自信、制度自信的关键，树立起文化自信更是凝聚中华民族力量的向心力和实现中国梦的原动力。文化自信，是文化主体对身处其中的作为客体的文化，通过对象性的文化认知、批判、反思、比较及认同等一系列过程，形成对自身文化价值和文化生命力的确信和肯定的稳定性心理特征。具体表现为文化主体对自身文化生命力的充分肯定，对自身文化价值的坚定信念和情感依托，以及在与外来文化的比较与选择中保持对本民族文化的高度认可与信赖。从本质上来讲，文化自信是一种自觉的心理认同、坚定的信念和正确的文化心态。中医文化自信，是指人民对中医文化生命力的高度认同，对中医文化价值的坚定信念，对中医文化发展前途的坚定信心。中医文化自信是中医事业发展的前提和动力。

一、坚定中医文化自信的重要意义

习近平总书记在党的十九大报告中指出"文化自信是一个国家、一个民族发展中更基本、更深沉、更持久的力量"。中华文明之所以区别于其他文明，就是因为中华文化的独特性。中医之所以区别于其他传统医学、区别于现代医学，也是因为中医有其独特的文化属性。作为中医传承与发展的主体，中医人对中医文化的自信是确保中医传承的脚步不停、发展的步伐不乱的主要精神力量，是中医传承与发展的精神保障。坚定中医文化自信对于学科行业、社会发展、健康状况等均有着重要的意义。

（一）有利于中华传统文化对外传播

中医药学对外传播近年来确实取得了不少成果，以针灸推拿、拔罐等为主的中医外治法也逐步得到了世界范围的认可。虽然中医方药也逐步地走向世界，但进展有限。其主要原因：一是在于中医药临床验证方式与西方医学为主导的循证医学模式有较大差异；二是在于中医药学的现代科研方式起步较晚，目前仅仅是照搬西方科研模式，尚未遵循自身规律探索出契合学科特质的科研路径与方法。事实表明，中医药学历代典籍所积累的理、法、方、药在实践应用中不论能否得到西方科研的验证，其临床疗效是不容否认的。以新型冠状病毒感染为例，中西医结合、中西药并用，是中国新型疫情防控的一大特点，也是中医药传承精华、"守正创新"的生动实践。中医或中西医结合参与临床救治患者的高治愈率，极低的轻转重、重转危和死亡率，无不彰显了中医临床的优势。在中医药对外传播的过程中，我们理应坚定中医文化自信，坚定对其医学理念、临床优势、科学模式的自信；输出技术与方法，更重要的是输出文化理念与精神思维，引导不同文化背景的人群认知中医文化，并由此用中医思维看待中医药学；相较于寻求西方科研认证，文化认同显然更有影响力。中医文化是叩开中华文化之门的一把钥匙，建立在实践疗效基础上的中医文化理念、思想与精神的输出，必然有利于中华传统文化的对外传播。

（二）有利于中医事业发展

中医学的发展不仅需要科学研究、临床实践、文献发掘等实际的成果来支撑，更需要对于文化、精神、思维的充分认知与坚定信念，才能更好地发展学科。在历史发展过程中，中医学虽然没有经历较多的实验研究，但遵循自然、扎根临床、反复实践的方式促使中医学形成了独特的理论知识体系、科学探索方法及大量有效的经验技术。如气一元论的宇宙观所产生的整体观念这一认识，"天道圆"之循环往复规律及"地道方"之万物长养法则所孕育出的阴阳五行思想，乃至形成灵活变易的辨证论治方法等，均是中医先贤基于自然观察和哲学思考而形成的具有高度指导意义的医学理念。这些理念不是空泛的，而是对于临床现象的高度概括,是在实践中经历了反复验证,最终形成的具有医学价值且兼具哲思文化的理论。坚定中医文化自信,需要遵循中医学术发展规律、学科研究特质、临床实践方法,进而发展学科事业。唯有对于学科发展充分认知与探索,并在研究和实践中建立对学科发展规律的充分信念,方能真正形成高度契合学科特质的研究成果和发展思路。因此,坚定中医文化自信能更好促进学科有序与坚实地发展,才能走出中医特色明显、优势突出的事业发展之路。

(三)有利于建立学科自信

目前,中医药在人才培养的过程中,除了知识、理论、技术以外,并没有在文化或者坚定学科信念方面进行更多的探索。虽然在常规高等教育体系之外,依据中医学特点渗入了师承教育、继续教育等内容,但远远不够。人才培养的目的不只在于专业技术知识的传授,更在于专业精神、思维、信念的树立。文化作为一种更基本、更深沉、更持久的力量,应当是我们在教育体系中合理建设并有机结合医学学习的重要内容。甚至文化教育应当更早、更久、更全面,只有这样才能将中医最为精华的理念深入人心、最为优势的思维渗入思想、最为经典的技艺导入实践。坚定中医文化自信有利于中医人才树立学科自信,中医人才培养成功与否不仅建立在知识的储备上,更重要的在于中医文化自信的树立。

(四)有利于提升国民健康素养

随着人民健康诉求的不断提升、健康形势的日益复杂,可以发现仅靠临床中的医疗服务很难将医学的作用发挥到最大,也很难将全民健康情况维护在较高的水平。因此,医学常识的普及与传播,养生保健技术的推广与应用就显得格外重要。《中医药发展战略规划纲要(2016—2030年)》提出了未来中医药发展的战略内涵之一就是"中医药学在治未病领域发挥主导作用"。这一内涵不仅是针对提升全民健康状况而言,更重要的就在于中医文化的理念中历来都有着对于"上工治未病"的追求,由此在养生防病、保健预防方面积累了大量的技术与方药,相较于其他医学学科,确实能在疾病预防、健康维护、体质提升等方面有着更为明显的优势。无论是中医学的整体观、辨证观、未病观、和谐观,及其所强调的人与自然、人与社会、生理与心理的紧密联系,均对当今医学认识有着重要的启示与价值。坚定中医文化自信,我们才能从更高的文化层面输出最有价值的健康意识形态,才能真正地扭转群众不良的健康倾向、改善社会不良的医疗风气,进而形成更有益于健康的认识、行为和习惯,最终才能真正提升国民健康素养,并从根本上提升百姓健康水平。

二、中医文化自信的来源

中医文化自信不是无条件的、凭空产生的,也不是盲目的自恋、自负,而是有底气的自信。习近平在南京中医药大学与澳大利亚皇家墨尔本理工大学合办的中医孔子学院揭牌仪式的讲话中指出,"中医药学凝聚着深邃的哲学智慧和中华民族几千年的健康养生理念及其实践经验,是中国古代科学的瑰宝,也是打开中华文明宝库的钥匙。深入研究和科学总结中医药学对丰富世界医学事业、推进生命科学研究具有积极意义。"习近平就推动中医药传承创新及文化自信的一系列重要论述、重要指示和重要论断,为我们坚定中医文化自信增添了底气与智慧。

(一)来源于中华优秀传统文化的深厚积淀

中医药学根植于深厚的中华优秀传统文化沃土,"凝聚着深邃的哲学智慧",汲取了中华优秀传统文化的精华,植入了中华优秀传统文化基因。中医文化中的"天人合一""道法自然"的哲学思想,"医乃仁术""大医精诚"的伦理观念,"三因制宜""辨证论治""调和致中"的思维方式与中华优秀传统文化的"讲仁爱、重民本、守诚信、崇正义、尚和合、求大同"等思想观念一脉相承、同源同构。同时,中医文化又具有与民众生活密切相关的科技与人文融通的文化优势,不仅几千年来一直护佑着中华民族的生息、人民的健康,而且影响了历代中国人的生活智慧与身心修养。中医文化延绵数千年而不衰,屡遭多次取缔冲击而不亡,除了中医药具有明显的治疗疾病与养生保健作用外,中华优秀传统文化的强大生命力与吸引力一直是中医文化取之不尽用之不竭的"富矿",成为中医文化自信的文化滋养与思想源泉。

（二）来源于中医药辉煌的历史成就与顽强的生命力

中医药作为独特的传统医学,从宏观、系统、整体角度来揭示生命、健康与疾病的发生发展规律,"凝聚着中华民族几千年的健康养生理念及其实践经验",深深地融入民众的生产生活实践之中,是人们治病祛疾的重要手段,成为中国人强身健体、延年益寿的一种生活方式。纵观历史长河,中华民族屡经天灾、战乱和瘟疫,却能一次次转危为安,人口没有大量减少,中医药的护卫功不可没。作为中国传统科学的一个重要组成部分,中医药却有着与其他传统科学不同的命运。在西方科学冲击下,不仅没有消解,发展至今仍具有顽强的生命力,继续守护着人类的健康。在世界医学发展史上,中医学是唯一没有间断而连续发展至今的医学体系。因此,中医药被誉为"科学史上的奇迹"和"中国古代的第五大发明"。

（三）来源于中医药是一个伟大的宝库

中医药不仅是古代科学的瑰宝,也是一个具有现代科学价值的宝库,"深入研究和科学总结中医药学对丰富世界医学事业、推进生命科学研究具有积极意义"。中医药不仅是优秀的文化资源,也是具有原创优势的科技资源。利用现代科技,深入挖掘与提炼中医药精华,能够为现代生命科学作出贡献,青蒿素的发现就是应用现代科技发掘中药的成功范例。屠呦呦从传统中医药宝库中找到了灵感与启发,应用现代科技发现了青蒿素,开创了疟疾治疗新方法,获得了 2015 年诺贝尔生理学或医学奖,实现了中国本土自然科学领域诺贝尔奖零的突破,极大地提升了中医药人的科学自信与文化自信。

（四）来源于中医药在健康中国建设中的不可或缺

中医药不仅在历史上为中华民族的繁衍与健康作出过重大贡献,至今无论在临床医疗服务还是在养生保健方面,仍然发挥着临床疗效确切、预防保健作用独特、治疗方式灵活、费用相对低廉的特色优势与独特作用。中医药除在常见病、多发病、疑难杂症的防治中具有独特的优势外,在重大疫情防治和突发公共事件医疗救治中也发挥了不可替代的作用。中医、中西医结合治疗 SARS,以其确切的疗效得到世界卫生组织肯定;中医治疗甲型 H1N1 流感,也取得了明显效果;而中医药在我国新型冠状病毒感染的治疗中更是全程参与,不可替代,成果也引起国际社会关注。如今,健康中国建设已经上升为国家战略,中医药以其独特的健康理念与实践,在健康中国建设中将进一步发挥更大的作用。

（五）来源于中医药文化是中华文化"走出去"的开路先锋

中华优秀传统文化"走出去",提高中华文化软实力,提升中华文化的国际竞争力与影响力已经上升到国家战略层面。中医药既是中华优秀传统文化的代表,也是一把"打开中华文明宝库的钥匙"。中医药既有科学属性又具文化属性,既有文化特殊性又有应用普适性,在中华文化传播中占据优先地位,已经成为中华优秀传统文化国际传播的先行者。中医药的海外传播已有上千年的历史,预防天花的种痘技术在明清时期就传遍世界;《本草纲目》被翻译成多种文字广为流传,被誉为"中国古代的百科全书";针灸作为我国中医药文化的代表,在世界范围内引起了多次热潮。目前,中医药已传播到 182 个国家和地区,103 个会员国认可使用针灸,其中 29 个设立了传统医学的法律法规,18 个将针灸纳入医疗保险体系。先后成立了多家中医孔子学院、中医药海外中心。随着中华文化软实力的进一步增强,中医文化将以更加自信的步伐走向世界。

笔记栏

三、提升中医文化自信的路径

近百年来,随着传统文化土壤的破坏、随着西方中心主义与科学主义的盛行,中医药多次遭遇被取消、被废止的命运,长期处于被质疑、被改造的尴尬境地,中医文化自信一次次遭遇打击,经历了从文化自信到文化自卑,甚至文化自弃的过程。虽然新中国成立后,中医药发展受到了党和政府的重视与保护,但中医文化自信不足的问题没有从根本上得到解决。进入新时代,随着中华文化自信的进一步增强,如何提升中医文化自信是中医药发展亟待解决的问题。

(一)提高中医文化的认知

坚定中医文化自信,就是树立一种对中医观念与理念,建立一种稳定的思维与觉悟。这种精神思想层次的信念是建立在全面学习、观察体验、实践验证基础上产生的充分认知,进而形成的坚定自信。坚定中医文化自信,首先要增强中医文化自觉,正视中医自身的特色优势与不足,提高中医文化的认知与认同度。我国著名社会学家费孝通老先生认为,文化自觉是指生活在一定文化历史圈子的人对其文化有自知之明,并对其发展历程和未来有充分的认识。据此定义,中医文化自觉应该表现为对发展中医文化历史责任的主动担当。中医学生要担当发展传统中医的历史责任,就必须掌握充分认知中医历史,中医悠久的历史积淀是坚定中医文化自信的牢固基石。在数千年的发展历程中,中医在中华传统文化和哲学的影响下创造并积淀形成了丰富的医学理论与实践经验,其天人合一、藏象合一、形神合一的整体观念,司外揣内、见微知著的诊断方法,阴平阳秘、和合致中的养生和治疗理念,勿待渴而穿井、斗而铸锥的"治未病"理念等,都是源远流长的中华传统哲学成果转化为自身的理论体系和方法体系,这些理论体系和方法体系又进一步丰富和扩展了中华传统文化的思想内容,成为中华传统文化的重要组成部分和传承载体,成为推动当代中华文化复兴的重要支撑。

坚定中医文化自信,要深入理解中医文化的精髓,自主探索中医药知识的奥秘,认识到中医文化特色与优势。首当其冲的应该是强调经典的诵读。中医经典是中医的灵魂所在,是中医创新的理论源泉,脱离经典,中医药文化的传承和创新就是空中楼阁,没有根基。只有牢固树立"中医是文化精髓"的基本观念,才能生成传承和发展中医的内在动力,才能不断增强中医学生的文化认同感和归属感。中医文化自信要建立在文化自觉基础之上,没有建立在哲学反思上的文化自信往往容易陷入盲目自大。"不忘本来才能开辟未来,善于继承才能更好创新"。中医文化自觉是对中医文化的"自知之明",明白它的来历、形成过程、所具有的特色和它的发展趋向。中医文化是中医药的灵魂与根基,是中医药的特色与优势所在,也是中医药区别于其他医药文化的标志。中医文化突出人本、追求中和、强调自然的核心价值观与生命的本质相契合;中医药象思维重合轻分、重用轻体、重象轻形、重时轻空、重悟轻测、重道轻器的特征与现代医学思维正好形成互补关系。中医药思维无论在揭示人体生理、病理规律,还是在指导中医药临床实践中,都是有效有用的。在生命观上,中医药的优势在于生命的整体层面、功能层面、精神层面;在疾病观上,中医药的优势在未病养生的预防观念与异法方宜的个性化治疗原则;在医学观上,中医药是一种大生态医学模式,与生物医学模式大异其趣,更加符合未来健康医学的发展方向。在认识到中医文化特色与优势的同时,也应该清醒地看到,中医文化毕竟产生于两千多年前,必然会打上时代的烙印,带有历史局限性。如强调整体,忽视对局部的了解;突出功能,弱化了对结构的分析;突出了个体性,淡化了规范性;突出了主体性,增加了不确定性等。有了这样的文化自觉,认识到中医文化与西医文化的本质差异,自觉到自身文化存在的优势与不足,并且懂得发扬自身优势,克服不足,而不是一种文化自卑,一味地以现代医学为最高价值标准来衡量、要求与改造自己。

坚定中医文化自信,要有浓厚的中医文化氛围的熏陶。中医药院校要营造出浓厚的中医文化氛围,用中医药的文化元素和理念,把中医学子泡在"中医文化"的大染缸里,让中医文化的影响"像空气一样无所不在,无时不有",让学生们随时随地感受到中医药的博大精深和丰富内涵,充分发挥文化在鼓舞士气、凝聚人心方面的不可替代作用。学校的建筑设计到教室宿舍的布置美化再到文化长廊的布局装点等形式多样的文化载体,都可以融汇历史名医、方剂汤歌、中医典故、典籍精华等文化内容。对我国传统医学文化底蕴的了解可以帮助中医青年学子提升民族自豪感,使大家在传统精神文化的熏陶下不断提升自身的文化自信,以更积极的心态去迎接中医文化面临的机遇和挑战。

（二）推动中医文化创造性转化创新性发展

在文化创新中实现文化自强,提升文化自信。中医文化具有博大精深的思想内涵和简、便、廉、验的实践特征,不仅在历史上为维护中华民族的健康作出重大贡献,在当今的健康中国建设中仍然发挥不可替代的作用。提升文化自信,就要传承与弘扬中医文化,并结合时代发展的特征进行创造性转化与创新性发展,激发中医文化的现代活力。2016年8月召开的全国卫生与健康大会上,习近平总书记指出"要着力推动中医药振兴发展,坚持中西医并重,推动中医药和西医药相互补充、协调发展,努力实现中医药健康养生文化的创造性转化、创新性发展。"

一是深入挖掘与提炼中医文化中蕴含的哲学思想、医德理念、人文精神,从中提炼出中医文化核心价值观,并实现创造性转化与创新性发展,为社会主义核心价值观提供思想源泉与践行路径。国家中医药管理局印发的《中医医院中医药文化建设指南》明确指出,中医文化的核心价值主要体现为以人为本、医乃仁术、天人合一、调和致中、大医精诚等理念,可以用"仁、和、精、诚"四个字来概括。社会主义核心价值观与中医文化之间存在一种相互蕴涵、彼此渗透的关系,二者都吸收和借鉴了我国传统文化的精华。通过对中医文化、中华优秀传统文化、中国特色社会主义文化之间内在一致性关系的把握,提升中医文化自信。

二是传承几千年来积累的健康养生经验,并与当代医学健康科学、与当代社会发展需求结合起来,经过创造性转化与创新性发展,形成中华健康生活方式。根据社会发展的需要,充分吸纳其他学科的最新成果,创新理论知识,革新技术方法,创造新服务新产品,将记载在古籍、使用在临床上的中医药健康养生智慧、健康理念、理论知识和方法转变为人民群众能够用得上、用得好的健康实践,转变成大众的健康生活方式,转变为有形的更符合当代人的使用习惯的中医药健康服务产品和可见的中医药养生保健效果,为全方位全周期保障人民健康做出新的更大贡献。发挥网络、新媒体在中医药健康文化传播中的作用,加强中医文化宣传教育,让中医药健康养生文化理念内化于心、外化于行。在中医药健康养生文化的践行中,让人们亲身体验中医药健康养生文化的价值,从而提升中医文化自信。

三是发挥中医文化在健康中国建设中的独特作用。中医文化自信不仅体现在中医文化理念的"软实力"上,还需要在防病治病的"硬实力"上下功夫。这就需要拓宽中医药健康服务领域,满足人们生命全周期、健康全过程的中医药需求。中医药是我国各族人民在长期生产生活和同疾病作斗争中逐步形成并不断丰富发展的医学科学,是我国具有独特理论和技术方法的体系,是我国独有的、原创的医学科学,中医药作为中华民族所特有的卫生资源,新时期,中医药作为我国独具特色的卫生资源,我们必须充分地利用好它。2016年,习近平总书记在全国卫生与健康大会上指出:"要发挥中医药在治未病、重大疾病治疗、疾病康复中的重要作用……力争在重大疾病防治方面有所突破。"通过中医药在生命全周期、健康全过程中主导、协同与核心作用的发挥,提升中医文化自信。

（三）开展中西医文化交流互鉴

增强中医文化自信,需要落实开放发展理念,加强中西医文化交流合作,创新中西医人文交流方式,丰富中西医文化交流内容,不断提高中西医文化交流水平,在中西医文化交流互鉴中提升中医文化自信。文化自信不等于自大,不等于自我贬低,也不能以矮化和贬低别人为前提。文化因交流而多彩,文明因互鉴而丰富。文化自信本质上应该是一种兼收并蓄、从容吐纳的自信。一味地封闭、排外是不自信的表现;孤芳自赏、夜郎自大是盲目自信的表现。提升中医文化自信,除了练好内功,还需要开放、借助外力。中医文化一直是一个开放的体系,在中医药理论形成之初,就广泛汲取当时的哲学、文学、数学、历史、地理、天文、军事学等多种学科知识的营养。在西学东渐,西方医学传入中国之时,中医药也是敞开胸怀,积极学习吸收与借鉴西医知识与方法,推动中西医学的汇通与结合。近几十年,中医药也在不断学习与利用现代科技与现代医学,努力实现中医药现代转型。由于受到西方文化中心论与唯科学主义的影响,将现代科学与现代医学视为"科学"的典范,作为唯一标准来衡量、评价与改造中医药,导致中医药西化、异化,导致中医药越来越不自信。消除西医文化中心论与唯科学主义对中医文化的影响,不是自我封闭、盲目排外,把自己孤立于现代科学与现代医学之外。坚定中医药文化自信,需要吸收包含西方医药文化在内的世界优秀文化成果。但是,吸收外来,不是采取简单的"拿来主义",而是采取"以我为主"的立场、开放包容的态度与辩证取舍的方法。采取"以我为主"的立场,坚守中医文化核心价值观与中医药思维方式不变,在保存中医文化特色与文化基因的前提下,积极学习、借鉴与吸收现代科学技术与现代医学文化,不断充实与完善自己,在与现代科技与现代医学文化交流互鉴中提升文化自信。要采取开放包容的态度,在中西医文化交流中,理解、包容、借鉴西医文化,只有开放包容、接纳异己,才能实现自身的不断发展与繁荣,才能坚定自身文化自信,实现自强。要采取辩证取舍的方法,对待良莠并存的西方医药文化,中医文化既不能一概排斥,也不能照单全收,而是要辩证看待,要吸取其先进的内容,去除糟粕,实现中西医文化的有机"融合"和"再造"。

中医学是中国传统文化不可分割的重要组成部分,她为中华民族的繁衍生息提供了重要支持,也为我国传统文化的发展注入了活力与韧性。作为中华民族优秀文化的瑰宝和杰出代表,传承与发展中医文化是我们义不容辞的责任和历史使命。当前,我国对中医药的发展提供的政策越来越优越,因此,必须不断增强中医文化自信。只有这样才能为我国传统医学的振兴提供动力和保障,从而促进中医文化的健康可持续发展。

（王觉　周亚东）

第四节　中医文化助力中华优秀传统文化复兴

一、中医文化助力中华优秀传统文化复兴的理由

（一）中医文化是中华优秀传统文化的重要组成部分

中医学是在中国传统文化的土壤中萌生、成长并得以普及的传统生命科学,是具有鲜明东方传统文化特色的民族医学。中医文化融合了中国传统儒、释、道等经典,吸收了诸子百家的合理内涵,借鉴了天文、数学、自然、历法等自然社会科学知识,是以文、史、哲及其他学科知识为基础所形成的文化观念和思维方式,是综合分析、长期积累而形成的中华文化,具有自然和人文的多重属性。中医文化是中国传统文化的重要一支,是中华优秀传统文化不可或缺的一部分。由于"医学思想的形成、发展和演变,绝大多数情况下受掣于整个社会的文化生态环境,常是特定的社会文化思潮影响着医学观念和医学理论"。中国传统文化是中

医学萌生、成长的主要文化生态环境,中国传统哲学是中国传统文化的灵魂,对中医药学理论的形成起着重要的奠基作用,如阴阳五行精气学说等,不仅奠定了中医理论的哲学基础,即朴素唯物论和自然辩证法的方法论,而且直接构成中医的理论和概念。以阴阳学说和五行学说为核心的中医理论体系处处闪烁着中国古代哲学思想的光芒。中国传统哲学是中医学理论体系的根本指导思想,是贯穿中医学理论体系的主线,是中医学进一步完善、丰富、发展和创新的基础。无论从中医理论的构建,还是从中医理论发展上看,中国古代哲学不仅为中医理论提供世界观、认识论和方法论指导,也为中医学的创立和发展提供了直接的理论指导和智慧启迪,成为中医学的说理工具,更重要的是它已经渗透到中医理论体系之中,成为中医理论体系不可或缺的重要组成部分。可以说,中医理论上的每一次重大突破和临床疗效的每一次重大进展都离不开中国传统哲学的指导。

儒、道、释三大流派是中国传统文化的主流,三家共同指导和作用中医学的形成和发展。从空间上看,三家思想共同构建了中医基础理论体系,道家思想构成中医学的世界观、生命观、认识论、方法论等基本问题,儒家思想构建了中医理论体系以及话语权问题,释家思想则是中医理论体系的有力补充;从时间上看,战国至汉初之际,是中医学理论形成和奠基时期,中医学深受道家学术思想影响,道家思想成为中医学的指导思想,这一时期主要是以"道"入医,即道医阶段。从汉武帝时直至清代,儒家学说成为中国社会的主导思想,儒家思想自然成为中医学的指导思想。这一时期主要是援儒入医,即儒医阶段。在援儒入医的过程中,儒道释三种文化相互融合。历代著名的医家,非儒即道,非道即佛,非儒、非道、非佛者几乎没有。从医家的世界观、人生观、价值观,到中医学的生理、病理、病因、病机、药理和防病愈疾的治则、治法无不打上儒道释思想烙印。正是因为中医学能够从中国传统文化这一丰腴的土壤中,源源不断地吸收养料,积淀起深厚的内涵,从而保持经久不衰的魅力。

（二）中医文化是中华优秀传统文化的杰出代表

习近平总书记指出:"中医药学凝聚着深邃的哲学智慧和中华民族几千年的健康养生理念及其实践经验,是中国古代科学的瑰宝,也是打开中华文明宝库的钥匙。"中医药学"凝聚着中国人民和中华民族的博大智慧""是中华民族的伟大创造"。这些重要论述凸显了中医药在中华优秀传统文化传承弘扬中不可替代的重要作用,表明中医文化不仅是中华优秀传统文化的重要组成部分,而且是中华优秀传统文化的杰出代表,是最具活力和最具代表性的中国传统文化。"一把钥匙开一把锁",中医药学是"打开中华文明宝库的钥匙",表明只有中医药学能够打开中华文明宝库这把"锁"。为什么只有中医药学能够打开中华文明宝库这把"锁"?可以一下从三个方面来理解。

一是只有中医药学全面、系统、完整地保有中华文明的核心理念。中华传统文化的核心观念不仅包括思想理念层面的仁、义、礼、智等德性,也包括从物质角度对宇宙、天地、自然本体的认识。而中医学恰好从物质科学层面到精神意识层面对中华优秀传统文化的核心观念进行了较为完整的继承。中国古代运用气论来解释万物,认为万物皆气,气论经过了精气说、元气说到东汉时发展成为"气一元论",认为万物是元气气化而成,宇宙、人类都是因元气而生,而这又是"天人合一"中华古代哲学观和中医整体认识论的基础。"仁孝"是孔孟伦理道德体系的核心,是中华传统人伦关系的重要组成部分,孙思邈所著《大医精诚》以"仁爱"为核心,从"为人之德""为医之德"两个维度,阐释了围绕"精""诚"理念的传统医德文化,奠定了我国医德文化的基础。其"天人合一"的认识论,对待事物"和合兼容"的态度,以及"仁者爱人""精诚"的行为准则,通过草药、针灸、推拿、导引、气功等实践形式,通过"学医"以及"行医"这一形式完整地传承下来。我们通过对中医文化的了解和把握,也就可以更深刻地体悟中国传统文化的根本精神和思维特点。

笔记栏

二是只有中医药学在基本观念、实质内容、思路方法、表述方式等方面,能够全面、系统、完整地保有中华文明的基因,延续着中华文化的血脉,展现出跨越时空、体现当代价值的魅力。中医学蕴含了中华民族特有的精神价值、思维方式、想象力和文化意识,承载了中华民族文化生命的密码,这种密码"像血液,像一个民族的灵魂,它流淌在民族的血脉中,主宰着民族的生存、走向和特征……具有历史延续性……不会轻易发生质变。"也就是说。中医学能够体现出中华民族文化的气质、品格和特征,能够全方位地体现中国传统文化的全貌,是中华文化活生生的完整的样板。掌握了中医精华,就掌握了解码中华优秀传统文化的基因图谱,就能由此窥见中华文明的全貌。所谓"窥一斑而见全豹",就是通过学习中医技艺、中医文化,通过实践中医、治疗疾病,不管是医者、学习者还是患者,都在这一过程中以中医为窗口,逐步了解中华文化的精髓,以至触及中华文化的全貌。

三是只有中医药学在凝聚中国古代哲学智慧、健康养生理念、防病治病的理法方药等方面,能够全面、系统、完整地保有中国古代科学的成果。习近平总书记指出,中医药学是"中国古代科学的瑰宝""是我国各族人民在长期生产生活和同疾病作斗争中逐步形成并不断丰富发展的医学科学,是我国具有独特理论和技术方法的体系"。中医药作为中华民族原创医学科学,从宏观、系统角度深入揭示人的健康和疾病的发生发展规律,形成了完整的预防—诊治—康复技术体系和理论体系,成为人们治病祛疾、强身健体、延年益寿的重要手段,世界科技史泰斗李约瑟博士指出:"中医学是整体的、有组织的、并重视心理学的科学,"有着超越近现代医学的先进之处。中医药学在几千年发展的历史长河中,不断融入儒、道、法、墨、佛等中华传统文化,同时也不断汲取各个时期的数学、地理、天文、军事等自然学科知识,集中体现了中国古代科学精神和人文精神。中医学成为研究中华古代科学极具价值的原生态活化石,为哲学、人类学、历史学、语言学、心理学、考古学、民俗学、科学史、生态学、系统科学等多学科提供了十分珍贵的文化标本,成为活态的中华古代科学文化的博物馆。

二、中医文化助推中华文化伟大复兴的路径

中医文化是最具活力和最具代表性的中华传统文化,中医文化的发展和进步反过来又促进了中华传统文化的传承和弘扬。历史地看,中华传统思想文化中的优秀成分对中华文明形成并延续、对国家统一与民族团结的形成和维护、对中华民族精神的形成和丰富、对中国社会发展进步的推动和促进等,都发挥了十分重要的作用。作为"打开中华文明宝库的钥匙"的中医文化必将发挥其强大的文化功能,从而助推中华优秀传统文化伟大复兴,成为中华文化伟大复兴的先行者。在全国政协十二届四次会议上,全国政协委员、北京中医药大学张其成教授提交"以中医药文化助推中华文化伟大复兴"提案,正式提出"以中医药文化助推中华文化伟大复兴"的命题。他认为中医药文化是中华优秀传统文化的重要组成部分,是中华优秀传统文化的杰出代表,建议以中医药文化助推社会主义核心价值观的践行,以中医药文化助推社会主义道德建设,以中医药文化助推健康中国建设,以中医药文化助推中华传统文化海外传播,以中医药文化助推中华优秀传统文化形象标识的树立。

（一）助推社会主义核心价值观的培育和践行

党的十七届六中全会提出,社会主义核心价值体系是兴国之魂,是社会主义先进文化的精髓,决定着中国特色社会主义发展方向。培育和践行社会主义核心价值观已成为推进中国特色社会主义伟大事业、实现中华民族伟大复兴的战略任务。习近平总书记指出:"培育和弘扬社会主义核心价值观,一定要立足中华优秀传统文化。"中医文化是中华优秀传统文化的杰出代表,在两千多年的历史积淀中形成了独具特色、内涵博大精深的价值规范和思想体系。中医文化的核心价值主要体现为以人为本、医乃仁术、天人合一、调和致中、大医精诚

等理念,体现了天地人和、和而不同、仁者爱人、以人为本等中华文化思想精髓。和"富强、民主、文明、和谐,自由、平等、公正、法治,爱国、敬业、诚信、友善"的社会主义核心价值观存在内在的统一性和密切的相关性。中医文化的核心价值理念和社会主义核心价值观之间存在一种相互蕴涵、彼此渗透的关系。可以说,弘扬中医药等中华优秀传统文化,是培育和践行社会主义核心价值观的应有之义。我们培育和践行社会主义核心价值观,要从中医文化中汲取营养,既要用中医文化滋养社会主义核心价值观,也应注重对中医文化核心价值观的深入发掘。积极探索中医文化对践行社会主义核心价值观的作用,以建设中国特色社会主义文化为目标,大力推动中医文化的创造性转化创新性发展,按照时代特点和要求,对中医文化中仍有借鉴价值的内涵和陈旧的表现形式加以改造,赋予其新的时代内涵和现代表达形式,激活其生命力,实现对中医文化的开发、拓展和延伸,推动中医文化自身的价值提升和超越发展,促成中医文化的时代化、大众化和世界化,真正凸显中医药文化在新时代的蓬勃生命力、非凡感染力和持久践行力。通过中医文化传承、教育和传播,助推社会主义核心价值观的培育和践行。

（二）助推社会主义道德的建设

中国共产党领导人民在革命、建设和改革历史进程中,坚持马克思主义对人类美好社会的理想,继承发扬中华传统美德,创造形成了引领中国社会发展进步的社会主义道德体系。中国特色社会主义进入新时代,加强公民道德建设、提高全社会道德水平,是全面建成小康社会、全面建成社会主义现代化强国的战略任务。党的十八大以来,以习近平同志为核心的党中央高度重视公民道德建设,立根塑魂、正本清源,作出一系列重要部署,推动思想道德建设取得显著成效。中医文化是中华文化精髓,蕴含丰富的医德思想,是社会主义道德建设的不竭源泉。要以礼敬自豪的态度对待中医文化,充分发掘中医文化经典、历史遗存、文物古迹承载的丰厚道德资源,让中医文化蕴含的医德思想植根于人们的思想意识和道德观念。深入阐发中医文化蕴含的讲仁爱、守诚信、崇正义、尚和合等思想理念,深入挖掘精益求精、敬业乐群、救死扶伤、仁术济世、清廉纯正、谦虚诚恳等传统美德,并结合新时代要求不断实现创造性转化创新性发展,充分彰显其时代价值和永恒魅力,不断融入现代文化、现实生活、现代生产,成为全体人民精神生活、道德实践的鲜明标识,助推新时期社会主义道德建设。

（三）助推健康中国的建设

健康中国是全新的国家卫生发展战略,中医药以其突出的特色和优势必将在健康中国建设中发挥重要的作用。中医药学在实践层面强调养生"治未病",并在长期发展中积累了丰富的养生理念和方法,形成了独具特色的健康养生文化,深深融入中国人的日常生活。习近平总书记指出,"中医药学凝聚着深邃的哲学智慧和中华民族几千年的健康养生理念及其实践经验。"中医药健康养生文化是中华传统文化中的优秀部分,是中医药文化中最具特色的部分,是我国独特而优秀的文化资源,是需要传承创新发展的部分。中医药健康养生文化的基本思想是强身防病,强调防微杜渐治未病,把握生命和健康的整体观念及辨证思想,重视心理因素,把人类、社会和环境联系起来,贯穿始终地去理解和对待人体健康和疾病。由此可见,中医健康养生文化是中华文化防患于未然危机意识的体现,与现代的大健康观念高度一致,与现代科学对健康的定义不谋而合。而且中医健康养生文化伴随着中华民族千百年来的繁衍发展,早已成为大多数中国人的生活习惯和生活方式。在新的时代,中医健康养生文化仍然具有巨大的应用价值,若能将中医健康养生理念深入国人的日常思维,成为他们的行为准则和日常规范,"健康中国人"的目标也必将实现,从而助推"健康中国"国家战略的建设。在2016年8月召开的全国卫生与健康大会上,习近平总书记指出"努力实现中医药健康养生文化的创造性转化、创新性发展。"要在实践中,根据社会发展的需要,充分吸纳其他学科的最新成果,创新理论知识,革新技术方法,创造新服务新产品,将记载在古籍中、使用在临床上的中医药健康养生智慧、健康理念、理论知识和方法转变为人民群众能够用得上、用得好的健康实践,转变成大众的健康生活方式,转变为有形的更符合当代人使用习惯的中医药健康服务产品和可见的中医药养生保健效果,为全方位全周期保障人民健康做出新的更大贡献。通过中医养生文化的宣传和普及,改变老百姓的健康理念,引导人们树立健康意识,让中医健康养生文化成为人民群众的健康文化自觉,将中医养生文化转化为健康的生活方式,潜移默化地提升人民群众的健康素养,进而提高人民群众的生命质量。努力使全民健康素质和健康寿命明显提高,实现"人人享有健康"的目标,推动健康中国建设。

（四）助推中华优秀传统文化形象标识的树立

中华优秀传统文化形象标识是用来识别中华优秀传统文化形象的记号和标签,是凝聚数千年中华优秀传统文化价值底蕴的烙印,它扎根于传承发展数千年的中华优秀传统文化沃土,对中华优秀传统文化的发展起着弘扬传统和凝聚人心的重要作用,树立中华优秀传统文化的象形标识,是推动中华优秀传统文化传承创新发展的必然要求。树立中华优秀传统文化形象标识有助于中华民族凝聚力的提升,是社会主义"聚心工程"的基础,对中华优秀传统文化复兴具有重要意义。习近平总书记强调"要把中华优秀传统文化的精神标识提炼出来、展示出来,把优秀传统文化中具有当代价值、世界意义的文化精髓提炼出来、展示出来"。中医药学植根于深厚的中华民族哲学智慧和优秀的传统文化土壤,具有深入中华民族血脉的文化基因,是最能代表中华优秀传统文化形象标识和文化符号。我们通过对中医文化形象标识的挖掘,可以逐步树立起中华优秀传统文化的形象标识,真正激活中华优秀传统文化基因,焕发思想活力,获得其当代的意义与价值,使中华民族对中华文明产生强烈的文化归属感和认同感,始终保持民族特性,始终保持历史自觉、文化自信,成为激励广大人民群众增强历史自觉、坚定文化自信的强大精神力量,从而助推中华优秀传统文化复兴。

（五）助推中华传统文化的海外传播

近年来,中医药国际发展环境发生了显著的变化,西方主流医学界对传统医学的评价和认识有所转变,传统医学的特色与优势逐渐被认同,各国政府和世界卫生组织对传统医学发展的支持不断强化。中医简、便、廉、验的治疗特色和在慢性病、疑难病防治中的疗效越来越受到国际社会的认可和接受。目前,中医药已经传播到世界196个国家和地区,成为中国与东盟、欧盟、非盟、拉共体以及上海合作组织、金砖国家、中国-中东欧国家合作、中国-葡语国家经贸合作论坛等地区和机制合作的重要领域,中医药学的认知度、影响力和显示度正在日益提升。

中医药作为中华文明优秀的文化资源,充分体现我国优秀传统文化的底蕴、魅力与智慧,蕴含中华文化基因,是中华优秀传统文化的杰出代表和重要标识,是最能代表中国国家形象的文化符号之一,成为中国形象代言,成为中国外交靓丽的国家"名片"。中医学是一门以"术"载"道"的科学,是弘扬与传播中华优秀文化的有效载体。推动中医走向世界,讲好中医文化故事,可以展现中华优秀文化的巨大魅力和良好的国家形象,提升中华文化的国际影响力,提高国家文化软实力,助推中华传统文化的海外传播。推动中医走向世界,实际上就是向世界打开一扇了解中国的窗口,有助于促进与世界各国民心相通。2010年,习近平出访澳大利亚时就曾指出:"中医孔子学院把传统和现代中医药科学同汉语教学相融合,必将为澳大利亚民众开启一扇了解中国文化新的窗口,为加强两国人民心灵沟通、增进传统友好搭起一座新的桥梁。"2019年《中共中央 国务院关于促进中医药传承创新发展的意见》明确指出:传承创新发展中医药对于弘扬中华优秀传统文化、增强民族自信和文化自信,促进文明互鉴和民心相通、推动构建人类命运共同体具有重要意义。国务院出台的《中医药发展战

笔记栏

略规划纲要(2016—2030 年)》明确提出:推动中医对外话语体系建设,充分利用世界卫生组织、国际标准化组织等平台,讲好"中医药故事",促进中医药在世界范围内丰富和发展,为传承和发展中华优秀传统文化,提升国家文化软实力作出新的贡献。事实证明,中医药学走向世界是中国传统文化复兴和发展的标志,海外民众对中医药学的认同是对中华民族文化认同的表现。

（卢 静　周亚东）

复习思考题

1. 为什么说中医顺应了医学生态思想?
2. 如何理解中医药是中国传统文化的杰出代表?
3. 中医文化热的未来发展趋势会是怎样的?
4. 什么是文化自信? 什么是中医文化自信?
5. 如何提升中医文化自信?
6. 如何理解中医文化助推中华文化伟大复兴?

第五章

中医精神文化

第一节　中医学基本观念

中医学是生命科学的重要组成部分,具有独特的基本观念,表现在天人观、生命观、疾病观、治疗观、养生观及道德观等方面。这些观念的凝结,使得中医学理论具有博大、自洽、完整的特点。同时,在这些基本观念的指导下,中医学为人类的养生保健、疾病的诊察治疗以及中华民族的繁衍生息作出了巨大的贡献。

一、天人观

（一）天地

根据对于天地的感受和观察,中国古人形成两种认识:第一,天指自然界之天地,《管子·形势》曰:"天不变其常,地不易其则,春秋冬夏不更其节,古今一也。"第二,天是世间万事万物的主宰。在《论语·子罕》中就流露出这样的思想:"天之将丧斯文也,后死者不得与于斯文也;天之未丧斯文也,匡人其如予何?"

宋代以后的学者将天安置于至高之处,认为天就是"理",就是"道",就是"心"。比如北宋的思想家程灏说:"天者,理也。"（《二程遗书》）明代的思想家王守仁更进一步,认为"心即道,道即天。知心即知道,知天。"

在中国的思想传统中,天地之间是有联系、相互贯通的。《素问·阴阳应象大论》中说:"故清阳为天,浊阴为地。地气上为云,天气下为雨;雨出地气,云出天气。"天地是对立的,又是相互转化的统一整体。

（二）天地人

《道德经》:"道生一,一生二,二生三,三生万物。"宇宙万物均是源于无,无不是没有,而是气的本然状态——虚空,无属性分别。当气不断地升降出入运动时,便有了属性的分别,即为"道生一",一元之气。中医学认为世界的本原是气,气的升出即为阳,气的降入即为阴,此为"一生二"。"二"就是阴阳分判,"清阳升为天,浊阴降为地",天地发展是生命起源的重要前提。"二生三",最后分化出万物。《素问·宝命全形论》中说:"夫人生于地,悬命于天,天地合气,命之曰人。"人受气于天地,人由天之阳气与地之阴气相合而成,是自然发展到一定阶段的必然产物。

《素问·宝命全形论》说:"人以天地之气生,四时之法成。"《素问·六节藏象论》:"天食人以五气,地食人以五味。"即人是由于禀受天地之气、遵循四时之法则而产生,人体脏腑形身、精血津液依靠天地气味的不断转化得到濡养,形成各种生命物质而成长。

《周易·系辞下》曰:"有天道焉,有人道焉,有地道焉,兼三才而两之"。中国古人在认识物质世界和人类社会的过程中形成了"天地人"三才说,发展出了"天人合一"、人与自然、社会和谐统一的精神文化观念。

二、生命观

中医学在天人观的指导下,注重整体思维,认为人与自然、人与社会、人体本身都是一个整体,强调人体的完整性和统一性。中医学的生命观是对生命的基本认识和看法,它包括生命的本原、生命运动变化规律和认知生命的方法等内容。相较于西方医学中的生理解剖知识,中医学在解剖基础上更加注重身体各部位之间的关联性、统一性,从而形成了独特的生命观理论。

（一）天人合一

天人合一是中医文化核心思想之一,具体反映在天人同源、天人同序、天人同构三个方面。

1. 天人同源　《素问·天元纪大论》认为浩瀚的宇宙中充满了元气,日月星辰的运动,寒来暑往的变化,天地万物的生化,都与元气密不可分,所谓"太虚寥廓,肇基化元,万物资始,五运终天,布气真灵,摁统坤元,九星悬朗,七曜周旋,曰阴曰阳,曰柔曰刚,幽显既位,寒暑弛张,生生化化,品物咸章。"元气是构成宇宙万物的本原,是自然界一切事物发生、发展和变化的原动力。

元气先天地而存在,是天地的本原,人的生死也赖于元气的聚散,庄子认为:"人之生,气之聚也。聚则为生,散则为死。若死生为徒,吾又何患!故万物一也……故曰:通天下一气耳。"《素问·六节藏象论》说:"天食人以五气,地食人以五味,五气入鼻,藏于心肺,上使五色修明,音声能彰。五味入口,藏于肠胃,味有所藏,以养五气,气和而生,津液相成,神乃自生。"人生存于天地之中,天地气味的化生之物提供着人类生存与发展的物质基础,天人同源一气。

2. 天人同序　"天人同序"又叫"天人同律",是指人是天地之人,其气血运行与天地四时阴阳之气的运转规律相关联,具有统一的时间性节律,人的动静进退应当效法天地自然之时序,具体表现在人的生理病理周期、生活规律无不受天地自然界的节律周期影响。如《素问·至真要大论》中描述:"天地之大纪,人神之通应也"。例如《灵枢·顺气一日分为四时》就对一日之内人气的变化周期以及相应的病理表现进行了分析:"夫百病者,多以旦慧、昼安、夕加、夜甚,何也? 岐伯曰:四时之气使然。黄帝曰:愿闻四时之气。岐伯曰:春生,夏长,秋收,冬藏,是气之常也,人亦应之,以一日分为四时,朝则为春,日中为夏,日入为秋,夜半为冬。朝则人气始生,病气衰,故旦慧;日中人气长,长则胜邪,故安;夕则人气始衰,邪气始生,故加;夜半人气入脏,邪气独居于身,故甚也。"

人体气血的盛衰,脏器的坚脆,经脉的虚实与天气的寒温,月行的盈亏也息息相关。《素问·八正神明论》:"是故天温日明,则人血淖液而卫气浮,故血易泻,气易行;天寒日阴,则人血凝泣,而卫气沉。月始生,则血气始精,卫气始行;月郭满,则血气实,肌肉坚;月郭空,则肌肉减,经络虚,卫气去,形独居。是以因天时而调血气也。是以天寒无刺,天温无疑。月生无泻,月满无补,月郭空无治,是谓得时而调之。因天之序,盛虚之时,移光定位,正立而待之。"

3. 天人同构 "天人同构"指的是人与自然具有相同或相似的阴阳五行结构。如《灵枢·邪客》中所说"天圆地方,人头圆足方以应之。天有日月,人有两目。地有九州,人有九窍。天有风雨,人有喜怒。天有雷电,人有音声。天有四时,人有四肢。天有五音,人有五藏。天有六律,人有六府……此人与天地相应者也。"人的身体形态结构可以在自然界中找到一一对应的东西,人与自然具有统一性。

古代医家以阴阳五行理论进一步阐述天人同构、五脏相关、生克制化的关系。《素问·阴阳应象大论》中说:"天有四时五行,以生长收藏,以生寒暑燥湿风。人有五脏,化五气,以生喜怒悲忧恐。"《素问·天元纪大论》:"寒暑燥湿风火,天之阴阳也,三阴三阳上奉之。木火土金水火,地之阴阳也,生长化收藏下应之。天以阳生阴长,地以阳杀阴藏。天有阴阳,地亦有阴阳。"

《素问·阴阳应象大论》说:"南方生热,热生火,火生苦,苦生心……"将人体与天地万物进行类比归纳,以五脏为核心,以五行属性为分类方法,将自然界的天干、地支、方位、气候、时辰、星辰、季节、颜色、五音、五味、五谷、五畜等万象,以及人体脏腑、经脉、肢体、体液、动作、声音、孔窍、腧穴、情志等生理病理元素整合划分成五大系统,形成了独具中医特色的五行藏象系统。

（二）形神合一

"形"与"神"不仅是中国哲学的一对重要范畴,也是中医生命观中的基本内容。"形",即形体,是有形的,看得见摸得着的,包括五脏六腑、气血经络、四肢九窍等。"神",是无形的,看不见摸不着的,它有广义和狭义之分。广义的神是指生命活动的一切外在表现;狭义的神,专指心神,包括人的意识、思维、情绪等精神活动。"形神合一"构成了人的生命。

1. 神为生命之主 神是生命的主宰,在人体统一整体中,起统帅和协调作用,表现出各脏器组织的整体特性、功能和规律,是生命力旺盛的体现,故《素问·移精变气论》曰:"得神者昌,失神者亡。"神是精神、意志、知觉、运动等一切生命活动的最高统帅,《素问·灵兰秘典论》说:"凡此十二官者,不得相失也。故主明则下安,……主不明则十二官危,使道闭塞而不通,形乃大伤",也正如张景岳说:"神虽由精气化生,但统权精气而为运用者,又在吾心之神"。人体在神的统帅调节下,使得身体各部分之间保持着和谐的协调关系,同时与外界环境也有着密切的联系。

2. 形为生命之基 神以形为物质基础。《荀子·天论》中说:"天职既立,天功既成,形具而神生",具备了人的形体结构,才能产生精神活动。《素问·八正神明论》说:"血气者,人之神,不可不谨养",《灵枢·本神》说:"肝藏血,血舍魂","脾藏营,营舍意","心藏脉,脉舍神","肺藏气,气舍魄","肾藏精,精舍志"。精、气、营、血、津液等精微,是"神"活动的物质基础。同时,人之精神旺盛需要人体物质基础的充盈,《素问·上古天真论》说;"形体不敝,精神不散"。人的形体与精神不能分开,是一个整体。

三、疾病观

疾病因何而来?我们该如何阐述疾病的内在机制?这些问题是中医作为生命科学的属性所必然要面对的问题。中医过用为病、阴阳失调的疾病观,把视角从外在的刺激因素,拉回到生命内在的平衡论上来,赋予中医文化学更具根本性与前瞻性的科学价值。

（一）过用为病

中医从整体的角度来认识疾病,关注点不仅仅是局限于疾病发生的单个原因,而是从生命的整体和自然界的环境变化因素来考虑疾病的发生、发展,是对生命活动全过程的探讨。

1. 生病起于过用 《素问·经脉别论》中提出"故春秋冬夏,四时阴阳,生病起于过用"

的发病观。《素问·上古天真论》中论述人的正常寿命应该是"度百岁乃去",可是现实中人们常"半百而衰",主要原因是"以酒为浆,以妄为常,醉以入房,以欲竭其精,以耗散其真,不知持满,不时御神,务快其心,逆于生乐,起居无节,故半百而衰也"。中医认为疾病的根源在于过用。

张介宾认为:"五脏受气,强弱各有常度,若勉强过用,必损其真,则病之所由起也。"人的气血、脏腑、经络,有相适应的春夏秋冬、昼夜黑白、饮食起居等节律,有自动调节的范围。如果超出人体能调节和承受的范围,脏腑气血功能就会失常而产生疾病,正如《寿亲养老新书·保养》中所说:"五脏受气盖有常分,不适其性而强之,为用之过耗,是以病生。"

2. 邪不能独伤人　中医认为,风、寒、暑、湿、燥、火这六气(又称为"六元")是六种正常的季节气候变化,是万物生长化收藏和人类赖以生存的必要条件。当六气异常变化,如六气发生太过或不及,即非其时而有其气;以及当气候变化过于剧烈或急骤,超过个体的适应能力,成为外感致病因素;或者当个体的正气不足,抵抗力下降,不能适应正常气候变化,则六气也能成为致病因素,就称为六淫。

中医认为"正气存内,邪不可干",对于健康的人体来说,六气是"无不为利,无不为害"的,不是必然的致病因素。《灵枢·百病始生》说:"风雨寒热,不得虚,邪不能独伤人。卒然逢疾风暴雨而不病者,盖无虚,故邪不能独伤人。"邪气随时都在,只有身体虚弱的人才会被邪气侵袭得病,而突然遭遇疾风暴雨却没有生病的人,是因为身体没有虚损,所以说"邪不能独伤人"。风、寒、暑、湿、燥、火这些虚邪之风是外因,身体的虚损是内因,两个因素同时具备,病邪才会侵入人体,所以说"此必因虚邪之风与其身形,两虚相得,乃客其形"。而风雨寒暑四时的正气叫实风,身体健壮,肌肉坚实叫实形,如果是"两实相逢,众人肉坚"就不会生病。疾病的产生,决定于四时之气是否正常,身体是否虚弱,有虚有邪才会生病,这就是所谓"其中于虚邪也,因于天时,与其身形,参以虚实,大病乃成。"

（二）阴阳失调

中医认为,脏腑气机失常,气血津液紊乱,其根本的机制是身体阴阳平衡被破坏导致的一系列病理反应。"人生有形,不离阴阳"(《素问·宝命全形论》)。阴阳互根互用,"孤阴不生,独阳不长","阴在内,阳之守也;阳在外,阴之使也。"阴阳既对立制约,又消长转化,始终维持着动态的平衡,一旦平衡被打破,就会导致"阴胜则阳病,阳胜则阴病"(《素问·阴阳应象大论》)。

疾病产生于阴阳失调,《素问·调经论》曰:"夫邪之生也,或生于阴,或生于阳。其生于阳者,得之风雨寒暑;其生于阴者,得之饮食居处,阴阳喜怒。"认为一切疾病发生,或者从阴而生,或者从阳而生。风雨寒暑这些自然之气侵袭人体,多伤及阳,病生于表,就是我们常说的外感;饮食不节、起居失常、情志失常等,多伤及阴,病生于里,叫作内伤。当机体的阴阳双方失去相对的平衡与协调,就会出现阴阳偏盛、阴阳偏衰、阴阳互损、阴阳格拒、阴阳亡失等一系列病理变化。

四、治疗观

解决生命问题是中医的基本功用之一,治疗的本质就是调和阴阳,使其恢复平衡。治未病是中医特有的预防观念,而疾病发生后首先要辨证求本,确定标本缓急,体现了中医抓根本、分轻重、善思辨、顾大局的治疗观。

（一）治未病

中国传统文化注重防患于未然,这种思想也是中医文化的突出特色,具体表现为未病先防、既病防变、病愈防复这三个方面,创造性地将预防疾病与延缓衰老统一起来,成为维持生命体健康与长寿的重要法则。

1. 未病先防　未病先防,指的是在疾病发生之前,遵循阴阳平衡之道,采取积极的预防措施,防止疾病的发生,体现了养生防病的思想。《素问·四气调神大论》中说:"圣人不治已病治未病,不治已乱治未乱。"如果病已经形成再去吃药,天下已经大乱再想治理,为时已晚,提出了治未病的观念。

2. 既病防变　"既病防变"就是疾病已经发生,需要及早治疗,以防止疾病的发展与传变。《素问·阴阳应象大论》中说:"故邪风之至,疾如风雨,故善治者,治皮毛,其次治肌肤,其次治筋脉,其次治六腑,其次治五脏。治五脏者,半死半生也。"提出外邪侵袭人体,如果不及时诊治,病邪就有可能由表传里,由浅入深,以致侵犯内脏,病情愈加严重。所以防治疾病要掌握疾病的发生发展规律及其传变规律,及时有效地治疗,防止传变深入。《丹溪心法》中说:"见肝之病,先实其脾脏之虚,则木邪不能传。见右颊之赤,先泻其肺经之热,则金邪不能盛,此乃治未病之法。"是说发现肝病,就要先充实脾脏的虚损,使肝木不能克伐脾土,肝病不能传变给脾。如肝病见右脸颊红,说明有肺热,肺属金,金克木,肝属木,所以要先泻肺金之邪热以预防肝木受克。清代医家叶天士在用甘寒养胃治疗胃阴虚的方中,加入咸寒滋肾之品,以防胃阴不足日久损及肾阴,并提出"务在先安未受邪之地"的防治原则。

3. 病愈防复　《素问·热论》说:"热病少愈,食肉则复。"伤寒热病虽然痊愈,如果这时吃肉类等难以消化的食物,就会使热病复发。王冰注曰:"是所谓戒食劳也。"因为热病虽然刚刚平稳,但是还有余邪未尽,脾胃气虚,此时如果强进饮食,就会导致旧病复发。《伤寒论》称之为"食复""劳复"。《本草纲目》谓:"羊肉大热,热病及天行病、疟疾病后,食之必发热致危。"因而在疾病过后应谨慎养护,待正气恢复,邪气除尽,还要谨守养生之道,防止旧病遗留,迁延不止,久病至虚,再治就难了。

（二）调和阴阳

在中医文化中,认为人体阴阳只有保持平衡中和,才是健康状态。阴阳失衡,就会产生疾病。

从大环境方面来说,人与自然的构成体都是"气",是阴气与阳气两者之间共同作用的结果。人的生存依赖于自然,同时又受限于自然,人与自然只有遵循相同的运行规律,阴阳协调,才能保持和谐的状态,人的身体才能健康。

从人本身来说,人体由气血津液、脏腑经络等构成,张介宾曾说:"脉有阴阳,证有阴阳,气味有阴阳,经络藏象有阴阳,不知阴阳所在,则以反为正,以逆为从。"所以,人体气血脏腑都具有阴阳属性,当其阴阳失调就会发生疾病,即治疗的过程就是调节气血、脏腑的阴阳过程。中医治疗讲究治病求本,本于阴阳。中医辨证的过程就是辨别阴阳,以达到调和阴阳的目的。正如《素问·至真要大论》所言:"谨察阴阳所在而调之,以平为期。"

阴阳是生命之本,也是生病之本,更是治疗之本,中医的治则治法必以阴阳为纲,"调气之方,必别阴阳,定其中外,各守其乡"。在此原则之上,《至真要大论》提出"正者正治,反者反治""微者逆之,甚者从之"等一些治疗法则。不管正治反治,逆治顺治,其原则都是求本而治,调和阴阳。

（三）标本缓急

通过疾病的外在表现,找到其本质和根源,是治疗疾病的关键。疾病发展有标本主次、先后缓急的变化,《素问·标本病传论》中说:"知标本者,万举万当;不知标本,是谓妄行。"《素问·标本病传论》提出了"急则治其标""缓则治其本""标本兼治"三个治疗原则。

1. 急则治其标　"先热而后生中满者治其标",张介宾认为,各种常规疾病都应先治其本,而独有中满者先治其标,是因为中满这个病,其病邪在胃,胃是脏腑之本,"胃满则药食之气不能行,而脏腑皆失其所禀",所以要先治中满,也是治本的前提。另外"小大不利治其标",张介宾认为,小大不利就是二便不通,这是危急之候,虽然是标病,必先治之。所以对于危及生命的急重病证,要先治标病,标病缓解后再治本病。如大出血病患,应先止血。或原有宿疾又复感外邪者,应先治外感,再治宿疾。

2. 缓则治其本　这是常规治法,就是没有危及生命的危急重症,就要求本而治。如"先病而后逆者治其本,先逆而后病者治其本,先寒而后生病者治其本,先病而后生寒者治其本"。如肺痨病人,其咳嗽等证为标,阴虚内热为本,应先滋阴润肺解决阴虚的矛盾。

3. 标本兼治　标本从何下手,要"谨察间甚,以意调之,间者并行,甚者独行"。治疗疾病要看病情的轻浅深重,做到标本兼顾。如外感热病,热邪入里,里热实证不解而阴液大伤,导致腹满硬痛,大便燥结等正虚邪实病证,则清泻实热以治本的同时,要滋阴增液以治标。如单用泻下,恐进一步耗伤津液,单用滋阴又不足以泻在里之实。故此要清泻实热可存阴,滋阴"增水行舟"以治本。

五、养生观

中医对世界的贡献不仅仅是医学治疗技术,更让人追崇的是其独特的养生观念。中医关注的不仅是个体疾病本身,而是具有完整性的生活环境与生命状态。《素问·上古天真论》中提出了养生的总原则:对内要保养正气,对外要避免邪气,其具体方法:"上古之人,其知道者,法于阴阳,和于术数,食饮有节,起居有常,不妄作劳,故能形与神俱,而尽终其天年,度百岁乃去。"无论是精神情志、饮食居处、行住坐卧均可以在中医理论中找到指导原则,对人们的健康生活具有全面的指导意义。

（一）法于阴阳

"法于阴阳",就是让人体内在的阴阳消长与外在的宇宙自然阴阳变化之道相统一,达到天人合一的整体境界。法于阴阳,要求人们遵从阴阳规律,顺自然节律而养,顺地域环境而养,顺应生命体自身的变化规律因人而养,即智者的养生之道是"必顺四时而适寒暑,和喜怒而安居处,节阴阳而调刚柔"(《灵枢·本神》)。

《素问·四气调神大论》详细论述了人应该顺应四时阴阳的规律:"逆春气,则少阳不生,肝气内变。逆夏气,则太阳不长,心气内洞。逆秋气,则少阴不收,肺气焦满。逆冬气,则太阴不藏,肾气独沉……故阴阳四时者,万物之终始也,死生之本也,逆之则灾害生,从之则苛疾不起,是谓得道。"提出了"法于阴阳"的重要性。

1. 人与自然环境要和谐　《素问·上古天真论》认为,人是因天地自然之精气来养育的,因而当自然环境发生改变时,人体也会发生相应的变化。所以人如果能够效法天地阴阳消长之规律而生活,那么人的生命就能尽其天年而终,如果违背自然规律就会变生疾病。因此,中医养生强调人应当主动调整自我,适应自然环境,以达到养护生命的目的。

2. 人与社会环境要和睦　人生活于社会当中,生活习惯和心理都会受社会环境的影响。例如社会的稳定或战乱,经济状况的高低不同,社会科技的进步,都会影响到人的价值观念和生活态度。因而中医特别重视人性修养的养生作用。如《黄帝内经》提出要以"恬淡虚无,真气从之,精神内守"的精神面貌,坚持"美其食,任其服,乐其俗,高下不相慕"的生活态度,采取"适嗜欲于世俗之间,无恚嗔之心,行不欲离于世,被服章,举不欲观于俗,外不劳形于事,内无思想之患"的处世方式,从而达到健康长寿的目的。

3. 人与他人的关系要和乐　人是群居动物,立于世必与人相交往。每个人都有不同的脾气性格与生活习惯,与人相处融洽与否,必然会影响人的心情、健康乃至寿命。如何融洽地与不同身份的人相处,儒家提出对君要忠,对父母要孝,对兄弟姐妹要悌,对朋友要信,尤其是"己欲立而立人,己欲达而达人","己所不欲,勿施于人"的"忠恕之道",不仅是人与人之间和谐相处之道,也是保护生命,保全形体的最佳养生方法。

4. 人自身的形与神要和调　形与神的关系自古即为中医养生家所重视,嵇康在其《养生论》中认为:"精神之于形骸,犹国之有君也。神躁于中,而形丧于外,犹君昏于上,国乱于下也","是以君子知形恃神以立,神须形以存","故修性保神,安心以全身",以"使形神相亲,表里俱济"。这着重反映了人生命活动的基本特征与保身长全的关键在于"形与神俱",形为神之舍,神为形之主,"形神合一"是中医养生文化的核心思想,它提倡人要有恬淡虚无的精神境界与平和安详的情绪状态,从而达到"形与神俱,而尽终其天年"的养生目的。

5. 人生活节奏的动与静要和顺　动静结合是中医养生的一个重要观念。对于动静的理解,早在《老子》中即有"静为躁君"的表述,认为静是动的归宿与主宰。宋代周敦颐在其《太极图说》中进一步提出"动静合一""动静互根"的观点。朱熹则在其《朱子语类》中明确"静者,养动之根;动者,所以行其静"。王夫之在《周易外传·震》也认为"动静互涵,以为万变之宗",并在《思问录》中进一步提出"动静皆动"的观点。认为,动静相互为用是生命长生不息的根本,而动静平衡是保持身体活力的关键。中医养生强调动以养形,静以养神,动静兼修,动静适宜,劳逸结合,才是符合生命运动规律的养生之道。

（二）和于术数

"和于术数",就是调和各种养生的方法和技术。王冰认为:"阴阳者,天地之常道,术数者,保生之大伦,故修养者必谨先之。"张介宾也认为:"术数者,修身养性之法也。"修身养性的方法涉及多方面,不仅包括一些导引、内丹等功法之技术,还有饮食起居、行为作劳等方面的讲究。"食饮者,充虚之滋味;起居者,动止之纲纪,故修养者必谨而行之",这里仅介绍养生技术方面的方法。

由道学发展出的导引、服气、内丹等炼养功法对中医学有重要影响。《庄子》中记载有"吾丧我""坐忘""吹呴呼吸,熊经鸟伸"等内容,表明导引、行气、静坐等炼养功法有着悠久的传承。东汉三国时,导引养生颇为盛行,较具代表性的便是华佗所创的五禽戏。两晋南北朝时期,道教极大地推进了导引的发展。《云笈七签》卷三十至三十四中,便收有陶弘景、孙思邈、彭祖、王子乔等各家导引功法。导引大多是配合呼吸、意念的组合性动作,至今仍有影响者有易筋经、八段锦以及融合传统武术后所形成的内家拳法,如太极拳、八卦掌、形意拳等。

除导引等动功功法外,还有存思、守一、内丹等静功功法。内丹术以身体为鼎炉,以自身精气神为药物,通过炼精化气、炼气化神、炼神还虚来实现自我生命的升华与转化。虽然内丹术存有道教炼丹成仙的信仰成分,但其在客观上的养生功效颇值得肯定,近代蒋维乔、李少波等皆以静坐作为一种祛疾养生手段,收到了较好的治疗效果。内丹家经由自身实验所获得的关于人体功能的知识,如奇经八脉、三焦、命门、丹田等,对中医藏象学说的发展也产生了一定影响。

（三）食饮有节

1. 食饮有节律、有节制　《素问·痹论》中说,"饮食自倍,肠胃乃伤。"《彭祖摄生养性论》:"食过则癥块成疾,饮过则痰癖结聚。"告诫人们食饮要有节律,要有节制,不要过饥或过饱,过饱则食不化,食积日久而郁结成块形成疾病。不要感觉到渴了再喝水,容易一口气喝的水量过大,会使水气停聚两胁之间,遇寒气相搏,则结聚而成痰。明朝太医院吏目龚廷贤辑著的《寿世保元·饮食》中说:"食过多则结积,饮过多则痰癖。故曰大渴不大饮,大饥不大食。恐血气失常,卒然不救也。"灾荒之年饥饿的人饱食而死的事时有发生就是验证。庄子说:"人之可畏者,衽席饮食之间;而不知为之戒,过也。"说的就是人生最怕的,就是在食色之欲上不知有所警戒而太过。

2. 谨和五味　人体阴精的产生,来源于饮食五味,而储藏阴精的五脏,也会因过食五味而受伤。正如《素问·生气通天论》提到"阴之所生,本在五味;阴之五宫,伤在五味。"过食五味使五味所入的脏气增强,损伤其所克制的脏腑而发生种种病变。"是故味过于酸,肝气以津,脾气乃绝。味过于咸,大骨气劳,短肌,心气抑。味过于甘,心气喘满,色黑,肾气不衡。味过于苦,脾气不濡,胃气乃厚。味过于辛,筋脉沮弛,精神乃央。"

偏嗜五味也会给身体带来伤害,《素问·五脏生成》中说:"多食咸,则脉凝泣而变色;多食苦,则皮槁而毛拔;多食辛,则筋急而爪枯;多食酸,则肉胝䐈而唇揭;多食甘,则骨痛而发落,此五味之所伤也。"

所以《素问·生气通天论》提出:"谨和五味,骨正筋柔,气血以流,腠理以密,如是则骨气以精,谨道如法,长有天命。"谨慎地调和五味,就会使骨骼强健,筋脉柔和,气血舒畅,皮肤致密,骨气就精强有力。遵从这样的养生之道,就会保有长久的生命力。

（四）起居有常

1. 日出而作,日入而息　《素问·生气通天论》:"阳气者,一日而主外。平旦人气生,日中而阳气隆,日西而阳气已虚,气门乃闭。是故暮而收拒,无扰筋骨,无见雾露,反此三时,形乃困薄。"道出了人的生活起居应该遵从阳气运行的规律,即"日出而作,日入而息,逍遥于天地之间而心意自得"（《庄子·让王》）。

人身的阳气就像自然界中的太阳一样,其运行规律随太阳的升起落下而变化,起到温煦机体、抵御外邪、推动气血运行的作用。如果违反各个时辰阳气的运动规律,容易使机体正气虚弱,邪气侵扰,而带来疾病。

2. 春夏养阳,秋冬养阴　《素问·四气调神大论》说:"夫四时阴阳者,万物之根本也。所以圣人春夏养阳,秋冬养阴,以从其根,故与万物沉浮于生长之门。"阴阳之气随着四时季节的变化而消长,这也是万物生、长、化、收、藏的根本原因所在,所以圣人是春夏养护阳气,以适应生长的需要,秋冬养护阴气,以适应收藏功能的需要,用这样的养生方法来顺从自然变化的规律。人体的起居也会随着四季的变化而调节,根据生、长、收、藏的生命运动节律来生活。朱丹溪认为:"夜卧早起于发陈之春,早起夜卧于蕃秀之夏,以之缓形无怒而遂其志,以之食凉食寒而养其阳。圣人春夏治未病者如此。与鸡俱兴于容平之秋,必待日光于闭藏之冬,以之敛神匿志而私其意,以之食温食热而养其阴。圣人秋冬治未病者如此。"

（五）不妄作劳

1. 行住坐卧,各得其宜　金元四大家之一的李东垣在《脾胃论》中说:"劳则阳气衰,宜乘车马游玩,遇风寒则止。行住坐卧,各得其宜,不可至疲倦。"意思是说行住坐卧各有其适宜原则,并以不感到疲倦为标准,如果劳累疲倦就会伤及身体的阳气。所以行住坐卧时,应该"各得其宜"。比如洗澡时,李东垣:"日晴暖可以温汤澡浴,勿以热汤令汗大出……忌浴当风。"饥困交加时:"勿困中饮食,虽饥渴当先卧,至不困乃饮食,食后少动作。"睡觉要注意"遇夜汗出,宜避贼风。夜半收心静坐少时,此生发周身血气之大要也。夜寝语言,不损元气,须默默少时,候周身阳气行,方可言语。"出汗后注意"汗当风,须以手摩汗孔合,方许见风,必无中风中寒之疾。"

2. 勿劳汝形,勿耗其精　《素问·上古天真论》中说"以酒为浆,以妄为常,醉以入房","以欲竭其精,以耗散其真。"所谓乐色曰欲,轻用为耗,乐色不节则精竭,轻用不止则真散,大凡疾病所生,都是妄加劳作,"务快其心,逆于生乐"。《养性延命录·服气疗病》记载了《明医论》中的观点:"疾之所起,生自五劳。五劳既用,二脏先损。心肾受邪,腑脏俱病。"疾病的产生,最初是五劳,如果五劳中的任何一劳发生,都会首先伤及心、肾两脏,而心肾受伤,其他脏腑就都受病。劳，就是过度辛苦，"五劳者，一曰志劳，二曰思劳，三曰心劳，四曰忧劳，五曰疲劳。五劳则生六极，一曰气极，二曰血极，三曰筋极，四曰骨极，五曰精极，六曰髓极。六极即为七伤，故为七痛"（《养性延命录·服气疗病》引用《明医论》）。意志、思虑、心念、忧伤、疲倦，这五方面的过度劳累就会衍生六极，就是气、血、筋、骨、精、髓的极度耗费，从而产生七伤、七痛等疾病。

六、道德观

中医学研究的对象是人体生命，古代医家认识到"天覆地载，万物悉备，莫贵于人"（《素问·宝命全形论》），"人命至重，贵于千金"（《备急千金要方》），将生命视为"至贵之重器"（《伤寒论·序》），中医学的宗旨即在于"拯黎元于仁寿，济羸劣以获安者"（《素问·王冰序》）。中医的医学宗旨与道德宗旨是合一的，即"医乃仁术"，"仁"是"术"的前提，规定了"术"的发展方向，并靠"术"来实现其宗旨和归宿，"术"是中性的，其结果的善恶标尺就是"仁"。所以医生的追求是"以济世为良，以愈疾为善，以活人为心"，做精诚大医。

（一）医乃仁术

"仁"是儒家道德思想体系中最完美、最高尚的人格境界，是古代知识阶层共同追求的人生目标。"仁"的观念在春秋时期已普遍流行，《国语》《左传》中已有记载，多从道德原则和治国之道立论。但比较零散，未成系统。孔子确立了"仁"学思想体系，其对"仁"最本质的解释，见于《论语·颜渊》："樊迟问仁。子曰：爱人。"即是"泛爱众"，要求爱一切的人。孔子指出"仁爱"的表达方式——推己及人，"子贡曰：如有博施于民而能济众，何如？可谓仁乎？子曰：何事于仁，必也圣乎！尧舜其犹病诸？夫仁者，己欲立而立人，己欲达而达人。能近取譬，可谓人之方也已"（《论语·雍也》）。其后，孟子继承发挥"仁"的思想，认为"人皆有不忍人之心"，"恻隐之心，仁之端也"（《孟子·公孙丑》）。孟子还将仁爱的范围扩大及物，"君子之于物也，爱之而弗仁；于民也，仁之而弗亲；亲亲而仁民，仁民而爱物"（《孟子·尽心上》）。由孔孟奠基的儒家仁爱思想，构成了中医医德的主体内涵。

中医学者将这一道德理念融入医学领域中，并在中医学领域发挥其独特内涵。认为医学不仅仅是医疗技术的运用，更赋予医学以道德属性。历代医家秉承"大慈恻隐之心，誓愿普救含灵之苦"（《备急千金要方》），"常怀拯物之心"（《太平圣惠方》），"专博施救拔之意"（《重刊本草衍义》），的崇高信念。认为"仁术"主要包含两方面含义：医心与医术。"医，仁术也，其心仁，其术智，爱人好生为之仁，聪明权变为之智，仁有余而智不足，尚不失为诚厚之士，若智有余而仁不足，则流为欺世虚狂之徒。"（《西溪书屋夜话录》）历代医家对仁术的解释不尽相同，而内涵并无二致。"仁术"首先体现在医生高尚的医德境界，明代王绍隆《医灯续焰》："医以活人为心。故曰：医乃仁术。""医当仁慈之术，须披发撄冠而往救之可也。否则焦濡之祸及，宁为仁人之安忍乎？"（《古今医统大全》）"医何以仁术称？仁即天之理，生之原，通物我于无间也。医以活人为心，视人之病，犹己之病，凡有求治，当不啻救焚拯溺，风雨寒暑勿避，远近晨夜勿拘，贵贱贫富好恶亲疏勿问，即其病不可治，亦须竭心力以图万一之可生。是则此心便可彻天地、统万物，大公无我而几于圣矣。不如是，安得谓之医而以仁术称？"（《言医选评》）"医，仁术也。仁人君子，必笃于情；笃于情，则视人犹己，问其所苦，自无不到之处。"（《医门法律》）

"仁术"的理念反映古代中医对生命的高度尊重与敬畏态度，"仁术"内涵丰富，外延广泛，古代医家在这一道德观念基础上，扩展论述学医习业，行医施治，同道之间，医患之间，义利观念等具体内容，构成中医医德的思想体系。

（二）大医精诚

1. 学医习业 古人以医为人之司命，生死系之，医道"乃古圣人所以泄天地之秘，夺造化之权,以救人之死"(《医学源流论》)。医学传授具有严格要求,"非其人勿教,非其真勿授"(《素问·金匮真言论》);学医者必须具备聪明敏哲,虚怀灵变,勤读善记,精鉴确识的资质"不有精敏之思,不足以察隐;不有果敢之勇,不足以回天;不有圆融之智,不足以通变;不有坚持之守,不足以万全"(《类经图翼》)。

学医者应专心致志,投身医学事业,"人有恒心,践履端谨,始可言医"(《活幼心书》),"思贵专一,不容浅尝者问津;学贵沉潜,不容浮躁者涉猎"(《医学心悟》)。古代医家指明学医方法在于"勤求古训,博采众方"(《伤寒论·序》),以"博及医源,精勤不倦"(《备急千金要方·大医精诚》)的治学精神广泛学习各种学科知识,其学习范围已远远超出医学领域,"凡子史经传,声韵农圃,医卜星相,乐府诸家,稍有得处,辄记数言"(《本草纲目》)。

2. 行医施治　仁术的重要表现形式在于医术精湛,医理详明,临证审慎。古代医家要求医生:"省病诊疾,至意深心,详察形侯,纤毫勿失,处判针药,无得参差。"(《备急千金要方·大医精诚》)辨病辨证精准无误,"善诊切,精察视,辨真伪,分寒热,审标本,识轻重"(《小儿卫生总微论方》),"须明白开谕辨折,断其为内伤外感,或属杂病,或属阴虚,或内伤而兼外感几分,或外感而兼内伤几分。论方据脉下所定,不可少有隐秘,依古成法,参酌时宜、年纪与所处顺逆及曾服某药否。女人经水胎产,男子房室劳逸。虽本于古而不泥于古,真如见其脏腑,然后此心无疑于人,亦不杜误"(《医学入门》)。治疗用药关系病人生命安全,要格外谨慎,"用药如用刑,刑不可误,误即干人命。用药亦然,一误即便隔生死。然刑有鞫司,鞫成然后议定,议定然后书罪,盖人命一死,不可复生,故须如此详谨"(《重刊本草衍义》)。医生应当"体贴人情,临证用药,务期切病"(《言医选评》),"行医及开首发药,当依经方写出药贴。不可杜撰药名,胡写秘方,受人驳问"(《杂病治例》)。为病人施行保护性治疗,"用药之际,须兢兢业业,不可好奇而妄投一药,不可轻人命而擅试一方,不可骋聪明而遽违古法"(《医灯续焰》)。古代医家痛斥:"粗工庸手,不习经书脉理,不管病证重轻,轻易投剂,陷人垂死,反谤正道,负恶不悛。"(《轩岐救正论》)对草率敷衍的医疗作风给予强烈批判,"相对斯须,便处汤药","短期未知决诊,九候曾无仿佛"(《伤寒论·序》),视其为"庸医杀人",这种庸医败德现象应为当代中医界警诫。

3. 重义轻利　"仁术"含义的又一表现在古代医家义利观上,古代医家尊崇"君子义以为上"的价值判断,将"义"作为行为的最高标准,而淡泊名利。重义轻利成为古代中医的主流价值取向,"千钟之禄不可费其志,万钟之贵不可损其心;不为其财而损其德,不为其利而损其仁"(《全幼心鉴》),"若一涉利心,则贫富歧视,同道相攻,伪药欺售,置人命于脑后矣"(《笔花医镜》)。医生以治病救人为职责,"治病既愈,亦医家分内事也。纵守清素,藉此治生,亦不可过取重索,但当听其所酬。如病家赤贫,一毫不取,尤见其仁且廉也"(《医学入门》)。同时对于大多数业医者应通过合理途径获利,要虚心笃心,"学日进,则每治必愈,而声名日起,自然求之者众,而利亦随之。若专于求利,则名利必两失"(《医学源流论》)。绝不能挟技邀财,唯利是图,"乘人之急而诈取货财,是孜孜为利,跖之徒也。岂仁术而然哉"(《古今医统大全》),这种卑劣行径,完全违背了仁心仁术的宗旨,深为医界唾弃。

（三）以人为本

医生以治病活人为本分,《备急千金要方·大医精诚》要求对待病人最基本的态度,必要普同一等,一视同仁,"若有疾厄来求救,不得问其贵贱贫富,长幼妍媸,怨亲善友,华夷愚智,普同一等,皆如至亲之想",视病人如亲人,推己及人,"见彼苦恼,若己有之,深心凄怆,勿避险巇,昼夜寒暑,饥渴疲劳,一心赴救"。《本草新编》指出不可生分别心对待病人,"勿以病家富,遂生觊觎心;勿以病家贫,因有懒散志",而要"贫富用心皆一,贵贱使药无别"。诊疗疾病必以实言相告,并且考虑到病人的心理状况,给予安慰性语言,"疾小不可言大,事易不可云难"(《小儿卫生总微论方》)。"病情之来历,用药之权衡,皆当据实晓告,使之安心调理。不可诬轻为重,不可诳重为轻。即有不讳,亦须委曲明谕。病未剧,则宽以慰之,使安心调理。"(《医灯续焰》)对于病人的隐情,医生有为其保守秘密的义务,"假有不便之患,更宜真诚窥睹。虽对内人不可谈,此因闺阃故也"(《外科正宗》)。绝不能以医学专业知识、专业技术欺瞒哄骗病家,"或立奇方以取异;或用僻药以惑众;或用参茸补热之药,以媚富贵之人;或假托仙佛之方,以欺愚鲁之辈;或立高谈怪论,惊世盗名;或造假经伪说,瞒人骇俗;或明知此病易晓,伪说彼病以示奇","诈伪万端,其害不可穷也"(《医学源流论》)。

(胡　思)

第二节　中医学思维

思维作为一个词语为思考、思索之意,作为一种人类特有的精神活动,进一步引申为用人脑对事物进行概括和反应的过程。中医学思维即是中医药对人体生理、病理进行认识的过程。面对人的健康与疾病,中西医学感知同一的问题,却有着不同甚至迥异的观念,其根本原因是两者组织和建构医学体系的方式不同,即思维方式存在差异。中医学特有的理论基础和临床实践的背后有着独特的思维方法作为支撑。

一、象数思维

钱学森先生曾指出,中医的思维方式属于唯象思维。"唯"指第一性,这反映了"象"在中医学中的重要意义。他在探讨中医现代化中说:"发展中医要用强大的现代科学体系来使中医从古代的自然哲学式的、思辨式的论述解脱出来。要换装,变成用现代科学语言表达的唯象理论。什么叫唯象理论,就是完全从现象来总结、概括,得出系统的理论。"钱先生的观点引起学术界极大关注。对于中医思维,围绕钱先生提出来的"唯象",研究者对"象"的理解各有特色,出现诸多观点。如王宏利提出,取象比类是中医学理论的主要思维方式。罗根海认为,《周易》里主张的观物取象、立意尽象、以象喻意的过程,是中医学的思维模式。吴润秋认为,象思维来源于《黄帝内经》,是运用特定的思维方法对象的信息进行加工处理的过程。曹运耕提出唯象思维的理论体系经历观物取象、立意尽象、得意忘象三个阶段。邢玉瑞认为,象思维与原始思维相互渗透,影响中医学理论发展。还有研究指出中医象思维主要表现为具象思维、意象思维、形象思维、应象思维等。张其成在《易学与中医》一书中提出,"象数"是中医"生命的符号模型",并系统分析了"象数"在中医生理、病理现象中的具体运用,并在主编的《中医哲学基础》中,明确提出象数思维概念,并对象数思维的含义和在中医学中的运用做了系统描述。

(一)象的含义

"象"这一概念有着深厚的哲学基础,发展到现在已具有很多含义。它既可以指表象,即对事物的直观感知;也可以指抽象过程,将直观感知转化为理性概念。它既用于反映事物的全貌和形态特征,也能指代对事物的共性和形象性信息的概括结果。而中医学中讨论的"象"有其特有的含义,主要分为两个层面:一个是事物之象,即事物本身的具体的属性。《易传》作者对"象"的来源做出了说明:"圣人有以见天下之赜,而拟诸其形容,象其物宜,是故谓之象。"由此可见,"象"源自万事万物表现出来的形象,人们通过"象"来认识世界。另

笔记栏

一种是人为之象,是用来指代事物的符号。这种"象"超越了物象本身,它是经过归纳、概括和整理过的,是对物象的模拟所建立起来的客观世界的模型。人们构建了与物象对应的意象阐释事物的特征和世界的规律。但它与抽象的概念不同,西方哲学意义上的抽象需要排除一切非客观因素,抽取出事物的某种纯理性的属性,如形式逻辑就是抽象的典型例子。而建构在中国文化上的"象"则具有一定的形象性和直观性,与经验的具体事物直接相关。

（二）取象

《易传》里有对观物取象比较系统的描述:"古者包牺氏之王天下也,仰则观象于天,俯则察法于地,观鸟兽之文,与地之宜,近取诸身,远取诸物,于是始作八卦。以通神明之德,以类万物之情。"利用象作为中介,人们就能考察事物的内在本质和与其他事物之间的关联,从更宽的角度把握事物的性质和变化规律,完善认识过程。取象的过程历经比较复杂的思维过程,从客观事物的形象转变为人为的意象,并不仅仅是通过观察和感知,还需要对事物进行分析、比较、综合和概括,归纳它们的共性,得出规律性的内容。

取象类比是观物取象的一种方式,通过类比、象征等方式将功能、性质、形态等特征相似的事物比较和联系,考察事物的属性和规律。它渗透于中医思维的形成过程。藏象学说构建于此,利用五行作为象模型,将它与人体的心肝脾肺肾五脏对应,建构了五行—五脏模型,解释五脏的功能和它们之间的相互作用及影响。这里的五脏并不是生理解剖上的器官,而是功能上的分类。《黄帝内经》将自然气候和物候的现象与人体生理相结合,构建了风、寒、暑、湿、燥、热六气原型作为病因名称及其相关理论,从而奠定了六淫病因理论,指导了两千多年的临床实践。

（三）运数

数思维也是重要的取象方法。数学就是研究数量关系的一门学问,也是所有自然科学的基础。不少研究者将象思维和数思维合并,称其为象数思维。实际上,数也是一种特殊的"象",既有可以测量定量的数,也有表象定性的数。通过数这一工具,人们也能认知世界的内在规律。中医学对这两类数都有应用,但更偏向于定性的数,对很多有量的界定的数,也是为了定性归纳的目的。数思维在中医理论构建、病理研究和诊断治疗中都有所体现。《黄帝内经》里有很多对数值的描述,其中既有观察实测的数,如昼夜呼吸次数、血气运行度数等,又有定性的数,如五行数、"七、八"数、天地生成数等,用于解释相关医学理论。五运六气和九宫八风都是中医学典型的运用象数思维认知病理、指导治疗的理论,其中"五、六"和"九、八"都是数模型的框架。可以看到,数与象之间往往是相互联系,共同发挥作用的。

（四）象数思维的内涵

作为古代主流思维方式的象数思维,实际上是一种模型思维,"象"可以看作具体的模型,而"数"则是模型推演的方式。以易学为例,先天八卦方位图表示的是八个具体的象模型,而先天八卦次序图则体现的是"以数推象"的过程,这个过程结束后又常以特定的数来指代推衍出的象,如乾一兑二离三震四巽五坎六艮七坤八,因此有时数也可以被理解为特殊的象。可见,象数思维中的"象"是一个类化的概念,是符号,是模型,而数则有两层含义,一是推衍,一是指代某些特定的"象",象数思维的过程亦可以简单描述为:象—数—象。换个角度说,象数思维也是"道法自然"的代名词,古人以天地中的自然规律为模板,构造具体的人事模型（如易学）、人身气化模型（如中医学）,将自然规律演绎为人事之道、人身气化之道。如果将象数思维的内涵进行分解,分为象和数两个层面,那么,象层面的内涵可表述为"模型",数层面的内涵可表述为"推衍"。

1. 模型 《周易·系辞下》说:"见乃谓之象,形乃谓之器。"显然,象的概念超出了形的范畴,不仅仅包括物体的形象,还包括事象、现象、意象等一切可以在脑海中产生画面感的事物。"形象""事象""现象"的主体均是客观事物,故可以统称为物象,而"意象"的主体是人,二者有别。在象数思维的语境里,"象"往往表示一个特定的模型,作为模型的象是意象,这个模型的基本属性就是模拟。如果把自然万物都看作天地气化的产物,那么,象模型实际上就是对气化的模拟,是气化的象征符号。从纷纷扰扰的物象当中探寻其背后的气化方式,再将此气化方式以符号或模型的形式固化、标示出来,这样做的好处是,不仅能够简明地标示气化,还能通过符号或模型之间的内在关联演化为新的气化模型,从而改变外显的物象。这其实有点类似现在的基因工程,每个人外在的表现都是由其内在的基因序列决定的,如果可以标示出这个基因序列,就可以对其重组、调整,从而改变人体外在的形态。这个可标示的基因序列就相当于我们说的象符号或象模型,只不过我们不用字母来指代。在中医领域中,随处可见象模型,五行藏象、六经传变之象、四气五味之象等,中医辨证论治的"证",就是特定的病象模型,所以称之为证型,每个证型都代表不同的气化方式,如肝郁脾虚证体现的是向上疏散的气机郁滞不通,运化输布的气机运转不灵的气化状态。

2. 推衍 推衍是"数"的功能之一,推衍的客体是"象",从一个象变为另一个象,这个变化的过程就是数的推衍过程。以先天八卦次序图为例,此图从最开始的太极之象,变为八个卦象,中间经历了一分为二、二分为四、四分为八的三次阴阳裂变,这个阴阳裂变的过程就是数的推衍,每一次数的增加都产生了新的象,由于数在一定程度上反映了象的变化过程,故最后就以具体的数字来指代不同的卦象。数字在中国文化中不仅仅具有计数、排列次序、加减运算等功能,还兼具表意、表象的功能,如八卦数、河图数、洛书数、九宫数、大衍数、五行生成数等,其中的原因之一就是:数推衍了象变,数记录了象变。前文已述,象的背后是气的运动,有气才有象,气在生生不息的运动,象也不可能永远固定在一个画面。如果说象是静态的、暂时固化的气的状态,那么数就是动态的、暂未定型的气的状态。由象到象是阶段性的质变,数就是中间那个量变的过程。在中医领域中,从一个证型演变为另一个证型,其中的过程就是数的推衍。如肝气郁结证演化为肝郁脾虚证,这个演化过程是气的动态变化,属于数的推衍范畴。同理,临床医生运用方药将一个肝气郁结证转化为阴阳平和的健康型,这中间也经历了一个数的推衍过程。因此,象数思维的过程是:象—数—象,在中医治疗中就体现为:证型—调整气化—新的证型(病机转化)或健康状态(治愈)。

(五)象数思维的特性

1. 整体性 整体性是象数思维最主要的特征之一,这一点在《周易》当中体现得尤为突出。《易传·系辞上》云:"易有太极,是生两仪,两仪生四象,四象生八卦,八卦定吉凶,吉凶生大业。"易学大家邵雍的伏羲八卦次序图、伏羲六十四卦次序图更是用这种一分为二的程式清晰地描绘了太极化生天地万物的过程,这种"合之斯为一、衍之斯为万"的象数体系充分展现了万物一元的整体性。此外,周易六十四卦的六个爻位,上二爻为天道、下二爻为地道、中二爻为人道,将天地人三才融为一体。在分析卦象时,必须以"六爻"关系为基础,以时、位、中、比、应、乘等为原则和标准,才能从时间、空间、条件、关系全方位地认识事物、分析问题。可见,易经的卦象本身也是整体观念的产物。中医学象数思维的整体性最直接的体现就是"气—阴阳—五行"的人体气化模型,这是一个类似"太极—两仪—四象—八卦"的三级思维模型,可以看出气是本源,阴阳是气的两种状态,五行是气的五种状态,其本质是一体的,具有整体性。

2. 变易性 象数思维以数推象,由一象生万象,变易性是其基本属性。象数思维的代表作《周易》就可看成是一部讲述宇宙万物周环变易规律的著作,如其所说:"《易》之为书也

笔记栏

不可远,为道也屡迁,变动不居,周流六虚,上下无常,刚柔相易,不可为典要,唯变所适。"汉易中的卦气说,以六十四卦阴阳爻象的相互变易过程说明一年节气、物候的变化周期,是象数思维变易性的直接表现。对中医学而言,以象数思维构建的气化模型主要用来研究人体气机的升降出入变化,正是因为气在不停地运动变化,才用象和数来标示模拟。需要强调的是,象数思维的这种变易性是一种有规律的变易。正常情况下,人体生命是一个生长壮老已的运动变化过程。疾病状态下,病情的发展变化也按照一定的规律,如五行模型的生克传变、六经模型的三阴三阳传变、三焦模型的上中下传变等。针对病情,中医的治疗也是一种"因变而动"的治疗,即所谓"观其脉证,知犯何逆,随证治之。"

3. 功用性　象数思维是一种动态的模型思维,既然是模型,必然要重功能,轻实体。就像电路图只要能标示出电流走向即可,并不用和电器元件摆放位置相对应。就中医的核心理论藏象模型来说,左肝右肺,心上肾下这样的模型布局就是从气化功用的角度出发而排列的。左为东方主生发,故气机升发的肝在藏象模型中位于左;右为西方主收降,故气机肃降的肺在模型中位于右。回顾《素问·刺禁论》一文,书中"肝生于左,肺藏于右"的言论正是对肝气、肺气的功用的描述。基于模型的功用性,中医从功用上认识人体脏腑气血、认知病因病机、调节气血偏颇。中医辨证论治的"证"反映的是功能上的问题,如"心阳不振""木火刑金",不涉及器质性的层面,一个"心阳不振"的人,他的心脏可能有器质性的病变,也可能没有。中医治病,也是通过调整人体自身的机能而起效的,比如治疗一个感染性疾病,中医的处方中可能没有一个抗菌抗病毒的药物,但服用后却可以治愈,这是因为处方中药物可以调整患者的气血运行,改善机体内环境,使细菌病毒无容身之地而自行消亡。

二、整体思维

整体思维,是指在观察分析和处理问题时,注重事物本身固有的完整性、统一性和联系性,以普遍联系、相互制约的观点看待宇宙万事万物的思维方式。而整体性特征是中西医认知方式的主要差异之一。中国古代哲学认为,世间万物不是孤立存在的,而是相互联系和影响的。某一事物的变化可能会引起其他事物随之而变化。在理解和研究事物的时候,不能忽略其所处的环境和与其他事物之间的关系,脱离了整体的个体并不具有价值。整个宇宙被认为是个有机的整体,遵循一定的法则,人类处其中,人与宇宙也是个统一体,宇宙和自然的法则也能在人的身上体现。这种传统认为世界是个有机的整体,提出气一元论的思想,指出天地万物本原是气,"天地成于元气,万物乘于天地。"中医学深受中国哲学思维的影响,因此对中医思维的探讨也离不开整体思维,在大多数对中医思维讨论的文献中都对整体思维有一定的论述。中医学在整体思维的影响下,建立了生物-心理-社会的模式来探讨人类的疾病与健康。回顾各方研究者的论述,中医学里的整体思维具体表现在以下几个方面。

（一）整体

中医学是研究人体生命的科学,它将人的生命看作一个整体。元气生成论指出人的生命是元气分化的过程。从生理构成来看,人体内部的各个组织器官相互联系形成一个整体来维持人类的生命活动。而这些组织之间的联系主要是构建在机能的联系之上。任何脏腑、官窍、皮肉筋骨的活动都是整个生命机能不可或缺的成分。虽然各个组织各自维持着其自身的功能,但生命的过程需要各种机能的相互配合和协同作用,其中某一机能的变化就能引起其他机能活动发生与之相适应的变化。五脏的机能存在着相互支持和辅助的关系。例如,心主血,促进血液循环,肺的呼吸功能的维持需要依靠血液的运行;肺主气,司呼吸,朝百脉,能促进、辅助心血运行;脾主运化,为气血生化之源,保证心血充沛;肝藏血,心血充足,肝才有血可藏。可见心肝脾肺在血液循环过程中都起着一定的作用。在中医学的研究中,很少将人体的组织细化分解,也不太关注其物质组成,通常是为各部分构建整体的框架以解释生命现象。对疾病的病理机制的探索就不只着眼于组织的局部病变,而是针对整体功能的失调来指导有效的治疗。

中医学不仅认为人体本身是有机的整体,而且将人体与其所处的环境看作统一体。环境对人体生命现象的影响在中医学里有很多讨论。这里的环境包括自然环境和社会环境。从自然环境的角度,季节气候、昼夜、地域差异等因素都与人体生理的变化相关。所谓"春夏则阳气多而阴气少,秋冬则阴气盛而阳气衰",正是四季交替中人体的阴阳消长的反映。其对疾病的影响常表现在春夏容易热化,而秋冬容易寒化。在治疗的时候也要与之相适应,一般而言,春夏宜用寒凉的药;秋冬则宜用温热的药。昼夜节律与人体生理活动之间的关系,早在《黄帝内经》时代就已被人们所认识。昼夜交替影响阴阳消长、五脏主时、气血运行。例如"夜半为阴隆,夜半后而为阴衰,平旦阴尽而阳受气矣。日中为阳隆,日西为阳衰,日入阳尽而阴受气矣"(《灵枢·营卫生会》),指出了人体阴阳之气的消长与昼夜交替有同步的节律。此外,不同的地理环境,包括地质、地形、气候、水土的差异,可能造就不同地域人们的体质和疾病的差别。比如,江南地区地势低平,多湿热,那里的人们体格偏瘦,其病也多湿热,治宜清化;西北地区地势高且多山,偏燥寒,人们体格偏粗壮,其病也多燥寒,治宜辛润。

从社会环境的角度,人是处在社会中的,因此社会环境的优劣和变化等因素关系着人们的健康与疾病。其中社会经济地位的差异能够引起人体身心机能上的差异,正如:"大抵富贵之人多劳心,贫贱之人多劳力……劳心则中虚而筋柔骨脆,劳力则中实而骨劲筋强……故富贵之疾,宜于补正;贫贱之疾,利于攻邪。(《医宗必读·富贵贫贱治病有别论》)"随着社会的富足,人民生活水平的提高,医疗条件的不断改善,人类的寿命也在逐渐延长。但社会的复杂程度不断加深,环境污染、资源短缺等社会问题的增加,疾病的复杂性也越来越大。人们对健康的关注不再只局限于生理上的变化,还有心理上的病变。中医学很早把人的情志变化纳入疾病的致病因素之中,将其概括为"五志""七情"。社会发展至今,人的心理因素对健康的影响越发突出,衍生出身心疾病的概念,这与中医学的生物-心理-社会的整体医学模式互相呼应。

（二）联系

整体思维的一个重要假设是整体大于部分之和,而部分之间的相互联系是使整体不等同于部分的简单组合的原因。整体思维强调对部分之间关系的研究,建构的理论框架也是在各种关系的基础之上。这些关系有不同的类型,可以是因果关系、相关关系或是共变关系,总之有多种不同的方式在事物之间建立联系,使整体性得到凸显。中医学里的理论也对关系的探讨非常重视,其中气—阴阳—五行模型就是关系型思维的表现。这是一种非实体、演示宇宙生成、描述万物关联的思维模型。它注重事物与事物之间的关系、注重事物内部各部分间的关系超过了注重事物的形体及内在构造。如气代表联系万事万物、联系每一物体内部各部分的中介。物体与物体之间、每一个物体内部都充满了气,在气的作用下,万物相互感应,相互融合,才成为一个合一的大整体,每一个事物才成为一个内部互有联系的整体。阴阳的关系表现为交感相错、相反相成、互根互用、消长平衡及胜复转化。五行的关系有五行生克、五行乘侮、五行胜复和五行制化。而气、阴阳、五行之间的相互对应的关系构成了一个整体性的理论基础。

🔍 **知识链接**

中医出土文献展现中国原创力量

中医思想文化的形成离不开传统文化的土壤,如先秦两汉简帛医书在论述身体观中直接将中国古代哲学思维方式引入,并结合了中医学对身体的认识,从而形成了具有中医学特色的身体观,即是一种气化的身体、数术的身体、中和的身体、比喻的身体、结构的身体。以气化身体观来说,"气"作为中国古代哲学的起点,被先秦诸子用来阐释或实践各家的理论工夫,如老子的"负阴抱阳冲气以为和",孟子的"浩然正气",荀子的"治气养心",尉缭子的"战在治气"等。"气"作为身体与自然沟通的媒介,是"天人相应"思想的具体表现,简帛医书也常用"气"进行身体论述,主要体现在"化生""筑形""决死"三个方面。除传统"天人合一"外,在成都天回汉墓出土医简出现"通天思想",这是中医学的原创,以"气之通天,各有官窍"(《脉书·上经》)统领"生气通天""五行通天""五脏通天""五色通天""经脉通天",即以"通天"的生命认识为核心,将人体的呼吸、五行、五脏、五色、经脉等贯通连属,成为中医诊法理论体系构建的思想基础。在阴阳思想方面,中医学又创立"三阴三阳"思想,中医出土文献《阴阳脉死候》《脉书》记载:"凡三阳,天气也。其病唯折骨、裂肤,一死。凡三阴,地气也。死脉也,阴病而乱,则不过十日而死。三阴腐脏烂肠而主杀",指出三阳为天气,三阴为地气,并将"三阴三阳"(厥阴、少阴、太阴、少阳、太阳、阳明)运用于经脉理论,是后世十二经脉的起源。总而言之,中医学在吸收传统思想文化建立自身理论体系框架时,又能有所创见和发展,使自己的思想体系更加完善,展现了中国原创力量。

在中国哲学讨论的各种关系中,辩证关系是基础的分类。中国传统文化从事物的矛盾或对立的两方面来认识世界。辩证观的前提假设是矛盾是普遍存在的,任何事物都可以看成是相互对立的两个方面的统一体,对立两面的相互作用推动事物的发生发展变化,在某些情况下两者是可以相互转化的。在对中医学的研究中,常常使用具有辩证关系的概念来解释人的生命现象,如阴阳、标本、生死、正邪等。

生理过程中,机能的兴奋和抑制多数情况表现为阴阳的相反相成。其中兴奋属阳,抑制属阴。兴奋过亢,则阳盛阴衰;兴奋不足,则阴盛阳衰。胜复转化反映了阴阳之间的转化关系。所谓"物极必反",阴阳的消长变化发展到一定程度可以实现互相转化,某些事物由原本以阴(阳)为主导的状态转变为以阳(阴)为主导的状态。人体生理过程的兴奋抑制状态也呈现胜复转化而相互交替的过程。

标本原本的含义分别指草木的末梢和茎干或根。在传统哲学中引申为本末,主要代表相关事物的两个方面。其中本是源头或本质,是事物的基础或主体;标是事物的末节或现象。这反映了同一事物先后、主次、轻重等不同的两端,有对立性的特征。中医学里标本既有本义上草木部位的理解,也与医学上的某些概念相对应,总的来说都离不开对其辩证关系的讨论。例如藏象学说中,内藏为本,外象为标;在诊断中,病为本,证为标;养生中,养神与养形互为标本等。

认识事物的双面性在疾病的治疗和预防中有重要作用。中药的作用具有两面性的特征,有些药物虽然对病症有一定的疗效,但也可能对身体其他组织的功能造成损害,引起身体的不良反应。比如罂粟可用于医治反胃、腹痛、痢疾和脱肛,其提取物也是多种镇静剂的来源,但长期服用容易成瘾,造成慢性中毒危害身体。而有些中药可能有很强的毒性,但是针对某些疾病可能有特别的疗效。砒霜是人们熟悉的毒药,但是却能对某种白血病的治疗有一定的贡献。

（三）动态平衡

动态平衡的观点包含两层含义,一方面强调变化是永恒的,注重事物的运动变化规律;另一方面指出要在变化过程中维持各种关系的协调和平衡。动态平衡也是整体性状态的一种表现,它是整体能够建立的重要途径,是维持整体有序性的方式。

恒变思想历史悠久,早在先秦时就已确立,即认为世界的一切事物都处在不断的变化发展中,这也影响了中医学的认识观。《黄帝内经》认为人体生命是一个生长壮老已的运动变化过程,从微观来说是气升降出入的运动过程,脏腑经络气血具有升降出入运动机制与规律。《素问·玉版论要》说:"道之至数……神转不回,回则不转,乃失其机。"指出有规律的运动变化是生命存在的基本形式。从气的升降出入来看,《素问·六微旨大论》中说:"出入废则神机化灭,升降息则气立孤危。故非出入,则无以生长壮老已;非升降,则无以生长化收藏。是以升降出入,无器不有。"说明如果没有升降出入,便没有生老病死的生命过程,也没有自然界生长的过程,升降出入的异常会导致疾病的发生。

平衡强调事物的和谐统一,行为的适度协调。儒家把中庸之道作为自然界的根本规律和人与社会发展的最终目标。《周易·乾卦·彖辞》说:"保合太和,乃利贞。"将太和当成追求的至高境界。在医学观上,人体的平衡状态是健康的标准。其中既有阴阳二气的平衡,又有脏腑经络血气间的平衡,还有机体与环境之间的平衡。所有的平衡都是在运动变化中维持的,它是一种相对稳定的状态,使运动有序地进行。一旦运动停止,平衡也就不存在了;而一旦失衡,机体可能出现某些不适或是功能上的障碍,引起人体疾病的产生。《黄帝内经》里说:"阴阳乖戾,疾病乃起。"在中医学中大多数疾病都可以通过阴阳失调来解释。阴阳失衡的发病因素大致有时气失常、情志过激、饮食失调、劳逸失度等方面,都反映了一定程度平衡的丧失。中医学治疗的核心就是调节机体阴阳五行关系的动态平衡。调整体内环境阴阳间的不和谐,使脏腑气血由失调转为中和,阴阳的动态平衡得以恢复,达到周身气机的平衡状态,是中医学临床理论和实践的出发点和最终归宿。"令其调达,而致和平"(《素问·至真要大论》)是治疗的最终目标。

三、体悟思维

中医文化中无论是整体思维,还是取象思维,其共性是通过观察,类比,推演,通过身心的体会,感悟出事物的本质,而这一过程离不开人全身心参与的实践,把这种实践中的体会和感悟出的道理通过形象化的描述传递出来,创造出"境生象外"的思维模式,正如《周易·系辞上》所说:"书不尽言,言不尽意""圣人观象以尽意"。也就是说,思想意识不可言说,语言本身是有局限的,客观真实远比语言的描述丰富得多,老子:"道可道,非常道。"(《道德经·一章》)可以言说的,并不是事物的全部,一定要说,那就说一些故事、现象,让听者从中去悟那个道,如孔子说:"岁寒,然后知松柏之后凋也"(《论语·子罕》),老子说:"上善若水,水善利万物而不争(《道德经·八章》)"。禅宗更是不立文字,教外别传,讲求顿悟。在现实生活中也有类似体会,经历一件事,哪些人说了哪些话都不记得了,但是事件给人的感觉却很清晰,甚至影响持久,好像庄子说的"得意忘言"的感觉。这就是体悟思维,也是中医术语的特点,从内在体验上说,体悟思维来自直觉,追求的是虚静的境界,虚静也是体道的基本方式,因为是身心与世界混为一元,不分你我,没有边界,因而体悟思维具有模糊性。

（一）直觉

思维过程有时候并不遵循固定的模式，按照拟定的程序进行。人的大脑活动过程不能等同于计算机的运作。计算机的进程基本都依据既定的程序，一旦其中某个环节出错，可能都不能得到理想的结果，所有的程序都是人为设计，因此计算机的操作是受人的意志控制而非自己，它不能自己生成产品，而是按照人的愿望输出。而人的思维活动虽然也有规律可言，但是同时受到很多非认知因素的影响，比如个体当前的情绪状态、人格特点、所处环境的情境等。这些因素可能影响人的大脑细胞的活性或是电生理过程以及各细胞之间的联结程度，进而使思维过程表现出一些不能用传统理论解释的特点。

直觉思维是前人对这类思维方式的描述性总结，用直觉一词将所有"只可意会，不可言传"的思维活动包含其中。此时更为细化的思维过程和规则一般不能被意识觉知到，认识过程是由现象直接到结论的心理飞跃，可能在偶然因素的启发下突然得出了答案，整个过程具有突发性和偶然性的特点。

作为复杂的高级思维活动，它不是机械化的思维方式，不是简单的逻辑或是非逻辑思维运动，而是两者的结合和统一，也是一种潜意识与意识之间相互作用、相互贯通的理性思维认识的整体性创造过程。直觉思维的发生要求个体摒弃一切无关刺激的干扰，将注意力完全集中于思维对象，强调用心感悟，只有保持良好的身心状态，才能有更好的体会。但是直觉思维并不是凭空想象，而是建立在丰富的理论和经验的基础上，只有对事实有充分的认识，融会贯通于心，才能做出敏锐而准确的判断。

直觉思维在先秦哲学中就有体现，先秦儒家对最高精神境界的追求以直觉体验为主。孔子曰："仁远乎哉？我欲仁，斯仁至矣。"（《论语·述而》）对"仁"的追求本质上是从心而发的感受和体验，有强烈的直觉意味。道家的思维多数也表现出直觉形式。道家认为"道"是万物本原，它超越语言和现象本身，无形无名，不可言说，因此要用直觉的方式体验事物的规律。

直觉思维方式在中医学中的表现简单来说可以称为："医者，意也。""意"有意会、体悟的意思，带有浓厚的直觉色彩。中医学中既有对医学理论的意会，也有病症诊断中的领悟，还有治疗处方的直觉判断。在对圣贤论述和经典理论的学习过程中，可能存在着一些无法直接通过言语解答的疑难或困惑，此时需要医者自己反复推敲琢磨，用心领悟其内在关系。一旦思路打开，医者对理论的认识往往能得到水平上的提高，甚至形成自己独到的看法。尤其是察色、按脉、闻声、问苦的辨证过程，虽然有一定的理论基础，但实践过程中病人的外在表现千差万别，带给医者的主观感受也有相应的变化，很难单纯依赖理论知识的描述做判断。

在学习的时候，需要医者多番亲身试验，再细心体察其中的差异方能真正掌握。其中又以脉象的诊断最为典型，一般而言，健康人脉象为一次呼吸跳4次，寸关尺三部有，脉不浮不沉，和缓有力，尺脉沉取应有力。这里对脉象的描述均是主观的体验，光凭这些人们很难建立对脉象相对客观的认识。清代医家周学霆云："医理无穷，脉学难晓，会心人一旦豁然，全凭禅悟。"（《三指禅·总论》）处方用药也没有僵硬的程式可套用，需要医者对前人理论、病案、处方等用心体悟，才能把握内在规律。医理和药理虽然能为医者的处方提供理论支持，但是诊断和治疗仍需要依赖医者对当前的情况的直觉感受。只有对药物的功效和各种药物之间的相互作用了然于胸，才能迅速确定处方。即使面对新异症状或疑难的疾病，通过医者心领神悟也能做出直觉性判断。中医学理论的扩展，医治的病种类型的丰富，直觉思维起着很大的作用。

（二）虚静

古人对"虚静"的描述，最初见于周厉王时期的《大克鼎》铭文："冲上厥心，虚静于猷。"它指的是宗教仪式中一种通过摆脱现实欲念，以便对上天和先祖表达谦和、虔诚、敬慕、静寂心态的方式。最早的虚静带有宗教色彩，但后期它的意义超越于宗教心境，具有新的理论内涵。先秦道家对"虚静"有较具代表性的论述。他们在"道"为基本概念的基础上，提出"虚静"是"道"存在的一种形态，也是体道的方式。老子曰："致虚极，守静笃。万物并作，吾以观复。夫物芸芸，各复归其根，归根曰静，静谓复命，复命曰常。"（《老子·第十六章》）也就是通过回复到事物的本体境界上来把握天地万物。最终的理想境界是人归于自然，达到物我同化。"五色令人目盲，五音令人耳聋，五味令人口爽"（《老子·第十二章》），过多的刺激封闭了人类的心智，当排除一切干扰回归本源后，人本身也变为万物中的一部分，也就能够领悟自然之道了。庄子进一步用"坐忘"阐发了达至"虚静"的方法，"堕肢体，黜聪明，离形去知，同于大道，此谓坐忘"（《庄子·大宗师》）。发展到今天，虚静思维简单而言反映了对人类精神上的要求，希望能达到返璞归真状态的美好愿望。只有当人的内心真能做到虚静，人类的思维才能达到最高水平。

中医学对疾病与健康的认识移植了虚静思维的传统。中医认为恬淡清静是人的本原状态，一旦脱离了本原状态，会导致脏腑气机相互协调失控，机体气血紊乱而引发疾病，只要回归本原，就不会被百邪所害。养生最核心的要点就要做到内心恬淡虚无。但这并不等同于精神空虚，毫无追求，抑或是没有情绪影响，情感淡漠。无欲无求是过度理想的境界，不可能在人类的现实生活实现，但是对欲望的过度追求或是情绪过激都是不利于人类健康的情境。如能做到"嗜欲不能劳其目，淫邪不能惑其心，不妄作劳"（《素问·生气通天论》王冰注），行为和思想不过度不偏激，一切顺应本原，自然能有很好的养生的效果。中医学的临床实践中，医者和患者互动的过程要求双方达到"虚静"的状态。人体是个复杂的系统，机体局部的微小变化可能导致整体生理状态的改变，医者若不能静心问诊，很难准确掌握患者的实际生理状态。相应的，患者只有在不受无关因素干扰的情况下才能把自己最真实的情况反映给医者，否则可能导致错误的诊断。

（三）模糊

模糊思维的概念是1965年美国著名学者 L. A. Zadeh 首先提出的。模糊指事物类属和性态的不分明、不确定性、亦此亦彼或中介过渡性，这一点在现实生活中普遍存在。例如高矮、胖瘦、强弱等概念并没有精确的界限，只是事物某种模糊状态的反映。很多事物一直处在发展变化中，如由新变旧、由少变老，呈现中介过渡的模糊性。人们对事物的模糊性的认识方式，是主客体之间活动产生的客观特性，即是模糊思维的反映。

从本质上说，模糊思维是从广泛存在的模糊信息中提取相对确定的有意义的成分。相对于精确思维而言，遵循同一律和隶属律的基本规律。同一律反映了模糊思维依赖确定性而存在，如果丧失了确定性，就不能保证这种思维方式的有效性。隶属律反映了对象的属性并不存在绝对的是与非，而只需要确定每个属性对它的隶属程度，就能达到对事物的准确判断。

人类认识的模糊性和模糊思维自古就有，但并不被哲学家、科学家重视，而随着人类认识对象的不断发展变化和社会对人类生产生活要求的改变，模糊思维对认识世界所起的作用越来越突出。面对简单的对象，可以通过精确思维简化其成分，舍弃固有的模糊性，建立清晰的数量关系,但毕竟还是有些失真。面对规模庞大、结构复杂、多变量、多目标的复杂系统的客体,精确思维显然已经不能满足人们认识世界的需求,模糊思维将不确定因素纳入认知体系中,为人类的认识领域弥补了空白。在信息论、控制论和系统论为主导的信息时代,模糊思维应用于社会生活的各个方面。

中医学里的很多概念带有模糊性的特征。阴阳的本义就体现了不确定性,阳光照射的地方称为阳,照不到的地方称为阴,随着太阳照射角度的变化阴阳也在发生变化。事物的明亮、温热、亢进、向上、向外、强壮的特性被称为阳,事物的灰暗、寒冷、退缩、向下、向内、弱小的特性称为阴,但对两者的划分并没有明确的界限,是不能精确描述的。同样五行、气等概念也没有实际操作化或是明确指向性的定义,但却用这种超负荷的表达方式为中医学的内涵传递最丰富的信息。

基于人体的复杂性特征,中医学中对人体的生命现象的描述也是模糊的,这在古代各种医学著作中屡见不鲜。比如三阴三阳,所谓"少阳为一阳,阳明为二阳,太阳为三阳;厥阴为一阴,少阴为二阴,太阴为三阴"(按《素问·阴阳类论》和《经脉别论》等规定),"一、二、三"表示阴阳之气的盛衰变化,这是人体生命活动变化的标志。它并没有数量上的清晰描述,而只让人们对现象有感性认识。

在理论上通过隶属律的方式分析也是中医模糊思维的表现。《伤寒论》中六经病证可分为典型汤证和不典型汤证两大类。对于典型汤证,可以采用精确思维方式,判断其是证的属性;而对于不典型汤证,则采用与典型汤证加以比较的方法,确定其与典型汤证的隶属度,进而对不典型汤证的治疗达到近似于精确的程度。麻黄汤治伤寒表实证,桂枝汤治中风表虚证,两者差异显著。然而如第 23 条:在太阳病八九日后,发热恶寒如疟状,热多寒少,一日二三度发,面赤身痒,便不是单纯麻黄汤证或桂枝汤证了,而是二者的隶属度各兼其半,所以用桂枝麻黄各半汤加以治疗。通过两两对比,以达到对病症近乎精确的分析。

（熊益亮）

第三节　中医文化核心价值观

价值在汉语词汇中主要表示商品的价格,如清代李渔《闲情偶寄》用"价值"表示江南六合县(今南京六合区)出产的香皂价格昂贵。在哲学层面上,价值是指客观世界满足人类生存发展程度的关系范畴,即具体历史过程中客体对于主体需要的意义。在西方,价值一词源自拉丁文 valere,意为"是好的",至 19 世纪末,价值被认为是值得个人或社会向往的行为或目标的特定方式之信念。一般来说,价值的特性有客观性、主体性、社会历史性与多维性等。价值观是指对事物价值的认识,属于哲学层面的意义,具有规范和导向作用。有广义和狭义之分,广义上是指关于价值的基本理论、观点与方法;狭义上是指人们关于善恶、美丑、好坏等价值的判断与选择。从主体角度来说,可分为个人(人生)价值观、群体(行业)价值观、社会价值观;从时代视角来说,可分为传统价值观、当代价值观;从表现态度来说,可分为积极价值观、消极价值观;从构成体系来说,可分为一般价值观、核心价值观。核心价值观即处于核心地位,能够起到主导作用的价值观。中医文化核心价值观就是指中医药行业的主流价值观,对中医药从业者的思想、行为具有规范和主导作用。

一、中医文化核心价值观的来源

从早期医药文物砭石、骨针等的出土，甲骨文的疾病记载，说明中医药的发展始终与中华民族的前进紧密相连。至诸子时代，中华文化进入大繁荣时期，这一时期医书开始出现，如各地出土的简帛医书，医学理论日趋完善，最终形成了以四大经典《黄帝内经》《难经》《伤寒杂病论》《神农本草经》为基础的医学理论体系。汉代以降，随着社会的进步，统治者与人民对于医者、医疗的需求不断增加。医生队伍逐渐壮大，名医辈出，医著涌现，医事、教育等制度建立，以《二十六史》为例，收载名医传记 150 人，《汉书·艺文志》《隋书·经籍志》《旧唐书·经籍志》《新唐书·艺文志》《宋史·艺文志》《明史·艺文志》以及《清史稿·艺文志》都设专门部类载录历代医学文献。经过历史的积淀，历代中医人所创造的精神文化成为了当代中医文化核心价值观的来源，具体可以从医学鹄的、大医精神、名医事迹三个方面来说。

（一）医学鹄的

医学乃健康所系，性命相托，其自诞生起就是为了解决人类的病痛，如新石器时代的砭石，被认为是我国古代最早发明并使用的原始医疗用具之一，《素问·异法方宜论》曰："故其民皆黑色疏理，其病皆为痈疡，其治宜砭石"，即用砭石治疗痈肿疮疡之症。甲骨文卜辞中发现记录有"小疾臣"，认为是商代管理疾病的小臣，既从事疾病的治疗，还负责医疗管理工作。周代以后史书文献明确记录了各朝各代都有宫廷医疗机构，负责天子及贵族的疾病与保健。从先秦两汉出土医学文献，可以看到中医临床各科的治疗包括内科、外科、妇科、儿科、男科、五官科、骨伤科、肛肠科、传染病等，充分说明在先秦两汉时期中医学已经在应对各科疾病上积累了大量的经验，并以医方形式记载下来，如马王堆出土的《五十二病方》《养生方》，老官山出土的《治六十病和齐汤法》等。除医方外，中医还产生了针灸、推拿、导引、拔罐、刮痧、手术、食疗、香疗、洗浴等治疗或养生方法，大大提高了中医的疗效。总而言之，这些都是围绕着"济世救人"的医学鹄的，不断发展，直至今天仍然在发挥着巨大的作用，成为了中华传统文化的杰出代表，守护着国人的生命健康。同时中医学对于生命健康的探究，始终以"平和"为目标，如《素问·至真要大论》说："谨察阴阳所在而调之，以平为期，正者正治，反者反治"。现代体质学说指出人的理想体质就是"平和质"，是中医治疗与调护人体的鹄的。

（二）大医精神

围绕着济世救人的目标，医家需要博采众方，精勤不倦，不断提高自身的医术水平和医德修养，以达到"大医"的标准。大医首次由唐代名医孙思邈提出，他在《备急千金要方》中开篇就明确了大医习业和大医精诚的要求。大医习业认为，想要成为大医，不仅需要精通医学，还需要精熟易学，涉猎儒学、史学、诸子、佛学、道学、天文等群书。大医精诚指出大医者应具有医术精、医德诚的品质，如医术精则能"详察形候，纤毫勿失。处判针药，无得参差"，医术诚则应"勿避险巇、昼夜、寒暑、饥渴、疲劳，一心赴救，无作功夫形迹之"。孙思邈的"大医说"对后世具有重大影响，直至今天仍是圭臬，更成为了中医药学子的入学第一课。古代与大医相近的称谓还有上工，《灵枢·逆顺》："上工治未病，不治已病，此之谓也"；上医，《备急千金要方·诊候第四》："上医医未病之病，中医医欲病之病，下医医已病之病"；良医，《太平圣惠方》："能知疾之可否，究药之征应者，则世之良医也"；明医，《医学心悟》："今之明医，心存仁义，博览群书，精通道艺"。大医、上工、上医、良医、明医都是古代对医德高尚、医术精湛者的称谓，他们的思想最终凝聚成了大医精神，指引后学不断前进。

笔记栏

医学世家的坚守

对于中医人来说，世医家族不仅让人羡慕，更令人感动，感动于百年传承与坚守的不易，感动于代代相传济世救人的情怀，因为这样的中医世家不仅医术高超而且都有高尚的医德修养，正是大医之精诚者。据不完全统计，安徽新安医学中家传三代至三十代就有六十三家，如"定潭张一帖""黄氏内科""西园喉科""蜀口曹氏外科""程氏内科""西门桥儿科"等等。我国首届国医大师李济仁教授就出自"定潭张一帖"。张一帖世医家族最早可以追溯到明朝嘉靖年间，传承至今已有460多年的历史。在安徽歙县有两句老话，一句是"劳累伤寒赶定潭"，另外一句是"死命咯，要去赶定潭咯"。为何要去"赶定潭"呢？因为定潭有个"张一帖"，"张一帖"有一种"末药"，这种末药对劳累伤寒有特殊的疗效，往往一帖药就能把病治好。久而久之，也就有了"赶定潭"的说法。医术固然是一个方面，但医德也同样重要，医学世家之所以能经久不衰，也与他们注重医德传承有关。张一帖世医家族奉行"孝悌忠信、礼义廉耻、自强精进、厚德中和"的家训家风，践行着中医文化核心价值观。

（三）名医事迹

在追寻大医的路上，历代医家始终在践行着大医的精神，为后世留下了生动、鲜活的事迹，成为杏林佳话、中医符号。从这些名医事迹中，可以感受医者的魅力，可以坚定行医的信念，用榜样的力量激励前行的脚步。三国名医董奉为人治病，不收钱财，他只要求病重者痊愈之后，在他住所边种五棵杏树，病轻者痊愈后，种一棵杏树。经过几年之后，杏树成林，他就贴告示，想买杏子者，可用稻谷或粟米来换取。然后将换来的粮食，赠予贫困人家。"杏林"也就成为了"医林"的美称，誉满天下。魏晋名医皇甫谧在病榻上，遍读《黄帝内经》《明堂孔穴针灸治要》《针经》等医书，寻求治愈自己风痹症的针灸疗法。为了体验"得气"的感觉，他让儿子在自己身上一次次试针，切身感觉到了酸、麻、胀的针感。他为追求医术的精进，真正做到了以身试针，为针灸学的发展作出了重大的贡献。北宋名医庞安时为远道慕名而来求医的人，安置了房舍以便于医治，被认为是我国最早的私人"住院部"，苏轼曾评价庞安时说："庞安常为医，不志于利。"明代名医李时珍在行医过程中发现以往的本草书籍存有错误或者遗漏，于是决心重新撰写一部本草专书。他以实事求是的精神，在《经史证类备急本草》的基础上，参考了八百多种文献，并亲自外出考察本草，足迹遍及河南、河北、江苏、安徽、江西、湖北等等广大地区，历时二十七年完成了《本草纲目》的初稿，后又修订三次，才正式刊行。《本草纲目》可谓药物学、博物学之集大成巨著，被李约瑟誉为"中国博物学中的无冕之王"。

二、中医文化核心价值观的凝练

中医药在传承发展过程中始终以济世救人为使命，追求生命的平和健康。历代医家以大医圣贤为楷模，在践行与弘扬大医精神中，为后世留下了丰富的事迹，对指导当代中医药的发展具有重要的现实意义。因此，国家以及学界都对中医文化核心价值观进行了凝练。2009年7月国家中医药管理局颁发《中医医院中医药文化建设指南》："中医药文化的核心价值是中医药文化的灵魂，决定着中医药文化的存在和发展，是中医药几千年发展进程中积累形成的文化精髓，是中华民族深邃的哲学思想、高尚的道德情操和卓越的文明智慧在中医药中的集中体现。中医药文化的核心价值，大家普遍认为，主要体现为以人为本、医乃仁术、天人合一、调和致中、大医精诚等理念，可以用仁、和、精、诚四个字来概括"，并对仁、和、精、诚进行了论述。学界对于中医文化核心价值的主要观点有"仁、和、精、诚"（张其成，2009），"道法自然、精诚仁和、心身共养、药取天然"（郑晓红，2014），"以人为本、效法自然、和谐平衡、济世活人（孙光荣，2014）"，"人本、中和、自然"（张宗明，2015），"生生"（贾成祥，2021）等。虽然学界对于中医文化核心价值尚未形成共识，但都关注到中医药对待生命的基本观念（和、人本），治疗养生的作用（精、自然）以及医者品德的修养（诚、仁）。中医医院是现代中医药行业的主要阵地，自 2009 年以来，全国中医医院通过将中医药文化的核心价值"仁、和、精、诚"融入医院宗旨、发展战略、院训、院歌以及行为规范、环境形象等方面加以体现，培育高素质中医药人才。故而，以下主要对"仁、和、精、诚"进行阐释，从技到道、从个人到医学层面进行对应，可以将"精"对应"医术"；"诚"对应"医德"；"仁"对应"医心"；"和"对应"医道"。

（一）医术精

精，即医术精。医学从学科角度来说，首先为一门技术，因此，技术水平的精湛是对医者的第一要求，临床疗效也就成为评判医者水平的基本要素。早在西周就有按疾病诊断率来考核医生的，《周礼·天官·冢宰》："十全为上，十失一次之，十失二次之，十失三次之，十失四为下"。医学的首要目的就是济世救人，正如《脉经》所云"夫医药为用，性命所系"，乃关乎人的生死大事，因此对于医者的医术就要有严格的要求。业医得从学医开始，历代大医都非常重视学习，张仲景提出学医必须要"勤求古训，博采众方"，切勿"不念思求经旨，以演其所知，各承家技，始终顺旧"（《伤寒论·序》）。孙思邈说："世有愚者，读方三年，便谓天下无病可治；及治病三年，乃知天下无方可用。故学者必须博极医源，精勤不倦，不得道听途说，而言医道已了，深自误哉！"（《备急千金要方·大医精诚》）在博采众长，勤学苦练的过程中，还要精研医术，才能不断提升自身的医理、医术水平并争取有所创新，如金元四大家就能突破窠臼，创立新说。在行医实践中，更是要做到"精益求精，臻于至善"，从望闻问切、辨证论治，到处方用药、针灸推拿、导引食疗，再到煎煮药物、注意事项，均需精心细致，方能药到病除。医者，又有医工之称，药师，亦被称为药工，这体现了医药工作者也要具有"工匠精神"，要敬业、精益、专注、创新。医学本为精微之术，要求精勤治学，精研医道，行医精益，追求精湛的医术。

（二）医德诚

诚，即医德诚。医学虽是一门技艺，但其关乎性命，《卫生易简方》说："医之道，人命生死所系，未可以艺而视之也"，即不能简单把医学当成技艺看待。"不为良相，便为良医"就说明了"业医"与"治国"都是为了民生福祉，二者是一样重要的，《济阳纲目》说："昔范文正以不得为良相，愿为良医是祷，岂非以医之事小而医之道则大乎。夫调燮阴阳，参赞天地，医之治人与相之治国等。今先生出道德之绪余以医民，而人即得以医家医天下医后世何。莫非从正心诚意，格物致知中来者乎"。诚有诚实、诚信、真诚、诚恳等意。《说文解字》曰："诚，信也"，即诚实守信之义。《礼记·中庸》云："诚者，天之道也；诚之者，人之道也"，指诚是天道法则，而做到诚是为人之道。作为医者，更是要诚心诚意地面对病人，正如孙思邈所言："若有疾厄来求救者，不得问其贵贱贫富，长幼妍媸，怨亲善友，华夷愚智，普同一等，皆如至亲之想，亦不得瞻前顾后，自虑吉凶，护惜身命。见彼苦恼，若己有之，深心凄怆，勿避险巇、昼夜、寒暑、饥渴、疲劳，一心赴救，无作功夫形迹之心"。所以业医制药者必须心怀至诚、言行诚谨，具体来说，在习医治学上要务实求真；在对待病患时要真诚恳切；在处方用药中要实事求是；在炮制修合上要诚实守信；在著述科研中要诚笃端方;在为师授业中要诚心实意。

（三）医心仁

仁,即医心仁。相较于医德诚而言,医心仁更偏重医者的内心修养,而医德诚则偏重医者的外在品行,但二者都是立足于医者之心。医学之鹄的是济世救人,为医者就要有一颗仁爱之心,即所谓医者仁心。《说文解字》曰:"仁,亲也。"《庄子·外篇·天地》云:"爱人利物谓之仁。"可见"仁"的本义为亲,为爱;即后世所说"仁爱""爱人"也。医者仁心就是要有一颗爱人之心,是尊重生命、敬畏生命、爱护生命之心,是孙思邈所言"大慈恻隐之心"。《孟子·离娄下》曰:"君子以仁存心,以礼存心。仁者爱人,有礼者敬人。"医者以治病救人、救死扶伤为使命,即是仁者,就是君子,而医术也就被称为仁术。

"仁术"一词,最早出现于《孟子》,在孟子见齐宣王时,论及"以羊代牛"来祭祀时说:"无伤也,是乃仁术也,见牛未见羊也。(《孟子·梁惠王上》)"因此"仁术"最初是指君主应常怀仁爱之心以施行仁政,怀爱民之心以治天下。《宋史》中载左谏议大夫梁焘给宋哲宗的上书曰:"帝富于春秋……愿正纲纪,明法度,采用忠言,讲求仁术。"可见"仁术"一词一直活跃于政治治国领域。治国与治病其目的都是为人民谋幸福,都需要仁爱之心,故将医术称为仁术,《太平圣惠方卷第一》曰:"良医以仁术救世",《玉机微义》载:"医者,圣人仁民之术也",《医门法律》云:"医,仁术也"。此外一些医书的书名中也直接用"仁术",如明代张洁《仁术便览》、清代王士雄《仁术志》。

"医乃仁术"这一术语的出现,最早见于明代戴思恭的《推求师意》,汪机在为本书作序中写道:"医乃仁术也,笔之于书,欲天下同归于仁也"。此后,如宋登春所著的《宋布衣集》曰:"医之为道也大矣,是以圣人不居朝廷,而隐于医卜,故曰医乃仁术也。"王绍隆著的《医灯续焰》载:"陆宣公论云:医以活人为心,故曰医乃仁术。"到了清代的萧晓亭的《疯门全书》曰:"盖以医乃仁术,可以济人。"许克昌、毕法合撰的《外科证治全书》中说:"要知医乃仁术,何在非救人之道。"明清时期"医乃仁术"逐渐广泛使用,直至当代已然成为对医生的基本要求。

（四）医道和

和,即医道和。中华文化历来强调万物一体,崇尚和谐的价值取向,提出"和实生物""以和为贵""和而不同""冲气为和"等观点。中医认为生命健康要以平和为期,即人体自身、人与自然、人与社会要处于平和的状态,因此可以说医道尚和,也就是说医药之本原就是追求生命的平和。具体来说,可以体现在中医的生命观、自然观、社会观、治疗观等方面。中医生命观中的藏象学说以"五藏"为核心,将心、肝、脾、肺、肾与形体组织、外部官窍进行联系,同时各藏的阴阳属性又与四时五行对应,构建了"四时—五藏—阴阳"模型,从而将人体构建成一个统一的整体。中医学在论述人体生理、病理、养生等,以"形神"为基础开展论述,如《灵枢·天年》说:"血气已和,荣卫已通,五藏已成,神气舍心,魂魄毕具,乃成为人",说明人体生命的生成除"形成"之外,还需"神气舍心";又如《素问·上古天真论》载:"故能形与神俱,而尽终其天年,度百岁乃去",说明人体生命的保养需要"形与神俱",即形神合一的思想。人的身体要达到气血和、脏腑和、经络和、情志和的阴阳平和状态,才能宝命全形、健康长寿。

中医自然观强调人与天地自然的和谐,即天人合一思想。《素问·宝命全形论》说:"夫人生于地,悬命于天,天地合气,命之曰人",指出人是由天地阴阳之气的交互作用而生成。《伤寒论·序》曰:"夫天布五行,以运万类,人禀五常,以有五藏",即人与万物都是秉承自然五行之气而生,可见人与自然同源,都是气化而生成。《灵枢·邪客》说:"天有日月,人有两目。地有九州,人有九窍。天有风雨,人有喜怒。天有雷电,人有音声。天有四时,人有四肢。天有五音,人有五藏。天有六律,人有六府",此则论述了人与自然同构。《素问·四气调身大论》提出"春夏养阳,秋冬养阴"的理念,即遵循四季规律,春时阳生,乍暖还寒,尚需保暖;夏时阳盛,大热耗气,又喜纳凉,易伤阳气;秋时阴收,燥邪为患,则需滋阴;冬时阴藏,天寒地冻,喜食辛辣,易伤阴津。此则说明人与自然同道,生命需要顺应自然规律而保身长全。故而人居于天地之间,与自然同源、同构、同道,需与天地相和,才能风雨有节、寒暑适时,得以长生久视。

中医社会观注重医家与病家、同道、师徒之间关系的和谐,即所谓"人我相和"。《灵枢·师传》曰:"入国问俗,入家问讳,上堂问礼,临病人问所便",强调医家要了解病人情况,就是要尊重病人,才能互相信任,打好医患和谐关系的基础。《备急千金要方·大医精诚》更是多处论述强调了医者应如何对待病家,云:"普同一等,皆如至亲之想",即一视同仁,"见彼苦恼,若己有之,深心凄怆",即能感同身受,"不得多语调笑,谈谑喧哗",即谨慎言辞。《外科正宗》云:"假有不便之患,更宜真诚窥睹。虽对内人不可谈,此因闺阃故也",即要保护患者隐私。同道相处要互相尊重,谦和礼让,《外科正宗》曰:"凡乡井同道之士,不可生轻傲慢之心,切要谦和谨慎,年尊者恭敬之,有学者师事之,骄傲者逊让之,不及者荐拔之"。同道之间应相互交流,互补长短,提高医术,《医道端宗》曰:"长幼之序,乃长者方向,幼者方力,长者喻道,幼者喻心,长短相补,各取所需,各有所成,惠恩大千,其乐融融,何不为也"。医者传道授业解惑需择善者而教之,《素问·金匮真言论》曰:"非其人勿教,非其真勿授"。总而言之,医家在医患、同道、师徒关系上要做到信和、谦和、温和。

中医治疗观重视人体阴阳的平衡,即调和阴阳以达平和。《素问·阴阳应象大论篇》云:"善诊者,察色按脉,先别阴阳。"《类经·阴阳类》中说:"人之疾病或在表,或在里,或为寒,或为热,或感于五运六气,或伤于藏府经络,皆不外阴阳二气。必有所本,或本于阴,或本于阳,病变虽多,其本则一。"现代中医诊断学的八纲辨证即以阴阳为总纲,证候虽然复杂多变,大抵不外乎阴阳两大类,诊病之要即以辨明其属阴属阳为先,而表、实、热证亦属于阳证,里、虚、寒证亦属于阴证。《素问·生气通天论》曰:"凡阴阳之要,阳密乃固,两者不和,若春无秋,若冬无夏,因而和之,是谓圣度",中医治疗就是要调和患者阴阳失和,使其趋向于平和,从而能够"阴平阳秘,精神乃治"(《素问·生气通天论》),反之则"阴阳离决,精气乃绝"(同上)。所以中医治疗就是通过方药、针灸、按摩等各种方法调和人体脏腑、经络、气血津液等,以达人体阴阳的平和。

三、中医文化核心价值观的践行

中医文化核心价值观的凝练本身就来源于历代名医的践行,如孙思邈所述大医精诚,生命认识,即"人命至重,有贵千金"(《备急千金要方·序》)及其治病养生理念,均体现了医术精、医德诚、医心仁、医道和的价值取向,又如仲景坐堂行医,苏耽橘井泉香,董奉杏林春暖,壶翁悬壶济世,华佗青囊度人,宋慈法医洗冤,时珍重修本草,等等。明代民间医学学术团体"一体堂宅仁医会"成立于明隆庆二年(公元1568年)或稍前,它不仅是我国最早的医学社会团体,也是古代目前发现记载的唯一的一个民间医学团体,还是世界上第一个民间科技团体。由当时著名的医学家徐春甫等四十六人组成,均为当时居住北京的医家,而且多数来自安徽省。从会名来说,"一体堂"有两层含义,一是指医家同道、同门之间本是一体,应互相扶持,共同进步;二是指医家与病家本是一体,能急患者之所急,诚心救治。"宅仁"即"宅心仁厚",是医者仁心、医乃仁术之意。该会成立的宗旨正如徐春甫在其《医学入门捷径六书》"一体堂宅仁医会录"中所倡导:"探究医理、讲习方术,精益求精、克己行仁,深戒徇私谋利之弊,助善规过,患难相济"。其对会员的要求从治学内容、态度到行医处世,都作了一一细致规定,共有二十二项:诚意、明理、格致、审证、规鉴、恒德、力学、讲学、辨脉、处方、存心、体仁、忘利、自重、法天、医学之大、戒贪鄙、恤贫、自得、知人、医箴、避晦疾。所以从会名"一体堂宅仁医会"到医会宗旨、会员条款,都能体现医会对为医者"精、诚、仁、和"的要求。中医文化核心价值观是医者的价值标准,需要内化于心,外化于行,其中医术精是医者的首要任务,医德诚、医心仁是医者的基本要求,医道和是医学的核心要义,以下以当代国医大师精神、中医医院建设为例进行论述。

（一）国医大师精神彰显

国医大师是中医药工作者的杰出代表,是中医药行业的最高荣誉。从 2009 年起至 2022 年,已经评选四届,共 120 人。2022 年 7 月 20 日《人力资源社会保障部、国家卫生健康委、国家中医药局关于表彰第四届国医大师的决定》中说:"近年来,全国中医药系统广大干部职工在党中央、国务院的正确领导下,坚持以习近平新时代中国特色社会主义思想为指导,全面贯彻党的十九大和十九届历次全会精神,深入学习贯彻习近平总书记关于中医药工作的重要论述,按照党中央、国务院关于中医药工作的决策部署,传承精华、守正创新,中医药事业发展成效显著,涌现出一大批德高望重、医术精湛的名医名家。"可见,总的来说国医大师的评选标准就是大医精诚,即德高望重、医术精湛,而具体到每一位国医大师都可以看到他们的医术精、医德诚、医心仁、医道和的价值取向。2018 年 4 月 12 日起,《人民日报》开设了"走近国医大师"栏目,为宣传中医药文化,弘扬国医大师精神提供了权威平台。学人通过对这些专访的整理与分析,提出国医大师精神可以分为对待中医药事业、治学、学派、育人、待人、心性、处世等七个维度。其中对待中医药事业属于宏观层面的精神;治学、学派、育人属于中观层面的精神;心性、待人、处世属于个性层面的精神。围绕七个维度,总结出关键词,对待中医药事业方面的核心词是"钻研""坚持""勤""精";治学方面的核心词是"严谨""求实";学派方面的核心词是"开放""创新";育人方面的核心词是"严格""无私";待人方面的核心词是"和""平等""热情""谦""耐心""真诚";心性方面的核心词是"仁""善""爱";处世方面的核心词是"淡泊""自信""清高"(褒义)。可见,国医大师精神正是中医文化核心价值观的践行的最好体现。

（二）中医医院文化建设

中医医院是中医药事业的主要阵地,是中医药服务人民的一线,是中医药核心价值体现的场所。2009 年以来,以《国家中医药管理局关于加强中医医院中医药文化建设的指导意见》《中医医院中医药文化建设指南》(下文简称《指南》)为纲领,全国中医医院从医院精神、行为规范、制度管理、环境形象等层面,不断深化医院中医药文化建设。以医院精神来说,《指南》提出要以"仁、和、精、诚"为核心构建医院的核心价值体系,即从医心"仁"、医道"和"、医术"精"、医德"诚"的四个维度,建立中医医院的医院宗旨。全国各地中医医院围绕"仁和精诚",结合自身医院特色,不断重视医院院训、宗旨或精神等的培育与宣传,加强员工医德考核,体现医院对于"仁和精诚"的内化。在环境形象建设中,中医医院全面重视医院环境对于医院发展的重要性,尤其对于员工归属感、患者舒适度具有直接的关系,是医院形象工程的直观体现。如大部分中医院都会建立古色古香的中医门诊部、中医药文化长廊、科室文化墙、科普文化园地等,加强医院景观建设,为医生和患者营造良好的工作和就医环境,是"仁和精诚"的外化表现。可以说,《指南》的落实,从医疗群体的层面践行了中医文化核心价值观。中医医院的文化建设有了长足的发展,中医药"以人为本""医乃仁术""天人合一""调和致中""大医精诚"的精神更加彰显,有利于促进中医医院深入人心,更好地为人民服务,不断推动我国医疗卫生事业的发展。

（熊益亮）

拓展阅读

复习思考题

1. 中医的生命观包含哪些内容？
2. 简述治未病的含义。
3. 简述中医象数思维的特点。
4. 简述"精诚仁和"的内涵。

◇◇◇　**第六章**　◇◇◇

中医行为文化

> **学习目标**
>
> 1. 了解中医养生、民俗文化、医政文化内容。
> 2. 熟悉中医著述文化内容。
> 3. 掌握中医医疗行为文化、教育行为文化的特点。

第一节　医疗行为文化

疾病的诊断和治疗是医疗行为的主要内容,往往需要数年的学习、实践,通过严格的医师资格考试,才能成为一名真正的医生。中医学在临床实践中不断积累经验,形成独具自身特色的诊法,如以望、闻、问、切为核心的四诊合参,以司外揣内为原理的面诊、手诊、耳诊等。同时为更好地治疗疾病,发明了多种多样的治疗手段,往往这些手段可以互相配合,从而提高临床疗效。总的来说,中医在诊断和治疗中讲求"四诊合参,辨证求本",注重整体审查、取象比类、内外合一、审证求因、天人相参,可以说在中医的医疗行为中充分体现着中医文化的核心价值。

一、四诊合参

清代名医林之翰在《四诊抉微·凡例》中说:"四诊为岐黄之首务",中医在诊断方法上以望、闻、问、切四诊合参,从宏观、整体、功能角度辨识人体状况,以望而初知,闻而浅知,问而得知,切而多知相结合,遍查周知地做出诊断。

(一)望而知之

在望闻问切中,望诊居首,有四诊中"望尤为切紧"(《四诊抉微·凡例》)之说法,《难经》中也说"望而知之谓之神"(《难经·六十一难》)。《望诊遵经》里说:"治病必先知诊,诊病必先知望。"可见对望诊的重视。望诊即观察病人的气色、神态、形体乃至分泌物、排泄物的色质异常变化等,以协助了解病情,辨识疾病之状态的一种诊断方法。

事实上,人类对疾病的认识起初都是要依赖于对表面现象的观察和简单直接经验的总结与积累,我国医学最初对疾病的观察及病名的确立和鉴别也都是依靠望诊实现的。对望诊法的记载最早可见于殷墟甲骨文卜辞,此后《黄帝内经》《难经》《诸病源候论》等著作中对于望诊的作用和方法都做出了归纳,后世医家也极为重视望诊之法,比如张仲景的《伤寒杂病论》中有很多运用望诊的记载,孙思邈则在《千金翼方》中专门设立有"色脉"卷,以"诊气色法,冠其卷首"。及至宋元期间,金元四大家在其著作中对望诊均有涉及并多有发挥。

望诊包括望局部如面、舌、目、耳、唇、皮肤、毛发、指纹、齿、二便等,以及整体的望神、望色、望形、望态。望诊与中医的气血理论相一致，《素问》里说"五色微诊，可以目察"（《素问·五脏生成》）。中医强调整体望诊，并总结出"五色理论""五形之人"以及"形神合一"等望诊方法，《难经·六十一难》中指出："望见其五色，以知其病。"《灵枢·本脏》说："视其外应，以知其内脏，则知所病矣。"可见望诊这一诊疗方式是在中医藏象学说的以表知里、以象测藏理论指导下应用的一种诊断方法，也体现了人体外表和内部、局部和整体之间的整体关联性。

（二）闻声嗅气

四诊中的闻诊就是通过听声音和闻气味来诊断疾病的一种方法。《难经》中说"闻而知之谓之圣"（《难经·六十一难》），并说"闻其五音，以别其病"。以听声音来诊病的方法早在《周礼·天官》中就有记载，有"五气、五声、五色视其死生"之说法。在《黄帝内经》中则提出了语言、呼吸、咳嗽等声音的异常变化与疾病之间的关系，比如《素问·阳明脉解》里说："阳盛则使人妄言骂詈不避亲疏。"还明确阐述了五声是呼、笑、歌、哭、呻，五音是角、徵、宫、商、羽，以及五脏、五声、五音之间的相互关系，如肝"在音为角，在声为呼"、肾"在音为羽，在声为呻"与脏象理论相联系，奠定了闻诊的理论基础。

《难经》继承和发扬了《黄帝内经》中闻诊的理论，并谈到嗅气味的方法。后世的《诸病源候论》《医门法律》《四诊抉微》等都有关于闻诊的专门篇章。到民国时期，梁翰芬在《诊断学讲义》一书的"闻诊"一章中专门列出了"附嗅法"，并加按语说"此亦闻法之一，但一则以耳闻，一则以鼻闻，斯为异耳"。

归纳起来说，闻诊的听声音包括听患者的语言、呼吸、咳嗽、喷嚏、呕吐、肠鸣乃至呻吟、哭泣等声音，并分辨每种声音的清浊、高低、轻重、缓急，而嗅气味主要是指嗅患者的口气、体气以及排泄物的气味，并辨别出其腥、臊、臭，来判断患者的病性、病因、病位、病势等并对预后的效果加以判断。《素问·五脏生成》中说"五脏相音，可以意识"，是说五脏在身体的内部，虽然不能以肉眼看到，但却可以通过外在的表象与声音表现出来。可见闻诊和望诊一样都是中医的见微知著、司外揣内的思维方式在诊断方法上的体现。

（三）问其所苦

《难经》里说："问而知之谓之工。"（《难经·六十一难》）问诊是与病人或者其他对病情知情者进行对话，询问病情、了解病史、病人现状以及过往治疗经过来对疾病做出诊断的方法。孙思邈在《备急千金要方·治病略例》中说："未诊先问，最为有准"，指出了问诊在四诊中的地位。问诊虽然表面上看起来是四诊中较为简单的一种方法，但在临床中能够收集到较为广泛的信息，而且有些信息一定要问诊才能得知，历代医家都较为重视问诊。

从殷商时期的甲骨文记载中可知当时已产生问诊的早期观念，到《黄帝内经》中则可以看到十分丰富的关于问诊之论述，《素问·疏五过论》概括了问诊的内容："从容人事，以明经道，贵贱贫富，各异品理，问年少长，勇怯之理，审于分部，知病本始。"并说："凡欲诊病者，必问饮食居处。暴乐暴苦，始乐后苦。"指出问诊时要对患者之个性、年龄、生活条件、社会地位以及饮食习惯等详加了解。《素问·三部九候论》说："必审问其所始病，与今之所方病。"《难经》里也说："问其所欲五味，以知其病所起所在也。"强调诊病时应询问发病原因和发病经过。明代医家张景岳则在总结前人经验的基础上将问诊内容归纳概括为"十问歌"。

由于问诊也是和患者之间的一种沟通，因此医生的态度就显得非常重要，《素问·移精变气论》里说道："闭户塞牖，系之病者，数问其情，以从其意。"指出问诊之时，医生要专心认真询问，并要对患者的想法加以尊重。孙思邈则提出"省病诊疾，至意深心。详察形候，纤毫勿失。"（《备急千金要方·治病略例》）可见问诊不仅体现出中医的个性化、差异化的诊断精神,也体现着医生对待患者的态度与医德。

（四）切脉诊病

《难经》说:"切而知之谓之巧","巧",为"技术""技巧"之意。切脉又称把脉或者说摸脉,是医生运用手指切按患者体表动脉,探查脉象,根据脉系的变化得知病情、辨识病证的一种诊病方法。脉诊是中医所独具的诊断方法,具有完整系统的理论体系,在中医临床中发挥着重要作用。

《素问·脉要精微论》指出"微妙在脉,不可不察",《黄帝内经》中提出了"十二经遍诊法""寸口脉诊""三部九候脉诊"等,对于脉诊的内容、部位、作用等做了较为全面的阐述。《素问·经脉别论》中说:"权衡以平,气口成寸,以决死生。"《难经》提出"独取寸口,以决五脏六腑死生吉凶",认为寸口是脉之大会,之后的《脉经》则完善了"独取寸口诊法"。

由于脉诊并无客观度量标准,凭手指感知,大脑意会,《素问·疏五过论》比喻诊脉为"若视深渊,若迎浮云。"王叔和在《脉经》中认为:"脉理精微,其体难辨,弦紧浮芤,展转相类,在心易了,指下难明。"这也反映出诊脉是以功能状态为基础,从整体动态和个性化角度掌握人体生命活动规律的特点。

（五）四诊合参

四诊各有侧重,各有特点,因此应该互相印证,彼此参照,《素问·阴阳应象大论》中说:"善诊者,察色按脉,先别阴阳,审清浊而知部分,视喘息、听音声而知所苦;观权衡规矩,而知病所主,按尺寸,观浮沉滑涩而知病所生。"将望、闻、问、切四诊有机地结合起来的诊病方法,就叫作"四诊合参",是中医诊察疾病的重要手段。《史记·扁鹊仓公列传》里记载扁鹊能"切脉、望色、听声、写形,言病之所在"。四诊都很重要,不可偏废,然而后世有独重切脉诊断的倾向,清代医家林之翰在《四诊抉微》中说:"殊不知望为四诊最上乘工夫,果能抉其精髓,亦不难通乎神明,闻问亦然,终是缺一不可。"诚然,不同的医家会体现出不同的诊疗特色,但是四诊合参是最为普遍的诊疗方法,体现了中医学的整体观念。整体察病的诊察原则,以及四诊合参的诊断方法,是整体观在中医诊断过程中的具体应用,也是中医诊断疾病的文化特色。

二、治疗技术

中医在长期临床实践中发明创造了多种治疗技术,《素问·异法方宜论》根据东、南、西、北、中央五方的地理环境和气候特点,提出针、石、灸、焫、毒药、导引、按蹻等不同治疗方法的运用,其原理是效法天地生长收藏和高下燥湿的情况。

（一）砭石

砭石就是以石为针的治疗方法。《山海经》说:"高氏之山有石如玉,可以为针。"砭石疗法是从东方发源的,东方效法春天,得天地万物始生之气,在海滨傍水,为鱼盐之地,气候温和,当地的百姓喜欢吃鱼,偏好咸味,《素问·异法方宜论》中说:"鱼者使人热中,盐者胜血,故其民皆黑色疏理,其病皆为痈疡,其治宜砭石,故砭石者,亦从东方来也。"鱼的特性是好使人热中,阴不足而阳有余,而盐味咸,胜血则渴,血弱而热,皮肤色黑,好发疮痈之患,这种情况宜用砭石来治。

（二）毒药

毒药就是药物治疗,指草、木、虫、鱼、鸟、兽之类。王冰注曰:"能攻其病则谓之毒药。"《素问·异法方宜论》说:"毒药者亦从西方来。"认为毒药治疗来源于西方,因为西方是金玉之地,沙石之处,法同秋天之气,肃杀牵引,使气收藏,所以水土刚强,多风,百姓多居住在丘陵之所,不穿丝棉,以毛布细草为衣,喜欢吃鲜美的酥酪骨肉之物,体壮脂肥,肤腠闭封,血气充实,所以外邪不能伤其形体,疾病多从内而生,如喜、怒、悲、忧、恐,饮食男女等太过所导致的内伤疾病,需要用药物来治疗。《类经》中说"药以治病,因毒为能,所谓毒者,因气味之偏也。……大凡可辟邪安正者,均可称为毒药,故曰毒药攻邪也。"关于药物,《素问·五常政大论》把药物的毒性分为大毒、常毒、小毒、无毒四类,认为:"大毒治病,十去其六;常毒治病,十去其七;小毒治病,十去其八;无毒治病,十去其九;谷肉果菜食养尽之,无使过之,伤其正也。"

（三）灸焫

灸焫就是用火艾烧灼之意。这一疗法来源于北方,北方是天地所闭藏的地方,为地势较高的丘陵地带,北方法象冬天之气,风寒冰冽,这里的百姓喜欢在荒野之地安家,《素问·异法方宜论》说:"其民乐野处而乳食,脏寒生满病。其治宜灸焫。"灸焫治疗多适用于阴寒虚证,取艾焫阳升之气,温散寒邪。治疗方法有艾炷灸、艾条灸、温针灸、温灸器灸、灯火灸、天灸等。艾炷灸是常用灸法,将纯净艾绒搓成圆锥形艾炷,如苍耳子或者莲子大小,可以直接放在皮肤腧穴上施灸,又称为着肤灸,如果需要将皮肤烧伤化脓,愈后留有瘢痕者,称为瘢痕灸;若不使皮肤烧伤化脓不留瘢痕者,为无瘢痕灸。另外多用的是间接灸,就是用药物或者其他材料将艾炷与施灸的皮肤隔开,有隔姜灸、隔蒜灸、隔盐灸、隔附子饼灸等方法。艾条灸可分悬起灸和实按灸。悬起灸就是不让艾条点燃端接触皮肤,而是将点燃端对准腧穴,隔空熏烤,使皮肤出现红晕为度,有温和灸、雀啄灸、回旋灸等方法。实按灸则是将点燃的艾条隔着布或者隔数层棉纸实按在穴位上,使热气透入皮肉深部,火灭热减后重新点火按灸,包括太乙针灸和雷火针灸。

（四）九针

九针就是用微针刺激穴位来治疗疾病的方法,又叫刺法,或者针法。《素问·异法方宜论》认为,"九针者亦从南方来",南方法象夏天之气,是天地长养阳气旺盛之处,地势偏地下,水流丰富而土地较弱,是雾露聚集的地方,百姓的食物多为鱼和发酵过的食物,性味多酸性,收敛而使肌理致密,阳盛之地多湿气内满,热气内薄,容易生筋挛脉痹之病,适合用微小的细针来调理气脉的盛衰。针刺治法起源很早,相传为伏羲氏所创,从最初的石针、骨针,到竹针、金属针,理论体系应该在《黄帝内经》之前就已完善了,《黄帝内经》对经络、腧穴、针刺方法与禁忌都有系统详尽的论述,是针刺疗法的主要依据。刺法方面,《黄帝内经》提到了九刺、十二刺、五刺等。还有各种补泻手法,如徐疾补泻、呼吸补泻、捻转补泻、迎随补泻、提插补泻和开阖补泻等。《难经》对针刺手法又有发展,后世提出了子午流注按时间取穴针刺的方法、烧山火、透天凉、大补大泻、平补平泻、下针十二法、针刺八法等各种操作方法。

（五）导引按蹻

导引按蹻是《黄帝内经》记载的与针、灸、药、石并列的一种治疗疾病的方法。《素问·异法方宜论》记载:"中央者,其地平以湿,天地所以生万物也众。其民食杂而不劳,故其病多痿厥寒热,其治宜导引按蹻。故导引按蹻者,亦从中央出也。"我国的中原地区,地势平坦湿润,适宜各种生物的生长而物产也极其丰富,中部地区人们的食物种类繁多,生活也比较安逸,少于劳动,不劳动则四肢不够强健,所以多有痿痹、厥逆之类的病,又因为食物较杂而阴阳错乱,所以会得阴阳偏胜的寒热病证。这些病适宜用导引按摩法治疗。所以导引按摩法是从中原地区传出去的。按照王冰的解释,"导引,谓摇筋骨,动支节。按,谓抑按皮肉。蹻,谓捷举手足。"明代吴崑注:"按,手按也;蹻,足踹也。"可见导引是摇动筋骨、活动肢节的主动的肢体运动,按蹻是由别人来帮助捏揉皮肉,用手拍打,用脚踩踏的被动的按摩运动。明代张介宾则认为:"按,捏按也;蹻,即阳蹻、阴蹻之义。盖谓推拿溪谷蹻穴以除疾病也。"认为按跷是按摩跷脉的意思,用推拿溪谷等跷脉穴位来去除疾病。而清代张志聪说得更为直接,"按跷者,按摩导引,引阳气通畅于四肢也。"就是通过按摩导引,使阳气外发于四肢。总之,按摩也是导引方法之一,适用于四肢关节疾病和寒热类疾病。

（熊益亮）

第二节 著述行为文化

任应秋老先生曾说过:"文以载道,各种道,包括医道在内,总是要通过文字来表达的,文以治医,医以文传,中医学就存在于浩瀚的中医典籍之中。"中国古代医家著书立说有利于医书的流传,是记录保存和传承医学文化的一种方式。中医古籍非常庞大,有圣道定法、临床经验、古书剖析等,习医者可以从典籍中获得启迪,医道也在不断的著述中获得升华。著述行为无疑推动了中医文献的保存、整理、医行规范以及中医文化的发展传承。

一、记录保存

医学文献有传世文献和出土文献,二者都记录和保存了中国每个时期的医学理论,这些文献还保留了中医文化特点,可以从中了解各个时期医学的发展状况。无论是医家个人,还是组织或政府层面为医学著述的行为都是保存中医学术思想和经验的重要手段,而为医学著书立说这一行为在各个时期都象征着不同的文化意义,涉及社会的发展、人们的学术交流、宗教信仰等多个方面。

（一）医籍文献记录和保存

古代医家的著述行为记录和保存了医家的个人临证经验以及前人的学术思想,著书所用到的材料有甲骨、金属、布帛、竹简、纸张、石碑等等,医家们的医学理论和医学经验通过这些载体得以传播和保存,使得后世能够从出土文献、传世文献、文物器具等资料中探寻中医药文化和研究中医学发展脉络。

（二）出土文献

自 1899 年发现商代卜骨,殷商甲骨文也昭然于世,甲骨文所记录保存的医学内容涉及头、眼、耳、口、舌、喉、鼻、腹、足趾、尿、产、妇、小儿、传染等疾病种类,记载了 40 种左右疾病名,还有药物名、针灸按摩等治法,并且涉医卜辞大都有记载病例。先人使用甲骨或金属器具记录和保存了先秦时期的医学活动和经验。

秦汉时期纸张还未被发明,著书所用的材料为布帛、竹简等,近些年,各地考古发现了不少秦汉墓葬,出土了许多简帛医籍。如 1993 年 6 月在湖北省荆州市沙市区关沮乡周家台 30 号秦墓中出土《病方及其他》这一类,由第 309～383 号简组成,内容涉及治病医方、祝由去病、农事及日书等。与医药相关的简牍数量虽不多,但却反映了古代医巫同行的历史现象。1972 年 11 月在甘肃省武威县旱滩坡汉墓出土的武威汉代医简数量上远远超过了 1949 年以前所发现的汉代医简,内容上包括了医学上的针灸、内科、外科、妇科、五官科等多方面的内容,记载了各科的病名、症状、药物、剂量、制药方法、服药时辰和药量、针灸穴位、经络、针刺禁忌、药物禁忌、生活禁忌,以及药方主治范围等等,足见我国中医药学在当时已形成较为完备的科学体系。1973 年在湖南长沙马王堆 3 号汉墓中出土了一批医书,包括《足臂十一脉灸经》《阴阳十一脉灸经》《脉法》《阴阳脉死候》《五十二病方》《却谷食气》《导引图》《养生方》《杂疗方》《胎产书》等 15 种医书,这些医书涉及汉以前医经、经方、房中、神仙四家,对重新构建古典医学新图景具有重要意义。除此外还有阜阳汉简出土的《万物》是迄今发现最早的药物学著作、张家山汉简出土的《脉书》和《引书》可与马王堆汉墓出土的《阴阳脉灸经》《脉法》《阴阳脉死候》和《导引图》相互补足。出土文献为我们展现了先秦及秦汉时期医学学术流派各自为说的现象。

（三）传世医书

先秦及秦汉时期医家的著述行为具有以下几个特点：一是多数医书是多人、多时期共同完成的；二是西汉及其以前，"世俗之人，多尊古而贱今，故而道者，必托之神农、黄帝而后始能入说"（《淮南子·修务训》）。受当时尊古之风的影响，医著多数托名圣人或神话传说。《黄帝内经》（简称《内经》）、《黄帝八十一难经》（简称《难经》）、《神农本草经》和《伤寒杂病论》奠定了中医药理论基础，这四部经典医著除《伤寒杂病论》外都托名圣人。《内经》中提到了多部现已佚失的古医书，《内经》是在前代文献基础上，经过不断搜集、整理、综合成书的；《难经》内容上对经络学说论述详细精辟，是对《内经》的补充，《旧唐书·经籍志》提到作者为秦越人，但也有说此书非秦越人所作，是假借秦越人之名，实际成书年代在后汉；《伤寒杂病论》作者为张仲景，其"勤求古训，博采众方"，深入研究《素问》《九卷》《八十一难》《阴阳大论》《胎胪药录》等医药古籍，结合自己临床实践著成该书；《神农本草经》托名"神农"，现今研究认为该书由多人、多时期共同完成；由此可见，这一阶段诸医家流派相互学习交流，医学理论、临证经验等通过竹简、布帛材料记录保存，使得医学学术思想的积淀、融合、系统化成为可能。魏晋南北朝记录材料出现了纸张，但纸仍然较为贵重，医书书写上仍有很明显的言简意赅的特点。理论少方书多，注重个人经验。这一时期方书大量涌现，医家大多记载个人的医疗实践经验与体会，大型方书较少，方书如《小品方》《集验方》《肘后救卒方》等都短小精悍。

1. 藏书文化　中国古代藏书事业的整体由官府藏书、私家藏书、寺观藏书、书院藏书四个系统组成，这些藏书系统为医籍的保存传承提供了条件，而且为官府或民间对医籍的校勘整理提供了大量丰富的资料支持。官府藏书因为有国库资金支持，而且具有学术权威性，所以官办藏书机构及藏书楼往往收藏着大量经典医籍，而且藏书质量较高，官员又具有优先阅读权，因此在官员修编医书工作中、文人撰写医书时，官府藏书楼为其提供了丰富的资料来源，方便了医籍的撰写整理工作。私家藏书方面，医学世家、名医以及文人都非常注重对医学书籍的收藏，家中一般都有丰富的藏书资源，如清代医家赵学敏，其家中筑有"养素园"书斋，内藏丰富医药书籍，而邻居黄贩翁家中藏书更是有万余卷。赵学敏一生主要著作有12种，名为《利济十二种》，书中序里提到他撰写的医书借鉴了邻居家的藏书资料，可见丰富的私家藏书为赵学敏博览群书、研习医经、著述医书提供了物质基础。

2. 训诂之风　清代学术界推崇考据之风，中医界受其影响，注重对医经的校正辑佚，使医籍训诂学和校勘学得到充分发展，促进了医学经典著作研究和中医文献的保存整理。除了对《内经》《难经》《伤寒论》《金匮要略》等经典著作进行校勘、考据注释外，这一时期还有一个特殊的发展现象，即汇通西医之说解释医家经典理论，或兼采西说引证中医医理。

（四）医书著述行为主体

医书著述的作者身份非常多样，历史上除了医家外，有许多著名的文人、官员、僧人等进行过医书撰写编校的工作，不同的著述群体对医学有着不同的掌握和理解，其著述也有不同的目的和影响。

1. 职业医家　职业医家分为宫廷御医和民间坐堂医、游医等，职业医家撰写医书一般是在自己的临床实践当中，对医论医理或方药运用产生了新的体悟和见解，或是在实际临床过程中，发现古方不能为今所用，由此著书，记录个人经验和学术创新。金元时期，理论与实践上创新的标杆就是"金元四大家"，其中刘完素著《素问玄机原病式》《黄帝素问宣明论方》

《三消方》等，突出特点是以"火热"立论；张从正著《儒门事亲》重在攻邪，善用汗、吐、下三法；李杲著《脾胃论》《内外伤辨惑论》《兰室秘藏》等，以"脾胃"立论；朱震亨著《格致余论》《局方发挥》《本草衍义补遗》《金匮钩玄》等，提出"相火论""阳常有余，阴常不足"等创新理念。医家为了阐发个人见解或记录传承自己的学术经验而著书立说，抑或是感于医书庞杂而进行整理校勘，这些著述行为都对推动医疗发展起到重要作用。

2. 帝王、官员、文人　魏晋南北朝时，帝王好养生之术撰写医著也不在少数，如宋武帝撰《羊中散药方》二十卷、《杂戎狄方》一卷，南梁简文帝撰《沐浴经》《简文帝劝医文》《如意方》，梁武帝有《所服杂药方》《坐右方》，以及宋明帝《香方》等。帝王的著述行为使得养生修仙之风更为盛行，记录保存了道医独具特色的中医药文化。官员是著述医书的主要群体，自秦至清代，官方多次大型医书整理校勘工作的主要参与者都是官员。除了工作要求外，有很多官员出于施政为民、传播医药知识、进献帝王或是自身养生爱好等原因，自己著述医书的行为也不少见。唐宋时以儒行医是风尚，医生的地位显著提高，士大夫奉行"不为良相便为良医""医相同尊，治人犹如治国"的主张，且朝廷为医家设官职，文人、学士中掀起一股著述医书的热潮。如著名的唐宋八大家之一柳宗元留下"救死三方"，后被刘禹锡《传世方》收录；另有苏轼曾著《苏学士方》，后人将其与沈括《良方》合为一书名为《苏沈良方》；另外还有陆游《陆氏续集验方》、司马光《医问》、文彦博《节要本草图》《药准》、郑樵《本草成书》《本草外类》等。官员的著述行为推动了医学知识的普及。

3. 僧人、道士　魏晋南北朝时期儒释道融合，道医成风，一些士大夫、方士追求长生不老和纵欲生活而服用矿物药，因此中毒生疽甚至丧生者不计其数，于是随之出现了治疗服石所致疾病的方书，如《皇甫谧曹歙论寒食散方》、释道洪《寒食散对疗》、释智斌《解寒食散方》等，记录保存了这一时期医学发展的特殊现象。同时道医的融合发展，出现修仙养生代表医家如嵇康、葛洪、陶弘景、颜之推等，嵇康《养生论》是中国养生史上第一部较全面、系统的养生专论；葛洪《抱朴子》有神仙、炼丹、养生等内容，具有浓厚道教色彩，记录保存了导引、吐纳等养生术，其中《金丹卷第四》记载了许多现已失传的炼丹著作。当然此时佛教的影响也不相上下，医学与佛教本身教义相合，佛门中人以拯救苍生为己任，释医在这一时期得到长足发展，出现许多释门医家，如支法存、释深、释道洪等，医书命名都具有明显的佛教特色，如《龙树菩萨药方》《佛说咒齿经》《耆婆脉诀》《禅法秘要》等，记录保存了受中国传统医学影响后形成的以佛教教义为指导的佛教医学内容。中医药理论、经验通过方书、道家著作、佛经等被记录和保存下来。

官方及医家个人的著述大多收录前人著作条文及验方，保留了很多现已佚失的文献资料，著书行为为保存前人经验和医籍起到积极作用；官方或私人藏书文化蔚然成风，兴起许多藏书阁，也为医籍的保存提供了条件，同时为医书撰写提供了文献资源。著述医书这一行为，主体涉及社会各个阶层和群体，无论是医家自身对学术思想留存传承的要求，还是学士文人对修身养生的追求，抑或是官员施政为民的仁官思想影响等，出于整理医籍或传播医学知识等目的而进行的医书著述行为毫无疑问为中医药文献资源、学术思想、经验理论的记录保存提供了手段，促进了医学水平的提升。

二、整理传承

官方组织大规模医书整理校勘，使重要的医籍得以保存，对医籍伪书、杂乱传抄的版本进行了鉴定取舍，起到统一版本和定型作用，自宋代始，历代政府日益重视医学教育，其中教科书的编修选定对医学教育发展和传承起到重要作用。官方及民间各个群体对医著的整理著述有利于医学经验的积累、学术思想的传承和交流。

（一）官方整理、校勘

唐宋以来，社会相对稳定、经济发展，加上宋代对医学的重视，促进了医书的保存和整理，官方组织整理修订医书的行为较为普遍。

1. 官修医书　在本草类医籍方面，唐代政府对药物十分重视，苏敬等人上表请奏编修本草，《新修本草》是在陶弘景《本草经集注》的基础上，补充了隋唐时期所增药物，共54卷，收载850种药物，分类方法调整为9类，是世界上第一部由政府颁行的药典，并且苏敬等人绘制和收集了相应的药图，编著了第一部药物图谱《本草图经》，经由唐代组织整理编著，本草的内容趋于全面、详尽。到了宋代，马志等人在《新修本草》的基础上进行两次修订，著成《开宝本草》，后有掌禹锡依照《开宝本草》完成的《嘉祐本草》。刘翰等人取《新修本草》《蜀本草》校订，参以《本草拾遗》，修编成《开元本草》，后又由李昉重新修订为《重订开元本草》，现已佚，内容被收录在唐慎微《经史证类备急本草》中。

在方书类医籍方面，北宋政府刊行了《太平圣惠方》，该方书由翰林医官王怀隐、陈昭遇等人广泛收集宋以前方书及当时民间验方编著而成，后有何希彭选其精要编为《圣惠选方》，作为教材应用数百年。宋代官修方书还有《太平惠民和剂局方》《圣济总录》，此二者代表了宋代方剂学的成就。明永乐四年，由朱橚与医学教授滕硕、长史刘醇合作编纂的《普济方》，对明以前医方进行了系统全面的收集整理和论证研究，在保存古代医学文献上有很大贡献。

2. 校正医书局整理编校　宋朝时，官方多次组织专门人员整理编校医书，嘉祐二年（1057年），北宋政府专设"校正医书局"，集中一批医学家和学者，对医书进行了大范围整理校订，开创了官方校勘医书之先河。得益于政府的重视和活字印刷术的出现，医书的整理校勘进入兴盛时期，校勘的医书包括但不限于《神农本草经》《灵枢》《太素》《针灸甲乙经》《备急千金要方》等，几乎包括了唐以前所有重要医学古籍。熙宁年间（1068—1077年），陆续刊行了《素问》《伤寒论》《金匮要略》《金匮玉函经》《脉经》《难经》《针灸甲乙经》《备急千金要方》《千金翼方》《诸病源候论》《外台秘要》等。并且这批宋代校书质量颇高，受到后世称赞。如林亿、高保衡等人校正的《重广补注黄帝内经素问》，以王冰注本为底本，参照多种传本校订，加之林亿等人精于训诂，兼通医理，逐篇标明全氏本的篇次，考证了王冰次注本与全元起本的对应关系。该版《素问》堪称善本，由此《素问》传本基本定型，后世皆沿用此本。

（二）民间整理工作

1. 经典著作的注释整理

（1）《黄帝内经》：《黄帝内经》分为《素问》和《灵枢》两部分，著作存世久远，刊刻流传多个版本，还有历朝历代医家文人注释校勘，其原文还时有散轶，流传过程较为曲折。晋至宋年间有多个注释版本，全元起《素问训解》是第一本注释《黄帝内经》的专著，全元起本南宋后已亡佚，却能在《隋书·经籍志》《旧唐书·经籍志》《新唐书·艺文志》《宋史·艺文志》中见有著录，在后世注本如杨上善、王冰、林亿等人的注本中见其注文，可见其在《黄帝内经》的整理传承中具有很大影响。隋代杨上善《黄帝内经太素》是我国现存最早的《黄帝内经》注本。唐代王冰《次注黄帝内经素问》重新编次、补阙注释、阐发经旨，该注本影响深远，经过宋代林亿等校注刊行流传至今。后又有马莳的《黄帝内经素问注证发微》《黄帝内经灵枢注证发微》，张介宾的《类经》，张志聪的《素问集注》《灵枢集注》等。

（2）《伤寒杂病论》：张仲景著《伤寒杂病论》后，几十年间已散轶不全，直至王叔和搜求仲景旧论，进行了校订编次、整理补充，《伤寒杂病论》才重现于世。唐代孙思邈晚年将所得到的《伤寒论》编入《千金翼方》第九、十卷的部分，《千金翼方》共收载《伤寒杂病论》佚文484条，并对仲景原著法在前、方在后的编次方式进行了整理改编。王叔和校正整理的《伤寒杂病论》中伤寒部分的内容《金匮玉函经》经宋代校正医书局整理传世，与《伤寒论》并存；

杂病内容则来自北宋翰林学士王洙于馆阁中得仲景《金匮玉函要略方》三卷,北宋校书局林亿等儒臣,自杂病以下校正后刊印颁行。《伤寒杂病论》经过多次整理校勘出现多个版本,金代成无己《注解伤寒论》为我国现存最早的《伤寒论》全文注解本,是宋以后较为流行的版本。明代赵开美将仲景《金匮要略》与成无己《注解伤寒论》合刻成《仲景全书》,并且复刻了宋版《伤寒论》,这一版本《伤寒论》成为现行流传最为广泛的版本,各大中医学院用于《伤寒论》教学多采用宋版《伤寒论》。经由多代儒士学者著述整理,使得《伤寒论》和《金匮要略》得以传承。

(3)《神农本草经》:陶弘景见《神农本草经》在流传过程中残缺不全,字义不清,遂著《神农本草经集注》,对该书做了一次全面的校勘整理,且修改采用“朱文”和“墨文”两色书写予以标记,方便了后世识别《神农本草经》原貌。宋代唐慎微《经史证类备急本草》收录了《神农本草经》《嘉祐本草》等古医籍,以及陈藏器《本草拾遗》、雷敩《雷公炮炙论》、孟诜《食疗本草》、李珣《海药本草》等古本草部分条文,集宋以前本草之大成,资料丰富、内容广泛、体例严格,为后世辑佚古本草医籍提供了文献学资料。

2. 方书、医案整理汇编 除中医经典著作的整理注释外,还有许多著名医家学者引用前人理论,集医方医论之大成著书立说,如唐代王焘《外台秘要》整理保存了大量古代医学文献,引用文献69种,所引用资料均注明书名、卷次,其中《深师方》《近效方》《救急方》等早已亡佚,其部分内容通过《外台秘要》得以保存流传。孙思邈《备急千金要方》汇集唐以前医方6 500余首,书中列举了许多前辈医家的理论和前代名医乃至民间流传的验方。宋金元时期个人方剂著作也非常多,且得益于活字印刷术和刊刻行业的发展,这些著作一直流传后世,直至今日,如许叔微《普济本事方》、严用和《济生方》、陈言《三因极一病证方论》、张锐《鸡峰普济方》等。清代重视医案收集整理与研究,医家著述个人医案或医案评注,以记录保存个人的临证经验和收集整理古今验案。医案的著述出版方便了医学学者学习交流和借鉴经验。

3. 医学教材编写 清代吴谦等人奉旨修纂的《医宗金鉴》收录订正了包括《伤寒论》《金匮要略》《名医方论》《运气》等经典,还吸纳《种痘心法》《正骨心法》等当时最新的医学成就,成稿90卷,15个分册,内容丰富,图、说、方、论、歌诀俱全,叙述简明,注重实用,易于诵读。1749年被定为太医院医学教学教科书,作为清代医师考试的标准,其权威性为历代官修医学丛书之最。而到了民国时期,中医废存之争下为保留中医,成立中医院校,培养中医药人才发展中医为当务之急,为配合中医教学以及跟上世界医学的脚步,中医学者整理校编了一批中医学讲义,这批讲义具有学科分类明确,中西汇通的特点。这一时期的讲义著述行为,展现的是中医抗争自强之路,为中医教育生存和发展留出空间,为现代中医教育发展奠定了基础。

4. 门人著述 医家或有年事已高精力不足;或是平素忙于行医和专研医术,无闲暇时间著书立说;抑或是重在门内言传身教,以及谨慎谦虚的藏拙思维影响而不轻易著书等种种原因。著名医家的学术思想有的由其门人弟子总结传承和发扬光大的,也有些由亲朋协助合作著书的。如张从正《儒门事亲》一书,前三卷为其亲撰,其他内容则是在其朋友麻知几、常仲明的帮助下撰辑而成。《丹溪心法》是由朱丹溪的弟子门人总结其学术思想、临床经验及平素所述撰辑而成。《临证指南医案》由叶天士门人华岫云等辑录编次,且每门之末附有华岫云、邵新甫、邹滋九、姚亦陶、华德元等人的评析,对叶天士的治法用药进行分析,便于读者学习和掌握。

著述行为使得医学经验与传承不仅仅局限于言传身教式的继承和世医传承,让医派之间学术交流及初学者进入医学领域成为可能。

知识链接

医 不 著 书

古代医家留下了浩如烟海的医籍著作,但也有医家对著述医书一事抱有更严谨的态度,一生未留下著作。许胤宗是隋唐间的名医,常州义兴(今江苏宜兴)人,以擅长治疗骨蒸著名。早前在南朝陈国任医官,柳太后病风不语,口噤不能下药,名医皆不能治,许胤宗采用熏蒸疗法,将黄芪防风汤数十剂放在床下,药气熏蒸以调理气血,使柳太后病情缓解。许胤宗医术精湛,但未留下任何著作,有人曾劝说他著述医书记录自己的学术思想以留名医史,许胤宗则认为医者意也,其妙处不可以言语传,方剂终无益于世,故不著书。从中可以看到许胤宗严谨的治学思想,他认为医理深奥、医者行医过程复杂且经验感悟各有不同,只可意会不可言传,如果后人不能掌握诊断技巧,不能准确分辨、灵活用方,写了医书反而误导后人。许胤宗对待医道尚且惴惴小心、战战兢兢,这启示后人对待医学当要有严谨精研的态度。

(三)学派形成

学者、医家对经典医籍的理论阐发和注解研究对于学派的形成和发展起到促进作用。如自宋本《伤寒论》刊行后,医家学者对《伤寒论》的研究越发关注和重视,成无己全面注解《伤寒论》,朱肱对《伤寒类证活人书》充实和发展了《伤寒论》,庞安时《伤寒总病论》对广义"伤寒"和"温病"做了一定的阐述定义,许叔微伤寒三书更是阐发了他对伤寒病证独到的见解并记录了个人医案,韩祗和《伤寒微旨论》记录了作者的临证心得等等,多位医家或从理论进行整理、注疏、阐发,或从脉象舌苔专论伤寒诊断,或结合临床实际对伤寒病证提出治疗方法,围绕着《伤寒论》进行深入研究,逐渐形成"伤寒学派"。金元四大家对理论的创新及独到的学术思想则为河间学派和易水学派的形成创造了条件;明清时期温病学派的形成和发展,也得益于吴又可、吴鞠通、叶天士、薛雪、王孟英等医家著书立说,创造了学术交流和学术传承发展的可能,医家们把临证经验和理论体悟结合,记录下自己独特的见解和阐发,以及个人临证医案,为学术的积累和流派形成创造了条件。

三、规范医行

中医在医疗活动中有自己的医疗行为规范,这套医疗行为规范一般由政府颁布制度,由专门的机构监督加以引导和约束,同时,更多的是医者内部的对自我约束,尤其是对医风医德和医疗技术的要求,许多中医医籍在其序言、内容中会记述医者本人对医行的高道德和精良医术的要求,或有专篇论述对行医规范的要求。这些医著的流传除了传承了医者的学术思想,同时还是医者医风医德的传承,对后世医者价值观和医学行为起到规范作用。

医家著书一般具有以下几个目的:一是感于现存医书与实际脱节,不符合临床需求而总结个人经验著述医书,或对医著经典阐发个人见解,供同行学习交流;二是经历过艰难的学医过程或见初学者难辨医书优劣,从而著述入门医书,便于初学者阅读;三是愤恨无良庸医招摇撞骗,或庸医技艺不精害人性命,由此择验方收录书中,总结有效优秀的医论医经供社会学习,普及医学知识,并告诫同行谨守医德、精专技艺。其中医家对行医者医术要求基本一致,许多医著中或多或少都会提及对医者医术精湛的行业要求,并且在专业学习上要求勤奋刻苦,且有一定天赋悟性。如叶天士临终之时告诫子孙"慎勿轻言医",医者必定要天资敏悟、读万卷书才能行医济世,否则就是害人性命。

（一）对医术水平的规范

1. 医学学习上　在孙思邈《备急千金要方·大医习业》中就有论述:"凡欲为大医,必须谙《素问》《甲乙》《黄帝内经》《明堂流注》……又须妙解阴阳禄命、诸家相法,及灼龟五兆、《周易》六壬,必须精熟,乃得为大医……次须熟读此方,寻思妙理,留意钻研,始可与言于医道者矣。"《备急千金要方·大医精诚》更有:"世有愚者,读方三年,便谓天下无病可治;乃治病三年,乃知天下无方可用。故学者必须博极医源,精勤不倦,不得道听途说,而言医道已了,深自误哉。"强调了学医要博览群书,勤奋刻苦。褚澄《褚氏遗书》主张"师友良医,因言而识变,观省旧典,假筌以求鱼,博涉知病,多诊识脉,屡用达药,则何愧于古人!"要向同行良医学习请教,提升个人医术水平。程钟龄《医学心悟》自序言:"历今三十载,殊觉此道精微,思贵专一,不容浅尝者问津,学贵沉潜,不容浮躁者涉猎。"认为学医应当专一沉着,戒焦躁,必须潜心钻研。陈实功《外科正宗·医家十要》也谓"或内或外,勤读先古明医确论之书,须旦夕手不释卷,一一参明,融化机变,印之在心,慧之于目;凡临症时,自无差谬矣"。

2. 在医术方面　张仲景《伤寒论》原序中批评了今之医"不留神方药,精究方术""不念思求经旨以演其所知……按寸不及尺,握手不及足,人迎趺阳,三部不参;动数发息,不满五十,短期未知决诊,九候曾无仿佛;明堂阙庭,尽不见察,所谓窥管而已。夫欲视死别生,实为难矣"。仲景认为这类医术不精、不钻研医术只知墨守成规、随意诊断的行医者是缺乏基本医德的表现。皇甫谧《针灸甲乙经·序》中云:"若不精通于医道,虽有忠孝之心,仁慈之性,君父危困,赤子涂地,无以济之。"《备急千金要方·大医精诚》也说"省病诊疾,至意深心;详察形候,纤毫勿失;处判针药,无得参差。"对行医者医术都有很高的要求。《中华大藏经》卷十三中谓:"如大医王皆知诸药分别、好坏及分布,晓练群籍经典术咒,其谙浮提一切众药,人不识知。"认为医者需谙熟方药,通晓群籍。龚廷贤《万病回春·云林暇笔》中医家十要对行医者提出了存仁心、通儒道、精脉理、识病原、知气运、明经络、识药性、会炮制、莫嫉妒、勿重利的十个要求。程钟龄《医学心悟》自序亦有"操术不可不工"的要求,强调了医术精湛的重要性,医术不精害人不浅,医家著书多数在序言中或专篇对医术水平作出了一定程度的要求和规范。

3. 在诊疗程序方面　治病过程中医者要专心,聚精会神,不为外物所影响,如《备急千金要方·大医精诚》"必当安神定志,无欲无求";《素问·宝命全形论》在论述针刺治疗时,医者当"如临深渊,手如握虎,神无营于众物"都表达了对诊治过程中医者精神专注的高度要求。诊病辨证要全面详细,要胆大心细,审证入微,如《医门法律·卷一》详细阐述望色、闻声、辨息、问病、切脉等诊法理论,每一种诊法下附有相应法律,对医者诊治程序作了严格要求和规定。李梴《医学入门·习医规格》详细论述了为人诊视的步骤要点"先问起证何日,从头至足,照依伤寒初证、杂证及内外伤辨法,逐一相问……如诊妇女,须托其至亲,先问证色与舌及所饮食"。张介宾《景岳全书》总结前人问诊要点写成《十问歌》,进一步规范了医者诊疗程序。

（二）对医风医德的规范

1. 一视同仁,身份平等　医家著述中强调身份平等,为患者疗疾不应分贫富贵贱,也不能嫌弃患者患处及分泌物臭秽而避之不及。《备急千金要方·大医精诚》明确指出:"若有疾厄来求救者,不得问其贵贱贫富,长幼妍蚩,怨亲善友,华夷愚智,普同一等,皆如至亲之想。"龚廷贤《万病回春·云林暇笔》中医家十要第十条说:"十勿重利,当存仁义,贫富虽殊,药施无二。"还有陈实功《外科正宗·医家五戒》提出"凡娼妓及私伙家请看,亦当正己,视如良家子女,不可他意儿戏以取不正,视毕便回",不可因为患者职业而儿戏轻视诊病过程。为医者不能对患者有蒂介之心,如《备急千金要方·大医精诚》又说:"其有患疮痍下痢,臭秽不可瞻视,人所恶见者,但发惭愧、欺怜、忧恤之意,不得起一念蒂介之心,是吾之志也。"佛教医学中也有该类论述,《四分律》中言及"五德":"一知病人可食不可食;二不恶病人便利唾吐;三有悲悯心,不为衣食;四能经理汤药;五能为病人说法。"

2. 人文关怀,病人为本 医籍中也强调谨言慎行,尊重病人感受。《备急千金要方·大医精诚》谓:"夫为医之法,不得多语调笑,谈谑喧哗,道说是非,议论人物,衒耀声名,訾毁诸医,自矜己德。"关怀病人,以患者为本,有礼有节,做到换位思考,如《素问·师传》"入国问俗,入家问讳,上堂问礼,临病人问所便""人之情,莫不恶死而乐生,告之以其败,语之以其善,导之以其所便,开之以其所苦,虽有无道之人,恶有不听者乎"也论及语言的艺术,晓之以情,动之以理,通过语言开导患者。还有尊重患者感受,注意保护患者隐私,如陈实功《外科正宗·医家五戒》中还提到"凡视妇女及孀妇尼僧人等,必候侍者在旁,然后入房诊视,倘旁无伴,不可自看;假有不便之患,更宜真诚窥视,虽对内人,不可谈此",论及医者当尊重患者感受和保护患者隐私。

3. 虚心谦恭,尊重同道 《备急千金要方·大医精诚》指出:"夫大医之体,欲得澄神内视,望之俨然;宽裕汪汪,不皎不昧""不得恃己所长,专心经略财物,但作救苦之心"要重视医者修养和道德。龚廷贤《万病回春·云林暇笔》中医家十要第九条说"九莫嫉妒,因人好恶,天理昭然,速当悔晤","医家、病家通病"部分言及"吾道中有等无行之徒,专一夸己之长,形人之短。每至病家,不问疾病,唯毁前医之过……夫医为仁道,况授受相传,原系一体同道,虽有毫末之差,彼此亦当护庇"认为医者应当谦虚,尊重同行。还有陈实功《外科正宗·医家十要》说"凡乡井同道之士,不可轻侮傲慢,与人切要谦和谨慎。年尊者,恭敬之;有学者,师事之;骄傲者,逊让之;不及者,荐拔之"也强调医者当谦和谨慎,尊重同道。

●(陈凯佳)

第三节 教育行为文化

思政元素

中医药传承发展工作

中医传承发展的两千多年历史中,名医辈出,医著浩如烟海,医学流派林立。经典理论、独特技艺、完整体系的传承离不开家学、师徒、学校的教育。其中师徒传承模式最为主要,在新中国成立后院校教育盛行背景下,中医界前辈们逐渐发现单一院校教育的不足,于是在80年代末90年代初再次提出中医"师带徒"模式,各部门与国家中医药管理局联合起来组织全国名老中医授徒,受到中医界关注。1990年10月,首届全国继承老中医药专家学术经验拜师大会在北京人民大会堂隆重举行。第一、第二批至第四批中医师带徒陆续展开,培养了许多名学术继承人、中医临床的高级人才。2006年底,国家卫生部发布了《传统医学师承和确有专长人员医师资格考核考试办法》,进一步促进了师承教育的发展。2021年3月6日,习近平在看望参加政协会议的医药卫生界、教育界委员时说:"要做好中医药守正创新、传承发展工作,建立符合中医药特点的服务体系、服务模式、管理模式、人才培养模式,使传统中医药发扬光大。"中医药守正创新就必须充分有效结合师徒教育与院校教育,取长补短,以培养更多高质量中医人才,传承中医药优秀文化。中国古代中医学的传承有家世传承、师徒传承、私塾和官府设立的学校教育等方式。家世传承和师徒传承是古代中医传承的主要方式。传统中医教育中,医德教育为中国历代医家重视,在他们的医著中,几乎都要论述作为一名医生必须具有的道德修养,如不图名利、急病人所急、对病人一视同仁等。

一、世医传承

"医不三世,不服其药",就是说医生要在家传三代以上,他的医术才值得信赖。中国古代的医生家世传承非常普遍,一直到近代,均是中医学术传承的重要途径。

南北朝时期出现了有名的东海徐氏,为世医之家,从晋代的徐熙到隋代的徐子敏,传七代历时二百余年,从医人数不知多少,仅名医就有十二人。其可考传授脉络为:徐熙—徐秋夫—徐道度、徐叔响—徐文伯、徐嗣伯、徐成伯—徐雄、徐践—徐之才、徐之范—徐敏齐。徐熙,晋东海人,家居东莞(今山东沂水县),隐于秦望山,有道士过求饮,留一葫芦与之曰:"君子孙宜以道术救世。"熙开之,乃《扁鹊镜经》一卷,故精学之,医术之名遂闻遐迩。其子徐秋夫,善针灸,每遇腰痛之疾,施以针药,应手便愈。秋夫生二子,长子道度,次子叔响,皆精医术。徐道度,南朝宋人,以医术精妙,为宋文帝宠幸。道度有脚疾行难,文帝常以小舆接入宫中为诸皇子疗疾,无不绝验。道度二子文伯、成伯,均精医术。徐叔响,南朝宋人,秋夫之次子,对针灸、杂病、儿科、妇科皆精。徐文伯,南朝宋人,曾为宋孝武帝路太后、宋明帝宫人治病,有奇效,名播朝野。徐文伯子徐雄,南朝齐人,精于医,善诊疗,医术为江左所称。徐嗣伯,为徐叔响之长子,医术精妙,辨证施治,明悟果断。徐之才为徐雄长子,号士茂,是南北朝时具有重大影响的医学家,也是徐氏家族中医学成就最大者。徐之才医德高尚,于医之事而不分贵贱,尤悯劳苦之众。首创方药为宣、通、补、泻、轻、重、滑、涩、燥、湿十剂。

宋代唐慎微,编撰有《经史证类备急本草》,原籍蜀州晋阳(今四川崇庆),出身于世医家庭,对经方深有研究,知名一时。庞安时(约1042—1099年),撰《伤寒总病论》六卷,出身于世医家庭,医术精湛,能急病人之急,行医不谋私利。

危亦林,字达斋,江西南丰(今江西南丰县)人,元代著名骨伤科医家。家中五代行医,高祖父云仙专大方脉科(内科),伯祖子美精通妇科、正骨金镞科,祖父碧崖擅长眼科和瘵疾,父亲专于小方脉科(儿科)。危亦林本人则精于外科、骨伤科、五官科。他将五代累积的经验以及古代名医方药,用十年的时间编成《世医得效方》,书中的正骨手法和固定技术、麻醉药的记载都是骨伤科史上独特的创新和进步。

万全,明代著名医学家。世医出身,祖、父均为儿科医生。祖父万杏坡,豫章(今江西南昌)人,为万氏家传幼科第一世。父亲万筐(号菊轩),成化庚子(1480年)因兵荒而迁居罗田大河岸,数年后,医名大噪,树立了"万氏小儿科"的声望,为二世。至万全更以儿科驰名,为三世。

清代叶桂(1667—1746年),字天士,号香岩,江苏吴县人。祖父叶时、父叶朝采皆精医,尤以儿科闻名。叶桂12岁始从父学医,14岁父殁,遂师事父亲门人朱某,所闻言即解,但见每出师之上,乃更加穷精医经。博览群书,并能虚怀若谷,闻某医善治某症,即往执弟子礼。至18岁,凡更十七师。于家传儿科之外,兼通各科。先后得过王子接、周杨俊等名医指点。其身上既有家世传承,亦有师徒传承。

宗族的存在和宗法制的意识深入,对世医传承产生一定影响,一是子承父业是子孙义务,其中就包括了医家子弟;二是宗族出于族人兴旺健康的需求,会要求宗族中必须有人学医,此举促进了宗族医疗体系的构建,如安徽大学徽学中心收藏《程典·卷十九·宗法典》载"择子弟一人为医,以治举族之疾",族医的出现势必推动了世医传承和流派的形成。

清代陆以湉《冷庐医话》谓:"五世之医,北宋有徐之才,元有危亦林,清有陈治;三世之医,宋陈杲、陈自明、倪维德、陆士龙为最著;近世亦多世其业者,青浦北竿山何,自元至今已二十四氏矣。"据《何氏医学八百年》记载,青浦何氏医学,从南宋初年至今已传至30代,八百余年间,产生了三百多位医生,何氏世医传承绵延之久属实罕见。何氏第一代医生,是何栯和何彦猷两兄弟,自1141年在镇江开启了医学世家的传承。何氏在镇江约住了三百年后,有一部分迁到奉贤县的庄行镇;八百年后又有一部分迁至青浦县,前后四百年和镇江何氏一样聚族而居。族人中世代有从事医务工作的,官位涉及太医院院使、太医院院士、御医、医学管勾、医学教谕、太医院吏目、医学正科、太医院院判等,何氏医学著作有记载的专著109种,现存50余种,积累了大量学术理论和临证经验。

明末清初至清朝道光、咸丰、同治年间,江苏孟河医派崛起于吴中。代表性的费、马、巢、丁四大家均为世医出身。费尚有弃官从医,定居孟河,开始了孟河费氏的医学事业。费家最具代表性的大家是费伯雄(1800—1879年)、费绳甫(1851—1914年)祖孙两人。伯雄以归醇纠偏,平淡中出神奇盛名于晚清,他是孟河医派的奠基人。绳甫以善治危、大、奇、急诸诊而闻名上海。马家原以疡科名者数世,至马培之(1820—1903年)呼声最高,影响最大。1880年进京为慈禧太后治病,名声大振,被称为"以外科见长而以内科成名"。巢家是在两地先后成名,即是巢崇山(1843—1909年)、巢渭芳(1869—1927年)二人,巢崇山在上海行医50余年,擅长内外两科。巢渭芳系马培之学生,精内科,尤长于时病,一生留居孟河,业务兴旺,名重乡里。丁家医学造诣最深的是丁甘仁(1865—1926年)。他从马文植学,能兼蓄马氏内外喉三科之长,为上海一大名医,首创中医专门学校。

世医传承离不开文化和精神的支撑,世医家学不仅仅是医技流传,也是修身齐家的家风家训传承,家族的教育和文化素养培养是传承中医精神的沃土。

二、师徒授受

中医作为古代藏于"金匮"的秘密技艺,一直到清代,师徒传承是一种主流的方式,师徒授受的模式中,既有名师择徒,也有弟子拜师,而许多名医在择徒方面都有一定标准,如注重德才兼备、有悟性等。师承也叫"亲炙",对中医学的延续和流派的形成产生深远影响,许多名医均有拜师的故事。

1. 扁鹊 我国历史上第一个有正式传记的医家扁鹊,精通望、闻、问、切四诊,首创切脉,渤海郡郑(今河北任丘)人。《史记·扁鹊仓公列传》载扁鹊姓秦名越人,年轻时曾在一个小旅馆做事。一次有一个客人叫长桑君的住在这里,扁鹊对他特别好。长桑君也看出扁鹊不是个平庸的人。两人相处了十几年,长桑君告诉扁鹊说:"我有一部秘传方书,我的年纪大了,想传授与你,你不要泄露给外人。"扁鹊点点头,老人从怀里掏出一本书来又说:"你按我的方子用雨水服用,30天后就知道妙处了。"说完将方书交给扁鹊,老人就不见了。扁鹊按方服用,30天以后,能看见藏在墙另一边的人。用这种特异功能给人看病,能看清病人五脏六腑的病情,后来扁鹊就成了名医。弟子有子仪、子同、子阳、子明、子豹、子容、子越、子游8人,都成为名医。

《史记·扁鹊仓公列传》还记载,和扁鹊同时期的名医淳于意学医于公乘阳庆,其门人则有宋邑、高期、王禹、冯信、杜信、唐安等,分授经脉五诊……传授科目有诊法、经络、针灸、药物、方剂等。

2. 程高 东汉初医学家、针灸家,广汉(今四川广汉,又一说今四川射洪)人。其一生爱好医学,钻研经方,孜孜不倦求医问道,如果听闻有一技之长的人,哪怕在千里之外也会前往拜会请教。他听说涪翁医术高明,擅长针灸和诊脉法,便前往拜访,虚心求教。涪翁没有立刻收程高为徒,而是经过长期考验,确认他动机单纯,不是为了求财,且聪明勤奋,才正式收他为弟子。经过数载努力,程高终于学到了涪翁的针灸医术,学成后隐迹于民间,为民治病,后来程高又将他的医术传给弟子郭玉。郭玉,东汉时期针灸学家,广汉人,字通真。郭玉精通诊断和针灸医术,官至太医丞。

知识链接

郭玉"四难"

  东汉和帝在位时,郭玉任太医丞,治疾多效,但是在治疗贵人时却时有不愈的情况。于是汉和帝命令一个贵人打扮成穷人模样到郭玉处就医,结果一针即愈。汉和帝询问郭玉原因,郭玉回答了他治疗贵人的四个难处:"自用意而不任臣,一难也;将身不谨,二难也;骨节不强,不能使药,三难也;好逸恶劳,四难也。针有分寸,时有破漏,重以恐惧之心,加以裁慎之志,臣意且犹不尽,何有于病哉。"郭玉"四难"涉及的医患关系与扁鹊的"六不治"有相似的立场和视角,二者对比下,郭玉"四难"点明了医官治病的局限,病人自作主张不遵医嘱,依从性很差,病人不注意爱护身体,又好逸恶劳,缺乏锻炼,筋骨不强壮,使得药物难以起效,而且权贵掌握着生杀大权,治疗不允许出现差错,医生会有害怕心理,意念不能完全到位,这必然会影响到医官对患者病情的判断和治疗手法的运用,进而影响临床疗效。

3. 李东垣　李杲,字明之,真定(今河北省正定)人,晚年自号东垣老人。出身于富豪之家,自幼好读书,20多岁时因母王氏患病死于庸医之手,遂立志学医。捐千金从易水洁古老人张元素,仅数年尽得其术而归。1202年进纳得官,监河南济源盐税,当时流行"大头天行",一些医家妄用下法,效果不好,他特制一方"普济消毒饮",治无不效,民众以为仙方,刻于石碑之上。不久,他辞归故里,开始行医。1232年,元兵南下,围攻金朝都城"汴梁",今河南开封达半个月,解围之后,人民无病者极少,每日送出死者一两千人。李杲在思索中提出了内伤脾胃论。到了晚年,李东垣想把一生的医术传给后人,苦于找不到合适的人。这时他的朋友周德父向他推荐了罗天益。罗天益跟李东垣学医,日常开支和伙食费全部由李东垣供给。三年之后,见罗天益学习刻苦,李东垣还奖给罗白银二十两供罗家用。罗天益坚辞不受,李东垣说:"我一生积累的医术都毫不保留地传给了你,还在乎这点钱吗?"李东垣临终前,将平生的著述,详细校对,分类编排好,对罗天益说:"这些书传给你,不是为了我李杲,也不是为了你罗天益,是为了天下后世,希望你传下去,不要泯没于世。"

4. 朱丹溪　朱彦修,婺州义乌人,因世居丹溪,称丹溪翁,自幼聪明好学,学习经书,欲科举,30岁时母病,学习医理,后从许谦学习理学,一日许谦病了,建议他游艺于医。丹溪答道:"士苟精一艺,以推及物之仁,虽不仕于时,犹仕也。"于是放弃举子业,专心于医学。他四处寻访,找不到好老师,后来听说杭州有个叫罗知悌的,是当今数一数二的名医,就是为人傲慢,不肯将医术轻易传人。朱震亨听说后非常高兴,立即动身到杭州去拜见罗知悌。不出所料,他从住所到罗知悌的家,几次专门登门拜谒,罗知悌始终不肯收他为徒。可朱震亨不灰心,从早到晚,站在罗家的门口,这样足足站了3个月。罗知悌被他这种精诚所感动了,终于答应收他为徒。朱震亨马上下跪,拜罗知悌为师。学成之后返归故里,几年之间,声名大振。

朱震亨医德高尚,成名之后又收了戴元礼、王履、刘纯等为学生,将医术传了下去。他们在继承和发展朱丹溪的学术观点方面,承前启后,做出了贡献。

5. 河间学派　金元四大家之一的刘完素(约 1110—1200 年),河间(今河北河间)人。主寒凉攻邪,善用防风通圣散、双解散等方治疗,名盛于大定、明昌年间。他的师从者甚多,先后有穆子昭、马宗素、镏洪、常德、董系、刘荣甫、荆山浮屠等从之,私淑者也不少,如张从正、程辉、刘吉甫、潘田坡等,最终形成明显的寒凉攻邪医风。形成金元时期一个重要学术流派"河间学派"。

6. 易水学派　易水学派创始者张元素,易水(今河北易县)人,重视脏腑辨证及扶养胃气的思想,对李杲创立以"补土"为特色的系统的脾胃理论有重要影响,并最终成为"易水学派"最突出的理论特色。李杲(1180—1251 年),创立了以"内伤脾胃"学说为主体的理论体系。学说得到其弟子王好古、罗天益等人的继承发展。后世师从、私淑者甚多。形成延续至今的学术流派"补土派"。

三、院校教育

(一)历代官办学校教育

我国最早的卫生管理机构,源于周代。当时医学教育主要是师徒授受,未有官方主办的医学教育机构。《唐六典》卷十四注记载:"晋代以上,手医子弟代习者,令助教部教之。宋元嘉二十年,太医令秦承祖奏置医学,以广教授。至三十年省。"说明早在晋代已有医官教习之设,南朝刘宋王朝(443 年)奏置医学教育一事,应当是官办医学教育最早的记载。

北魏太和元年(477 年)九月,孝文帝"诏群臣定律令于太华殿",《魏书·官氏志》载北魏官制已设"太医博士(右从第六品下)"和"太医助教(右从第八品中)"。从此,政府举办医学教育开始形成制度。

1. 隋唐太医署　隋初,文帝杨坚时在太常寺设太医署,人员有令二人、丞一人、主药二人、医师二百人、药园师二人、医博士二人、助教二人、按摩博士二人、祝禁博士二人。炀帝时,太医署另置医监五人,正十人。太医署既为全国最高的医政管理机构,又掌管着医学教育,设有医、按摩、咒禁科目并配有相应的博士和师资。

唐代社会的经济文化发展达到历史上空前的繁荣,给医学的发展提供了良好的基础和条件。公元 624 年,唐政府设立太医署,唐太医署的医学教育在设置、规模、制度上均得到了很大的发展和完善,正式分为医学和药学两部分,医学又设医、针、按摩和咒禁四个科目。《旧唐书·职官志》载:"太医署:令二人,丞二人,府二人,史四人,主药八人,药童二十四人,医监四人,医正八人,药园师二人,药园生八人,掌园四人。丞为之二,其属有四,曰医师、针师、按摩师、禁咒师。"太医署为当时最高的医学教育机构,由"太医令掌医疗之法",医术、针灸、按摩等学科"皆有博士以教之"。

唐代太医署的学制十分严格,据《唐六典》记载,体疗科修业期为七年;疮肿、少小科修业期为五年;耳目口齿科修业期为四年;角法修业期为三年。学生"初入学,皆行束修之礼,礼于师","其束修三分入博士,二分助教。以每年国子监所管学生,国子监试。州县学生,当州试,并选艺业优良者为试官。其试者,通计一年听受之业,口司大义十条,得八以上为上,得六以上为中,得五以下为下。及其学九年不贡举者并解退"。

2. 宋代太医局和"医学"　宋代医政与医学教育分立,太医局成为国家最高医学教育机构,地方也设有"医学"专门培养医药人才。仁宗庆历四年(1044 年),太常寺置太医局,于翰林院选拔医官讲授医经。熙宁九年(1076 年)太医局不再隶属于太常寺,成为医学教育专门机构,开医学教育独立发展的先河,置提举及局判。局判以知医事者充任,掌医学教授学生。

通常每年春季招收学生,以300人为额。在针灸教学中采用王惟一发明铸造的针灸铜人教学,也是历代医学教育的一大创举。

崇宁二年(1103年)徽宗诏令另在国子监设立"医学",吸收儒生学医,造就有文化素养的医学人才,以改变医学的社会地位。"医学"教育采用"三舍升试法",考试仿太学之法,建立了严格的制度。每月一次私试,每年一次公试。成绩分为优、平、否三等。优良者升为内舍,每年一次会试,及格者升为上舍。还根据学生的品德和技术水平,将上舍分为上、中、下三等。学生在学期间为使理论与实践紧密结合,除课业学习外,还要参加临诊,轮流为太学、律学、武学的学生及各营将士治病,年终根据每个学生的临床记录考察其成绩,按疗效高低分为上、中、下三等,其失误多者,酌量轻重给予处罚,严重者勒令退学。神宗死后,"三舍升试法"也被废止。

由于宋徽宗的倡导,当时五运六气之说盛行。运气也成为学习重点之一,列为各科必试科目。公试合格后,选取医疗技术精良者充当药局医师以下职务,其余各以其等第补官,或派为本学博士、正录,或委为外州医学教授。

3. 元代医学提举司　元至元九年(1272年)设立医学提举司,专门负责管理医学教育,其职能是考查各路医学生的课业学习成绩、考核太医教官教学效果、校勘名医撰述文字、辨认药材、教导太医子弟、领导各处医学,设置提举1员,副提举1员,医学提举司的设立,显示了元代统治者重视医学教育,也反映了医学教育管理制度日臻完善。元代医学分为13科:大方脉、杂医科、小方脉科、风科、产科、眼科、口齿科、咽喉科、正骨科、金疮种科、针灸科、祝由科、禁科。

4. 明代太医院　明代官方的最高医学机构为太医院,它除为皇室服务外,还兼管医学教育。太医院医生主要从各地世业医生中考选。被选入太医院学习者,称医丁。医丁必须由嫡派子孙告补,经太医院学习三年,通候类考,中试后才准补役。如嫡派无人或不堪补用,经获准可从亲支弟、侄人等中,选一人参加学习考补。

明代太医院医生教育,按太医院所分13科分科教学,由教师二至三人担任教习,医官医生各选定专科进行学习。所用教材有《素问》《难经》《脉诀》及有关重要方书,须熟读精解,考试即从以上经典出题,学生笔写作答。医生每年分四季考试,三年大考一次。医丁和太医院的医学生、医士均参加大考。考试由堂上官1人会同医官2人主持。考试合格者,一等为医士,二等为医生;不及格者可学习一年再补考,三次考试不及格者,黜免为民。五年考试成绩均属优等者,由教师奏请,酌予升授。充任医士、医生后,还要继续学习专科并参加考试。如嘉靖二十八年(1549年)规定:考试成绩一等者,原为医生者可充任医士,医士无冠带者,给予冠带。原在内殿供事支俸且有冠带者,酌升俸一级。若内殿缺人,太医院依不同专科依次呈报礼部,送内殿供事。……考试成绩四等,原有冠带者,去其冠带。原支品级俸者,降俸一年,支杂职俸者,降充冠带医生。食粮七年者,降充医生,只支日粮。

5. 清代内外教习　清代的医学教育,大体上沿袭宋明以来的制度,但趋向衰弱。鸦片战争以前清代医学教育,设教习培养医官人才,分为内教习与外教习两种,各置教习2人,由御医、吏目中选品学兼优者充任。内教习住在东御药房,担任教授药房的太监学习医书。外教习担任教授初进太医院教习厅肄业生及医官子弟学习医学。医学分科曾3次改制,顺治间分为大方脉科、小方脉科、痘疹科、伤寒科、妇人科、疮疡科、针灸科、眼科、口齿科、咽喉科、正骨科等11科。嘉庆二年(1797年)痘疹科并入小方脉科,口齿咽喉合为一科成为9科。嘉庆六年(1801年)奉旨以正骨科划归上驷院蒙古医生兼充,成为8科。道光二年(1822年)奉旨以针灸之法究非奉君之宜,太医院针灸一科永久停止,成为7科。同治五年(1866年)改为大方脉科(伤寒科、妇人科并入)、小方脉科、外科(即疮疡科)、眼科、口齿咽喉科等

5 科。教学内容主要是《黄帝内经》《本草纲目》《伤寒论》《金匮要略》，以及有关本专科的医书，后来又增习《医宗金鉴》，并渐以之为主要教科书。一般肄业生学习 3 年期满，由礼部堂官来主持考试，合格者标为医士，不合格者继续肄业，以待再考。凡肄业一年以上，经季考 3 次，名列一等者，遇粮生有缺，可呈报礼部递补，不再考试。

清同治元年（1862 年）京师开设同文馆，太医院教习厅复设医学馆。光绪三十三年（1907 年）将京师医学馆改为京师医学专门学堂，谋划开办西医教育。但由于当时缺乏办学经验，学部无法具体厘定各门科目教学规程，遂将京师医学专门学堂学生全部送日本学习，朝廷官办中医教育至此暂停。

（二）近代中医学校

晚清时社会上已有不少举办中医学校的举措，但规模均不大。民国成立后的北洋政府时期，从民国二年（1913 年）神州医药总会进京恳请提倡中医中药、准予另设中医医药专门学校，1925 年全国教育联合会议决请教育部明定中医课程并列入医学教育规程案，为我国中医界申请办学立案成功开始。1917 年上海中医专门学校成立，1924 年广东中医药专门学校成立，其附属广东中医院开办于 1933 年，是我国近代史上办院时间最长、规模最大、设备最齐全的中医教学医院。

从 1929 年至 1949 年的南京政府时期，中医学校教育曲折发展。在抗战前，中医学校教育形成高潮，中医院校在数量上较为迅速的发展。据不完全的统计，全国各地兴办的中医院校、讲习所或学社共计有八十多所。该时期中医办学的兴起，其背景与 1929 年余云岫废止中医案禁止旧医学校设立有关，办学成为中医抗争的手段之一。更重要的是，当时在教材编写、学科建设、附属医院创办等均有成绩，使中医传承的主要模式开始逐步向学校教育过渡。

（陈凯佳）

第四节　医政制度文化

医政，概括起来说，就是指国家依法根据国家权力，对社会医事领域的事务进行管理的活动，它是国家行政的一部分。医政管理主要涉及对医疗机构、医生队伍以及医疗质量等的管理。

一、医政设置

在中国社会的早期，医政制度就开始萌芽。商代甲骨文中有"小疾臣"的记载，属于巫医性质的小官员。《逸周书》载："乡立巫医，具百药，以备疾灾，畜五味，以备百草。"反映出周代对巫医已有一定的管理。随着巫医的分离，开始出现专职医生，医官体系也逐渐建立起来。较完善的医官体系出现在西周，《周礼·天官冢宰》载："医师上士二人，下士四人，府二人，史二人，徒二十人。"医师是众医之长，是负责医药行政事务的官员，其职责是"掌医之政令，聚毒药以共医事"，医师之下设有士、府、史、徒等职，分别掌管医、药、器具、会计、文书、医案等事务。医官管理的医生又为四科，即食医、疾医、疡医、兽医，所司均有明确分工。

秦汉时期，宫廷中有太医令，管理为皇室及中央官吏诊治疾病的太医。两晋南北朝各国也有医官设置。隋唐时期的医事制度更为发达，既有为帝王服务的尚药局，也有为太子服务的药藏局，还设有为百官医疗兼医学教育机构的太医署及地方医疗机构。

北宋时期，由于历任皇帝重视医学，宰辅大臣中知医的也不在少数，在他们的推动下，宋代的医政管理有许多创举。一是设立较高级别的医政机构，如翰林医官局，同时设立一整套

笔记栏

知识链接

医官制度,设立十四阶医阶,有专门的医官名称,如和安大夫、成和大夫、成安大夫、和安郎、成和郎、保安郎等。后世民间称中医为"大夫""郎中",即源于这些官名。二是设立国家药局,加强药政管理。宋神宗熙宁九年(1076 年)诏令在京城开封另设太医局熟药所,委任官员监制和销售成药。宋徽宗时改名叫医药惠民局,简称惠民药局。药局规范成药制作,推动成药流行。三是安济坊、养济院等面向民间的医疗机构广泛建立。

元代的医政设置较之宋代,又有了发展。一是成立总掌医政和医学教育的太医院,定其品级为正二品,地位高于六部,为封建王朝中医官级别之最。二是元代在太医院之下,设立了多个不同专业的管理机构,负责医疗卫生事宜。其中,御用医疗机构有广惠司、御药院、御药局、行御药院、御香局,分别负责宫廷医、药事务,并兼具慈善性质。官医提举司、医学提举司主要负责管理地方医政和医学教育。另设惠民药局,由太医院统领,掌管修合发卖汤药。设立詹事院主要负责东宫太子及其妃嫔的健康维护工作,有时也为平民提供医疗服务。

明清两朝的医政和医学教育机构均为太医院。明代,"太医院掌医疗之法,凡医术十三科,医官医生医士专科肄业,曰大方脉、曰小方脉、曰妇人、曰疮疡、曰针灸、曰眼、曰口齿、曰接骨、曰伤寒、曰咽喉、曰金镞、曰按摩、曰祝由。"(《明史·卷七十四》)太医院还向全国各府、州、县的惠民药局和边关卫所等派遣医官、医士和医生,并管理其任免、考查和升迁。同时,明代也在地方设立负责医学教育的医官,洪武十七年(1384 年),朱元璋诏天下普设医学教育机构,"置府州县医学……府置医学正科一人……州置医学典科一人……县置医学训科一人"(《明太祖实录》)。

清代医政与明代相似。顺治元年(1644 年)沿明制设立太医院,以掌医疗和医学教育之事。太医院分科有大方脉、小方脉、伤寒、妇人、疮疡、针灸、眼科、口齿、正骨九科,医官、医士、医生皆专精一科。后来 1822 年停止针灸科。地方上各地均设"医学","府正科,州典科,县训科,各一人"(《清史稿·职官三》)。

由于从近代开始,中国出现了中西两种医学并存的局面,医政设置与管理出现了明显的变化。1840—1911 年的晚清时期,中国主要的医政机构仍然是太医院。但是西方医学也开始传入。在西方思想文化的影响下,出现了不少学习新式医疗卫生行政制度进行革新的声音,也出现了中西医之间的争论。

辛亥革命后,中华民国正式成立。1928 年,南京国民政府首次设立卫生部,开始仿效西方推行现代医疗卫生行政。中央和地方相结合的卫生行政机构逐步建立。此时,中央卫生行政机构体系包括卫生部(卫生科、卫生司、卫生署)、中央卫生设施实验处、中央防疫处、全国海港检疫处、中央卫生实验所、中央医院、医学教育委员会、助产教育委员会及护士教育委员会等中央卫生管理机构。为配合中央卫生机构的工作,此时分别在省、市和县设立卫生处、卫生局和卫生院(或县立医院),地方卫生行政机构也逐步确立和完善。

1949 年,中华人民共和国成立后,确立了"团结中西医"的医疗卫生工作方针,成立了中医科研机构和高等院校,设立中医医院。1982 年,《中华人民共和国宪法》总纲第 21 条将"发展现代医药和我国传统医药"的内容纳入其中,首次以国家根本大法的形式明确了中医药的地位。1986 年成立了专门的中医药管理机构国家中医管理局(后更名为国家中医药管理局)。我国建立起医院、基层医疗卫生机构、专业公共卫生机构、其他机构构成的卫生机构体系。

二、考核制度

对医生的考核,是保证医疗服务质量的基础。早在《周礼》中,就记载有对医师的考核和奖惩制度。《周礼》要求医生建立病案,记载治病经过,"死终则各书其所以,而入于医师",

即病人如果死亡，要说明原因，上报主管的行政长官——医师。一年下来，根据治愈率，确定医生的俸禄和等级的迁降，即"岁终则稽其医事，以制其食"（食指俸禄），"死则计其数以进退之"。在评定标准上，"十全为上，十失一次之，十失二次之，十失三次之，十失四为下"。

这一考核的精神和方式，为后来的医政管理所继承。在设立多阶医官职位的宋代，对医官的升降有更细致的考核制度。《宋会要》载："医职、医工，医治吏军民，任满比较，痊安八分以上，以下项医过人数，十分为率。千人以上或起死得生十人以上，虽不及八分，免试，仍减三年磨勘，改换服色者听。五百人以免试，仍升注官一等；三百人以上升注官一等，愿换免试者听。"其升迁条件，注意区分质与量两方面。首先是有效率要达到80%，其次每年治疗人数在500及300以上，可以按不同情况给予免试、缩短升职年限等奖励。而如果每年治疗人数达到1 000人以上，或者成功救治重症人数，即"起死得生"的情况超过10次，即使总有效率未达80%也可给予以上奖励。在降级惩罚方面也有着类似规定。

科举是我国古代选拔人才的考试制度。在元代，还设立了专门的太医科举，以选拔医生。元延祐三年（1316年），开始实施医学科举。三年一试，并实行乡试、会试二级考试制，"赴试人员从路、府、州、县医户并诸色内，选举三十以（上），医明行修、孝友信义，著于乡间，为众所称，保结贡试"，应举人员从医户中保选，中举者授予官职，"于试中三十人内，第一甲充太医，二甲副提举，三甲教授"（《元典章》）。这是古代最高级别的医学考试。上述人员经省试合格的还要经过朝廷审查，同意之后方可上任。太医、教谕、学录、学正、教授等亦要接受考核，防止舞弊懈怠。如果考核不及格，只能从事医疗管理工作，而不能进行治疗活动；同时规定，医学教授若不精通一门学科不得行医。

明清时期的太医院，也有完善的考试制度，"凡医家子弟，择师而教之，三年五年，一试、再试、三试、乃黜陟之"（《明史·卷七十四》）。清朝地方也有府、州、县三级医学教育机构，亦有完备的考试制度。各地官员、各部官员可以推荐有真知灼见的良医。不论有无官职，都可以由地方官员护送到京城。经过面试考核后，为宫廷供职。原本有官职的予以升迁，原本没有官职的马上赐予官职。同时也规定，由各地巡抚负责，认真考察属地医生，对精通《伤寒论》等医书的医生，每省选拔1人，聘请为医学官，教授医学知识，工作时间三年。如果工作有成效，便有可能调入太医院，成为御医。

三、管理法规

古代中医医政的管理法规涉及医政律令、医药文献保护和推广政策、疾病控制政策等多个方面。

（一）医政律令

早在西周时期，我国就建立了对医生进行分配和专门化管理的"医学分科"政策。周代医生分为四科，即食医、疾医、病医和兽医。《周礼·天官冢宰》记载："凡邦之有疾病者，疕疡者造焉，则使医分而治之。"

隋唐之际，法令、规则、制度中开始对医生的医疗行为进行法律约束。如，《唐律·卷第二十五》第条规定："诸医违方诈疗病而取财物者，以盗论"。宋朝的医政律令主要沿袭唐朝制度，有很多制度化、法律化的医政律令条文，并较之前代又有了革新。如，在卫生保健方面，宋朝政令规定盛夏减少工作，仅工作半天。再如禁止阉割男童、禁止杀死婴儿等。元代为发展医药事业，颁布了系列对医药吸纳和人才保护的政令，《元史·安南国传》记载："自中统四年为始，每三年一贡，可选儒士、医人及通阴阳卜楚、诸色人匠各三人，及苏合油……等物同至。"另外，元代实施医户制度，民间业医者被隶属医户，有义务以医服役，而且必须世袭，同时对各地医户定期进行业务考查。如要求医户"每月朔望去本处官，聚集三皇庙，圣前焚香,各说所行科业,治过病人,讲究受病根因、时月运气、用过药饵是否合宜,仍仰各人自写曾医愈何人,病患、治法、药方,具呈本路教授,考较优劣。"(《元典章》)这些措施对促进医学交流有一定意义。不过世袭制医户管理也有僵化的一面。因此,后来明朝一度在形式上沿袭医户制,但逐渐放开。

近现代式的医政源自西方,将医疗卫生管理纳入国家职能,有利于保障医疗服务和提高医生素质。但这一制度在引入中国时,遇到了如何容纳中医的问题,一度出现过"废止中医"的声音。随着医疗管理法规的相继出台,有关中医如何适用的问题不断出现。1929年国民政府卫生部指出根据《管理医院规则》,中医医疗机构大多不符合条件,不能称为"医院"只能称"医室";教育部行文指中医教育机构不能称"学校",要改为"传习所"。这些政令都引起中医界的愤怒和抗争。1931年,在中医界的努力之下,中央国医馆成立。在中央国医馆的推动下,1936年国民政府颁布了历史上第一部全国性中医管理法规《中医条例》,内容涉及中医师资格认定、中医执业管理、法律责任、义务与惩处等,中医药凭借实际疗效,通过努力抗争,促使民国政府制定了中西医并存的医疗卫生法令。

中华人民共和国成立以后,党和政府一直对保护中医和发展中医给予了大力支持,做出了许多重大举措。1950年,我国第一届全国卫生会议上确定了"团结中西医"的基本思路,成为了当时卫生工作的主旋律。1978年9月,中共中央提出要加快发展中医药事业,造就一支热心中西医结合工作的骨干队伍。1982年,我国宪法中正式提出:"国家发展医疗卫生事业,发展现代医药和我国传统医药。"1997年,中共中央、国务院颁布的《关于卫生改革与发展的决定》明确将"中西医并重"作为我国新时期卫生工作方针之一。党中央始终将"中西医并重""扶持中医药和民族医药事业发展""促进中医药传承创新发展"等作为医药工作的重要内容,并出台了系列政策、措施促进中医药的发展。2016年12月25日,中华人民共和国第十二届全国人民代表大会常务委员会第二十五次会议通过了《中华人民共和国中医药法》,并于2017年7月1日起实行。中医药法的颁布和实行为继承和弘扬中医药,保障和促进中医药事业发展,保护人民健康提供了法律保障。

（二）医药文献保护与推广

秦汉之际,医政管理部门开始建立医学文献保护及推广政策。秦朝时,朝廷就陆续将原来分散在各个诸侯国的医药文献收集在一起。西汉时,朝廷制定了专门的搜集整理文献政策。其间,大量的医学文献得到了整理、校正。汉成帝年间,校勘的医学文献包括医经7家共216卷,经方10家274卷,另有神仙家（养生）、房中等医学著作。魏晋南北朝时期出现了官颁医书政策,"世宗诏显,撰《药方》三十五卷,班布天下,以疗诸疾"(《北齐·魏收·魏书》)。统治者建立了普及医药卫生知识的政策,旨在提升民间医药卫生能力与水平。宋代,由于统治者对医学发展的重视,以及印刷技术的推广与应用,对医药文献的收集、整理、校勘、刊行实现了空前的繁荣。览宋一朝,医药文献的数量和质量都是空前的。例如,宋代一直贯彻执行搜集医药书籍的政策。据统计,北宋下诏征书和求书有15次之多,南宋有记载的下诏求书和征书也有近10次。在收集的基础上,政府又对医药文献进行校正和整理,并设置专门的机构——校正医书局,隶属编修院,集中著名医家校正古代医书。校正医书局所校医书有《素问》《针灸甲乙经》《本草图经》等十余种。此外,宋政府在做好医书收集、校正、编撰的基础上,制定了一系列的措施,推进医书的刊刻与发行。

（三）疾病控制

疾病控制是历代政府医政管理中的重要内容。秦朝对传染病采取严厉的隔离政策,《秦律》规定:"疠者有罪""定杀",一般的"疠迁所实行隔离"。南北朝、五代时期,战乱纷扰,政府派医生巡回治疗,治疗流行病,对死而无收敛者,官为敛埋。据《孝武帝纪》记载:"大明元年(457年)四月,京邑疾疫,遣使按行,赐给医药。死而无收敛者,官为敛埋。"北魏时期孝文帝设"别坊"免费为穷苦百姓看病。明清两代开始有了初步的防疫概念。政府向民间发布医学书籍,普及防病治病的知识,并对民间颁发药品。清代还加强了对海港卫生检疫,防止海外传染病传入。北洋政府于1919年在北京设立中央防疫处,负责应对传染病。中华人民共和国成立以后,各级各类医政部门建立了系统的疾病预防、控制体系,制定了一系列的疾病防控政策和措施,取得了显著的成效。

（向 楠）

第五节 中医民俗文化

一、中医民俗文化概述

民俗是民众的日常风俗习惯或生活方式,是广大民众所创造和传承的重要社会文化现象。

从民俗与人类的关系上看,民俗是人类的永恒伴生物,它起源于人类社会群体生活的需要,在特定的民族、时代和地域中不断形成、流传、融合、演变、消亡、复合,为民众的生产、生活服务。民俗一旦形成,就成为规范人们行为、语言和心理的一种基本力量。从民俗与文化的关系看,民俗是沟通民众物质生活和精神生活,反映民间社区和集体的人群意愿,并主要通过人及各种媒介进行传播着的世代相沿和传承扩布的生生不息的文化现象,是文化整体的重要组成部分。

中国民俗文化具有悠久的传统和历史。民俗一词在《管子》《礼记》《史记》《汉书》等早期文献著作中已经出现。如《管子·正世》中提到:"料事务,察民俗。"《礼记·缁衣》有云:"故君民者,章好以示民俗,慎恶以御民之淫,则民不惑矣。"《史记·孙叔敖传》提及:"楚民俗,好痺车。"《汉书·董仲书传》曰:"变民风,化民俗。"此外,古代文献著作中也出现了"民风""风俗""习俗"等和民俗相近的说法。如《尚书大传》载:"见诸侯,问百年,太师陈诗,以观民风俗。"《礼记·王制》说:"觐诸侯,问百年者就见之。命太师陈诗,以观民风。"《汉书·王吉传》载:"是以百里不同风,千里不同俗,户异政,人殊服,诈为萌生,刑罚无极,质朴日销,恩爱浸薄。"中华民族在悠久的历史长河中,建构和积淀了丰富、多样的民俗文化。

民俗文化作为中国传统文化的一部分,以其独有的生动表现形式,体现于我国人民的日常生活习惯之中,不但体现了人和自然界相互适应和抗争的经历,更映照出人们对生老病死整个生命过程的诠释和追求。在此期间,大量医药、养生知识和民俗活动结合在一起,形成独具特色的民俗医药文化。《灵枢·师传》指出:"入国问俗,入家问讳,上堂问礼,临病人问所便。"这样做的目的在于"百姓人民皆欲顺其志"。说明防病治病的过程和目的都离不开知民俗、顺民风。从发生学的角度而言,原始医药与民俗同源,二者都是为了群体生活的需要,在特定的民族、时代和地域中不断形成和演变,服务于民众日常生活需要的产物,同时也是对物质生产与人的生产的主观意愿和心理反射沉淀出的文化意识的积淀与映照。从内涵而言,两者交叉、渗透,相互影响。可以说,民俗文化影响和模式化着中医学,而中医学的思维方式、方法、技术等又不断丰富和完善了中国民俗文化的庞大体系。从中医学和民俗文化的特征而言,两者都产生于人类的社会实践活动中,都是集体智慧的结晶与反映,都是伴随着人类的产生而出现,并不断发展、演变的。

民俗文化事象纷繁复杂,从基础的社会经济活动到上层建筑的社会意识形态,都建构和蕴含了丰富的民俗文化。总体而言,民俗文化可以分为物质民俗、社会民俗、精神民俗和语言民俗四类。这四类民俗都与中医学密切相关。例如,物质民俗是指民众在创造和消费物质财富过程中形成的模式性的民俗事象。中医学在其发展过程中形成了坐堂、铃医等系列行业民俗。在中医理论指导下的药食的采集、炮制、应用等也是物质民俗的重要内容。再如,社会民俗涉及从个人到家庭、家族、乡里、民族、国家乃至国际社会在结合、交往过程中使用并传承的集体行为方式,主要包括社会组织民俗(如血缘组织、地缘组织、业缘组织等)、社会制度民俗(如习惯法、人生仪礼等)、岁时节日民俗以及民间娱乐习俗等。人类社会生活中的衣食住行、人生礼仪、岁时节日等民间风俗的形成与演变与生命观念、养生保健、疾病禁忌、却病禳灾等中医学理念、知识、技术、方法息息相关。又如,精神民俗是指在物质文化与制度文化基础上形成的有关意识形态方面的民俗。它主要包括民间信仰、民间巫术、民间哲学伦理观念以及民间艺术等。包括中医学在内的各类医学的发展早期都经历了巫术医学阶段,众多的民间巫术民俗是治病疗疾的意念与手段的集中表现,而民间医学中也可见到众多民间巫术的影子。民间对药皇(伏羲、神农、黄帝)、药王(扁鹊、华佗、张仲景、皇甫谧、葛洪、孙思邈、钱乙、朱震亨、李时珍、叶天士)等的信仰民俗无不来源于中医药实践,是中医药文化的集中体现。还有,中医学的天人一体的整体观念,人与自然、社会和谐共生的基本理念等都和民间的自然观、世界观、生命观等哲学伦理观念相互交融与渗透。此外,语言民俗是指通过口语约定俗成、集体传承的信息交流系统,主要包括民俗语言与民间文学。民俗语言中的谚语、俗语、民谣等与中医学也有密切的关系。中医学中的诸如雀目、鹤膝风、臌胀、痿证、缠腰火丹、鸡鸣泻等众多病证名称无不来源于民间俗语。清代的蒲松龄就用民间通俗易懂的语言写成了《日用俗字·疾病篇》,将疾病的名称、症状、诊断、治疗、预防,都融合于简单的日常话语之中。民间谚语中也蕴含了丰富的中医药保健的内容。常说的"冬吃萝卜夏吃姜,不劳医生开药方""若要小儿安,莫若三分饥与寒""饭后百步走,活到九十九""病来如山倒,病去如抽丝""伤筋动骨一百天"等谚语都是中医药养疗实践经验在民间流行与传播的集中体现。民间文学中更是不乏医疗保健、防病治病的基本内容。从徐福东渡的传说到李时珍的传说,从谜语到民歌,从大鼓到舞蹈,从秦腔到越调,中医药文化成为这些民间文学的重要素材。

总之,各类民俗均与中医学存在着密切的联系,中医药卫生保健的理念、却病养疗的经验、防病治病的方法和技术等都渗透并影响着物质生活民俗、社会生活和精神生活民俗的方方面面。中医学中的某些内容则是与民俗杂糅一体,成为民俗的重要组成部分。而为民众生产、生活服务的民俗文化也同样对中医学理论、中医药文化的丰富和完善起到了重要的作用。

二、中医药行业与民俗

以医生为职业主体的中医药行业在历史发展过程中形成了独特的职业伦理道德规范、系统的职业运行体系、特有的职业价值理念等中医行业文化,这些都和中华民俗文化的影响密不可分,同时这些中医药文化的内容也是民俗文化的重要组成部分。

(一)医乃仁术

医乃仁术是儒家伦理道德规范对民间医疗行为、医学职业伦理道德规范深刻影响的产物,在医乃仁术的价值观念的影响下产生了施医施药、刊刻编纂医书、传授生徒等中医药行业习俗,成为中华民俗的重要组成部分。

"仁术"一词始见于《孟子·梁惠王上》。以"仁爱"为核心的儒家思想对民众的行为习惯、道德观念、意识形态均产生了深远的影响。这一核心道德价值观念也渗透到中医学中,成为中医学最高的职业追求和最核心的职业道德伦理规范。元代的戴良在《九灵山房集》中提及："医以活人为务，与吾儒道最切近。"可见医学既是儒家载道的工具，又是传统医家实践儒家伦理道德和实现儒家人生价值的途径。

在医乃仁术价值观念的影响下，中医药行业逐渐形成了施医布药的优良习俗。特别是在疾病流行之际向贫病者施舍医药成为一种社会风尚。例如，宋代杭州发生瘟疫时，时任杭州知府的苏轼请名医庞安时将药物分发民众，最终"所全活者，至不可数"。慈善之家、世医之家、名门宅院会定期熬制几种成药，供民众索取，形成了以施医施药以施仁心仁术的风俗。

同时，编纂、撰写或刊刻医书是救助民众，仁者爱人的重要途径。因此，此举也成为医者、文人、官宦、商贾的共同认知。例如，张仲景在《伤寒杂病论·序》中提及"感往昔之沦丧，伤横夭之莫救，乃勤求古训，博采众方……为《伤寒杂病论》合十六卷"。孙思邈在《备急千金要方·序》中提出："以为人命至重，有贵千金，一方济之，德逾于此，故以为名也。"又如，清代的汪机在《推求师意》中有言："医乃仁术也，笔之于书，欲天下同归于仁也。"可见，在仁者爱人的中医学伦理价值观念的驱使下，编纂、撰写和刊刻医书成为民众表达仁爱之心的习尚。

此外，传授生徒，师带徒的中医药职业运行体系和传承模式是"医乃仁术"的集中体现，也是重要的传统医药传承习俗。从扁鹊开始，他传授生徒、开创医学教育，打破了王公贵族对医学的垄断，促进了民间医学的推广和普及，从而使更多的民众获得医疗资源。此后，师带徒成为中医学在民间最主要的传承和教育模式。该传承和医学教育习俗对于中医药人才的培养、学术流派的形成和发展、民间医学学术的传承发挥了至关重要的作用。

（二）坐堂行医

坐堂行医是中医药职业运行的重要模式，该习俗历史悠久。"堂"在中国古代一般是官衙的代称。相传，医圣张仲景任长沙太守时，正值病疫流行。为救治民众，他择定每月初一和十五两日，打开衙门，为病人诊脉处方。坐堂行医逐渐被民众认定并逐渐演化为民间中医医生行医治病的主要途径，并一直影响至今。当今有许多的药店或者中医诊所会进行名老中医某某坐堂的宣传。这些药店和诊所还常常用"某某堂"作为店名。比较知名且历史悠久的有北京的"同仁堂"、杭州的"胡庆余堂"、河南汝州的"孟余堂"等。

三、中医药卫生保健与民俗

民俗在民众物质生活、社会生活和精神生活的各个方面产生、发展、演化。衣食住行中，人生礼仪、岁时节日时的民众行为和习惯往往会和医药卫生保健行为融合、杂糅，形成了独具特色的中医药民俗文化。

（一）中医学与饮食民俗

饮食是人类生存的根本。《备急千金要方·食治》中就指出："安身之本，必资于食"。中华民族在历史发展过程中积淀了丰富的饮食文化，形成了独具特色的饮食习俗。这些民俗的形成和演化与中医学的养生保健、防病治病的行为交融互生、相互影响的过程中，逐渐形成了药食共用、天人一体、五味和调的饮食民俗特征。

1. 药食共用　药食共用的饮食民俗是基于药食同源的基本认知。药食同源起源于人类自然采集的原始经济生产古俗。《新语·道基》提及："神农以为行虫走兽，难以养民，乃求可食之物，尝百草之实，察酸苦之味，教民食五谷。"《淮南子·修务训》中记载："神农……尝百草之滋味，水泉之甘苦，令民知避就，当此之时，一日而遇七十毒。"这些形象地描绘了先民寻找、认知食物与定义、区分药物的过程和方式是一致的。自此，中国人逐渐建构了药食并用的饮食习惯和养疗体系。据不完全统计，自商周至明清，专门或重点涉及食疗内容的书籍就有 75 种。无论是平素日常，还是时令节日、人生仪礼，中国人的生活都离不开以药当食和以食为药的风俗习惯。例如，在食用海鲜时，配合温热性质且具有解鱼蟹毒功效的中药生姜、紫苏。平素食用的马齿苋、蒲公英等野菜以及山药、山楂等食物亦是常用的中药。再如，各地妇女在产后有坐月子的习俗，此时常常有服用当归生姜羊肉汤、益母红糖饮、鲫鱼丝瓜汤、鸡子酒、小米粥等补益气血、活血化瘀的食物、药物的习惯。

2. 天人一体 中国人的饮食风俗深受中医学整体养疗观的影响。在天人一体思想的渗透下，中华民族的饮食风俗呈现出因时、因地、因人而异的特色。例如，中国人"冬吃萝卜、夏吃姜"的风俗就是中医学法于阴阳、合于四时观念的集中体现。再如，《素问·异法方宜论》中提及"故东方之域，天地之所始生也……其民食鱼而嗜咸……其病皆为痈疡，其治宜砭石""西方者，金玉之域，沙石之处，天地之所收引也……其民华食而脂肥……其病生于内，其治宜毒药""北方者，天地所闭藏之域也……其民乐野处而乳食，脏寒生满病，其治宜灸焫""南方者，天地所长养，阳之所盛处也……其民嗜酸而食胕……其病挛痹，其治宜微针""中央者，其地平以湿，天地所以生万物也众，其民食杂而不劳，故其病多痿厥寒热，其治宜导引按跷"。可见各地之饮食风俗产生的基础是地域生存环境，而不同的地域环境和饮食习惯又造就了不同的人群体质，从而使地域内的民众对某些致病因素具有高度的易感性和倾向性，最终促使各种治疗方法和技术在不同地域发端与演化。

3. 五味和调 在早期农业社会，古人便逐渐建构了五味调和的饮食习俗，并对中医学汤药配伍和调的理论相互影响。相传伊尹有由厨入宰的经历，他善于调和五味，因而后世有"伊尹煎熬""伊公调和""伊公负鼎""伊公善割烹"之赞。自伊尹肇始的"五味调和"的食俗影响着医药，直接促进了汤液的产生。因此，历代有"伊尹创制汤液"的说法。五味调和成为中国饮食和中医食养食疗思想的精髓。

（二）中医学与服饰民俗

服饰作为一个国家和民族的民俗文化现象，其发生、发展和变化的历史过程与中医学也存在着交叉渗透与相互影响。从民俗文化史的角度出发，人类衣服的产生就是为了抵御隆冬风寒和盛夏日晒及蚊虫叮咬。正如《释名》的阐释："衣者，依也，人所依以庇寒暑也。"因此，可以说服饰民俗文化脱胎于养生保健、生命护固的行为，并一直影响至今。例如，基于养生保健的目的，古人形成了依据时令、机体功能选择衣饰的习俗。冬季寒冷有皮衣、棉衣，有冬夜睡觉时的紧身小袄；春季乍暖还寒有夹袄、袖短身短的马褂、可外披的氅衣、专护背部的背搭；夏季炎热，有葛布短半臂。中医学认为"头为诸阳之会"，因此狐貂制作的帽子应当在极寒之天穿戴。同时，民间有空顶帽、半头帻、儿童帽箍以虚其顶，使阳气上达头顶。《本草纲目》有言："老人丹田气弱，脐腹畏冷者，以熟艾入布袋兜其脐腹，妙不可言。寒湿脚气人亦宜以此夹入袜内。"另外，民间"春捂秋冻"的穿衣习俗就是中医学顺应四时养生行为的具体体现。再如，《素问·脏气法时论》中有"病在肝……禁当风""病在心……禁温热衣""病在脾……禁温食饱食，湿地濡衣""病在肺……禁寒衣""病在肾……禁犯焠热食，温灸衣"的说法。这就从中医药养生保健、防病治病的角度出发，对衣饰行为及禁忌进行了分析和阐释。此外，服饰风俗习惯的演化也与中医药有密切的关系。例如，晋代士大夫阶层流行"轻裘缓带宽衣"，此习俗和当时该阶层服食中药"五石散"的风气有关。五石散性温，食用后皮肉发热，如果衣服过窄，会擦伤皮肤，疼痛难忍。因此，穿着宽大衣服成为必然选择，最终也成为了当时整个社会的衣饰风尚。

（三）中医学与居处民俗

居住习俗是人类为了生存和保持健康而进行的物质与精神生产活动的结果。因此，居住习俗的形成与演变深受中医学天人一体的整体观念、三因制宜的养生保健原则的渗透与影响。

在人类文明早期,先民们就开始根据天时的变化选择居处,为避寒防暑、躲避野兽伤害,他们"冬则居营窟,夏则居橧巢"。随着生产力的发展与生产关系的变革,先民们开始了"筑土构木以为宫室,上栋下宇"的土木结构的房屋的建造。在建造房屋之前,出于生存和保持健康的目的,古人房屋的选址多在较高的开阔而干爽的台地之上,且取水、燃料方便,离耕地不远,便于出入和发展。在人类进入阶级社会之后,在房屋建造方面逐渐形成了看阳宅风水的习俗。阳宅风水的理论中就蕴含了大量的天人相应、阴阳五行的自然哲学观念,看风水建造房屋也是为了实现主人福、寿、康宁、财、丁、贵等理想目的。

在房屋的建造方面,不同地域的先民基于自身的生存环境选择了不同的房屋建造类型。例如,西北地区干旱少雨,地下水位低,人们在厚实的黄土高原挖窑洞而居,冬暖夏凉。东北地区寒冷,冬季漫长,则在房屋中建造大炕以避寒取暖。南方河流沼泽密布,地下水位高,气候炎热,房子多为凌空而建的楼房,以避免潮湿和防止毒蛇猛兽的侵袭。

房屋的布局装饰习俗也体现了天人合一的健康养生理念。例如,我国有坐北朝南建造房屋的习俗,该习俗有利于室内温度的调节和室内采光。我国为大陆性季风气候,冬寒夏热,雨热同季。冬季尤其在北方,经常西北风劲吹,寒流袭人,如房门朝北,冷风直入室内,室温降低,使人格外不适,易患风寒之证。夏季东南风微拂,如房门朝北,凉风只好绕墙而过,不能直接进入室内,室内空气不流通,闷热气,同样有害于人体健康。再如,居室面积也遵循宽敞适中的原则。《吕氏春秋·重己》曰:"室大则多阴,台高则多阳。多阴则蹶,多阳则痿,此阴阳不适之患也。"因此,古人建造的房屋,特别是卧室都不会面积过大,从而保证居住者充分的休息、良好的睡眠。又如,无论是平民房舍,还是王公贵族的宫殿楼阁,主人都会对房屋居住进行布局与美化。无论是在庭院种树栽花、养鱼观鸟的风尚,还是于室内装点绘画书法、仙鹤寿桃的习俗,都是为了营造良好的居住环境,使身心获得最佳养护,从而益寿延年、身体健康。

(四)中医学与岁时节令民俗

岁时节令民俗是中华民族生活习惯、文化特点、精神和道德风尚的集中体现。这些民风、民俗中也蕴含了中华民族对生命的认知以及中医学养生防病治病的理念、方式。

1. 春节　古时汉族有农历正月初一饮屠苏酒以避瘟疫的风俗。屠苏酒由大黄、白术、桂枝、防风、花椒、乌头、附子等中药入酒中浸制而成,有温阳散寒、祛风健脾、行气活血的功效。

2. 正月十五　明清以来北方在正月十五有"走百病"的传统民俗文化。该民俗又称"游百病""散百病",是一种消灾祈健康的活动。参与者多为妇女,他们结伴而行,或走墙边,或过桥走郊外,目的是驱病除灾。

3. 立春　立春有吃五辛盘的风俗。春三月,此谓发陈。春季是万物复苏、生发的季节。五辛盘中有葱、蒜、韭、蓼蒿、芥等辛温发散之物,食之有利于五脏阳气的升发。

4. 端午节　端午节有插艾、饮用菖蒲雄黄酒、佩香囊、拴五彩线、吃粽子等习俗。因夏季蚊虫孳生、瘟疫流行等原因,古人称五月为"恶月"。因此,防病避邪、祈福禳灾的习俗在此时兴起,并传播、流行。艾叶性温,具有芳香之气及温经理气、回阳散寒、止血安胎等功效。所以,民间悬挂艾叶,或用其制作饼、糍粑、肉丸、煎蛋、粥,或用其沐浴以防病避秽。菖蒲辛温,芳香开窍,可以化痰健脾利湿,古人用此驱邪防疫。儿童手臂挂五彩线又叫五色缕、长命缕,寓意为将小孩命拴牢,不被病魔夺走。此外,此日所食用的粽子和雄黄酒都寄托了世人避五毒、强健体魄的美好愿望。

5. 重阳节　重阳节有登高、插茱萸、饮菊花酒、吃花糕的习俗。相传此日登高是为了避除瘟疫。登高也是养生怡情的重要方式。佩戴茱萸亦是为了辟恶气、御初寒。菊花在重阳节前后盛开,具有清肝胆热、养肺滋肾、祛风明目的功效。此时饮用菊花酒有较好的强身健体之功效。李时珍在《本草纲目》中称"九日登高米糕,亦可入药"。他认为花糕"甘温,无毒",有"养脾胃,厚肠,益气和中"的功效。秋天为肺令,肺脏属金,花糕既可健脾,又可益肺,有"培土生金"的功效。秋天多吃些花糕对于养肺气有益。

6. 冬至 冬至北方有吃饺子的习俗。饺子相传为医圣张仲景首创。某年冬至的那一天,当时正值伤寒流行,张仲景在家乡看到很多穷苦百姓忍饥受寒,耳朵都冻烂了。于是他用面皮包上一些祛寒的药材(羊肉、胡椒等),做成"祛寒娇耳汤"分给乞药的百姓吃。百姓们在服食后,冻烂的耳朵痊愈了。后来每逢冬至,人们便模仿做这种"捏冻耳朵"吃,于是便有了冬至吃了饺子不冻人的说法。

7. 腊八节 腊八节民间有喝腊八粥的习俗。腊八粥由多种豆类及五谷杂粮熬制而成,又纳入大枣、莲子、栗子等多种干果,不仅有驱寒充饥生津的作用,而且有健脾益肾、祛病延年的效果。

8. 除夕 除夕有打扫房屋的卫生民俗。民间以农历十二月二十四日为扫尘日。此日家家将室内外清扫干净,以迎新年。宋代吴自牧《梦梁录》记载:"不论大小人家,俱洒扫门间,去尘秽,净庭户。"年终时打扫房屋的习俗,又称年关"除残星"。在新的一年到来之前,将房屋家具及杂用器具均加以打扫,清除家中污秽,有除掉旧年灾祸邪气之意,表达了人们盼望新的一年平安健康的美好愿望。

（向　楠）

第六节　中医养生文化

养生,又称摄生、道生、卫生、保生等。养生之养,有保养、调养、培养、补养、护养、修养之意;所谓生,就是指人的生命。概言之,养生就是保养人的生命。具体而言,养生是为了自身的生存与发展,基于生命规律,所进行的物质和精神的综合性的养护活动。养生应当贯穿生命的全周期、健康的全过程。养生本质上是一种文化现象。中医养生文化是中国传统的生命认知以及颐养身心、增强体质、预防疾病、延年益寿理论、方法和技术的综合反映,是中医养生活动内在的价值观念、思维方式和外在的行为规范、器物形象的总和。中医养生文化体现在养精神、调饮食、炼形体、服药物、慎房事、顺起居、增雅趣等多种方式和应用中。

一、精神养生

中医学认为,人体是形与神的统一体。两者相互依存、协调统一。形是神的物质基础,神是生命活动的主宰和体现。神可驭形,它不仅主导着人体的精神活动,也主宰着物质、能量的代谢,以及机体的调节适应、防病修复等脏腑组织的功能活动。可见,神在生命活动中发挥着非常重要的作用。《素问·移精变气论》就指出:"得神者昌,失神者亡"。因此,养生的第一要务就是调摄精神,调摄精神应当贯穿于中医养生活动的全过程。正如《素问·上古天真论》所言:"恬淡虚无,真气从之。精神内守,病安从来。"

在历代中医文献中,中医精神养生又常常被称为"摄神""养神""调神"。中医精神养生是从修炼道德、精神共养、怡畅情志等多个方面着手,实现形神统一、协调,从而祛病延年、保持健康的养生方法。中医学在养生实践过程中积淀了丰富的精神养生文化。

（一）修德怡神

通过提升道德修养和境界来调摄精神是中医精神养生文化的重要内容。修德就是修炼高尚的道德品行,养成豁达开朗的性格、保持积极向上的精神状态,培育健康高尚的生活情趣。修德对于延年益寿具有重要的作用。《礼记·中庸》载:"大德必得其寿。"《黄帝内经太素·脉论》有言:"修身为德,则阴阳气和"。这就是说通过修德怡神的人,精神、情志、行为、举止会合乎大道,与自然、社会实现和谐互动,神志则怡然安宁,从而会气血和畅,脏腑经络生理功能正常,进而形与神俱,健康长寿。正如《素问·上古天真论》所言:"所以能年皆度百岁,而动作不衰者,以其德全不危也。"修德怡神的养生方法历来受到养生家的重视,除了医家外,儒家、道家、墨家、法家都将修德养性列为养生首务,并影响着中医学修德怡神的文化内涵。

修德怡神体现在修仁爱之心、修清净恬淡之志等方面。修仁爱之心是儒家思想文化在中医养生文化中的集中体现。"仁"是儒家思想的核心,也是实现健康长寿的根本途径。《论语·雍也》中提出"仁者寿"。董仲舒在《春秋繁录·循天之道》中也阐释了仁爱之心可以通过具体的方式和途径进行培养,并不断提高。首先,"恻隐之心"是仁爱之心的发端,因此,要对他人的不幸和困难,深自怜悯之。在恻隐之心的驱动之下,要修善良的习性,既不能伤害他人,又要真心实意地帮助和关爱他人,即《论语·颜渊》提及的"己所不欲,勿施于人"以及《论语·雍也》所说的"己欲立而立人、己欲达而达人"。体谅他人以及常做乐善之事,成全、帮助他人是实现修德怡神的重要途径。《千金要方·养性序》中就指出:"夫养性者,欲所习以成性,性自为善。""性既自善,内外百病皆不悉生,祸乱灾害亦无由作,此养生之大经也。"其次,精神养生,贵在静养。清静恬淡是道家思想在中医养生文化中的集中映照。《道德经》指出:"致虚极,守静笃,万物并作,吾以观其复。"说明内心的虚和静是把握天地之道,万物生长规律的不二法门。清净恬淡指内无所蓄,外无所逐,从而使心神宁静下来而不妄为。心神不被嗜欲所干扰,所谓"嗜欲不能劳其目,淫邪不能惑其心",心静使神气内藏,不妄动,则能使气血和调、脏腑安泰,从而实现长寿健康的目的。所以,心神虚静的过程就是延年益寿的过程。

（二）精神共养

中医学认为,精、气、神是人身三宝,三者互济共生。精是神的物质基础,精可化气,精气能够养神,神又能统驭精气。因此,调神以养生的过程必然是精、气、神共养,即所谓的"积精全神"。《类经·摄生类》指出:"善养生者,必宝其精……神气坚强,老而益壮,皆本乎精也。"可见,只有精气充盈,才能使神气健旺,进而才可延年益寿。

积精以全神主要体现在"节"和"补"两个方面。嗜欲是耗伤肾精的主要原因。嗜欲太过,就会扰动心火,进而使相火妄动,暗耗肾精。如《景岳全书·杂证谟·虚损》中所说:"欲淫邪思……唯损在肾。"因此,保精就需要节制嗜欲,使心神宁静,肾精不妄损。此外,避免过早婚育、婚后节欲等也是保养肾精的重要举措。《三元参赞延寿书·欲不可早》中就提及"男子破阳太早,则伤其精气;女子破阴太早,则伤其血脉"。《抱朴子·释滞》中也阐释道:"人复不可绝阴阳,阴阳不交则坐致壅阏之病,故幽闭怨旷,多病而不寿也,任情肆意,又损年命。唯有得其节宣之和,可以不损。"指出欲不可早、欲不可纵,唯有得其节宣之和,才能不损精气,才有可能跻身寿域。除了节欲保精外,中医学还积累了多种补养精气以养神的方法。《寿亲养老新书·饮食调制》中就明确提出:"主身者神,养气者精,益精者气,资气者食。食者,生民之大,活人之本也。"说明饮食是补养精气、安身立命、益寿延年的根本。同时,在中医学辨证论治理论体系的指导之下,医者会灵活选择治疗原则及方药来补益精气。总之,广泛地应用饮食和精准地使用方药是中医学积精全神以养生的重要途径。

（三）怡畅情志

情志活动是神的具体体现,调畅情志活动是精神养生的重要内容。中医学将人的情志活动概括为"七情""五志"。中医学认为,情志活动的产生是以脏腑的生理功能作为基础,对外界刺激的反应。因此,当情志失调时,就会直接影响到脏腑的功能,使气血运行失常,导致疾病的发生,甚至危及生命。《素问·举痛论》就指出:"怒则气上,喜则气缓,悲则气消,恐则气下""惊则气乱""思则气结"。因此,想要实现长寿、健康的目的,就需要对其进行主动的控制和调节,所谓怡畅情志以致中和。

中医学中蕴含着丰富的怡畅情志的方法。例如,通过雅趣、运动、修心、呼吸吐纳等方法移情易性,通过暗示开导解开心结,通过节制疏泄畅达情志。此外,在五行学说的指导下,中医学还建构了独具特色的情志相胜的调摄治疗体系。五志归属五脏,五脏相胜,情志亦相胜。《儒门事亲·九气感疾更相为治衍》中详细描述了情志相胜的方法:"悲可以治怒,以怆恻苦楚之言感之;喜可以治悲,以谑浪亵狎之言娱之;恐可以治喜,以恐惧死亡之言怖之;怒可以治思,以污辱欺罔之言触之;思可以治恐,以虑彼志此之言夺之。凡此五者,必诡诈谲怪,无所不至,然后可以动人耳目,易人听视。"

二、饮食养生

饮食是人类赖以生存的基本条件之一,与人体的健康息息相关。《寿亲养老新书·饮食调治》指出:"食者,生民之天,活人之本也。故饮食进则谷气充,谷气充则气血盛,气血盛则筋力强。"如果饮食不当,会对健康甚至生命产生损伤。所以《备急千金要方·食治》明确指出:"不知食宜者,不足以存生也。"因为应用饮食能够"排邪而安脏腑,悦神爽志以资血气",从而达到健康长寿的目的。因此,饮食养生是"长年饵老之奇法,极养生之术"。具体而言,饮食养生能够滋养调理身体、御邪防病、延衰益寿。

经过千百年的发展,中医学形成了内容丰富、特色突出、效果显著、应用广泛、文化特征鲜明的饮食养生体系。中医的饮食养生涉及食物的认识与应用,药膳的配伍与制作,饮食的禁忌等多项内容。无论食物,还是药膳,抑或饮食禁忌,中医饮食养生的实践活动离不开整体恒动观的指导,是中和思维、意象思维等中国传统思维方式的集中体现。

（一）整体调整

整体观念是中医饮食养生的基础思维方式,也是中医饮食养生的特点之一。中医饮食养生的思维方式和实践应用旨在保持人体自身的整体性、人与自然、社会的有机统一性。中医学认为人体的健康状态,表现为阴阳匀平。脏腑、经络的功能活动,精气血津液等基本物质的化生、运行、输布、排泄应当处于稳定和协调平衡的状态。因此,调整阴阳,调节和保持机体的协调平衡是饮食养生的基本原则和关键。例如,阳虚者应用羊肉、韭菜、生姜等甘温、辛热之品;阴虚者,应用银耳、桑葚、枸杞等甘凉、咸寒之物;体质偏阳者,用西瓜、绿豆、梨汁等甘寒之物以泻之;体质偏阴者,用胡椒、芫荽、干姜等温热之物以补之。《素问·阴阳应象大论》指出:"形不足者,温之以气;精不足者,补之以味"。气不足者,可以用粳米、糯米、高粱、大枣等甘温的食物补气;精不足者,可用血肉有情之品以填精,例如海参、紫河车、养肝、猪肾等用以补精、化血。通过应用"泻其有余""补其不足""热者寒之,寒者热之"等饮食养生方法,人体最终达到"阴平阳秘"的健康状态。

中医的饮食养生还体现出因地、因时、因人制宜的整体动态特征。顺时食养是中国农耕文化在饮食养生活动中的映照。顺时食养就是根据时令和昼夜晨昏的时序规律进行饮食养生,从而维持人与自然的协调、统一。如《饮膳正要·四时所宜》中指出:"春气温,宜食麦以凉之……夏气热,宜食菽以寒之……秋气燥,宜食麻以润其燥……冬气寒,宜食黍以热性治其寒。"体现了依据四时特征以食养的原则。再如,民谚中有"上床萝卜、下床姜""晚上吃姜,犹如砒霜"等饮食宜忌,这些都是基于昼夜晨昏变化提出的食养建议。

中医饮食养生的整体恒动性还体现在区域食养上。《素问·异法方宜论》中,将我国的地理分为东、西、北、南、中央,并对其地域特点进行了描述。东方之域是"天地之所始生也,鱼盐之地,海滨傍水";西方是"金玉之域,沙石之处,天地之所收引也";北方是"天地所闭藏之域也";南方是"天地所长养,阳之所盛处也";中央是"其地平以湿,天地所以生万物也众"。不同的地域环境造就不同的人群体质,从而表现出对某些致病因素的易感性和倾向性,因此中医饮食养生也应当遵循因地而异的原则。例如,西南地区食用辛辣食物以散寒、除湿养生;东南地区濒临海洋,民众善于应用鱼、虾等海洋食物开展养生实践活动。再如,中原地带,土地肥沃,交通便利,物产丰富。民众综合应用北方谷物、蔬菜、干鲜果品、畜禽鱼鲜等各种食物保养生命。

此外,中医学会基于年龄、性别、体质、职业等,开展个性化的饮食养生活动,充分体现了审因施膳,以人为本的原则。

（二）五味调和

"中和"是中国传统文化的核心观念。《中庸》有言:"致中和,天地位焉,万物育焉"。中和是天地万物生存与发展的根本法则。因此,饮食养生也以中和为最佳境界。饮食养生的中庸和合特征体现在食饮有节、膳食全面、五味调和、阴阳和调等方面。

《管子·形势篇》言:"饮食节,则身利而寿命益,饮食不节,则形累而寿命损。"做到饮食有节就要避免过饱和过饥。过饥则"谷不入,半日则气衰,一日则气少矣",过饱则"饮食自倍,肠胃乃伤"。

饮食养生还要谨守寒热、五味的和合。《灵枢·师传》指出:"食饮者,热无灼灼,寒无沧沧。寒温中适,故气将持,乃不至邪僻也。"就是告诫人们饮食不可过寒过热。饮食寒热适中,才能为脾胃纳运水谷精微、化生气血提供必要的条件。否则,将对身体造成损伤。《寿亲养老书》云:"饮食太冷热,皆伤阴阳之和。"《素问·生气通天论》指出:"谨和五味,骨正筋柔,气血以流,腠理以密……长有天命",告诫人们五味和合对健康长寿的重要意义。由于五味各有"所入""所走",又有阴阳所偏,因而唯有"谨和五味",使机体的五脏六腑功能和调,阴阳气血平和,正气充盛,从而保持"邪不可干"的健康状态。相反,倘若饮食五味偏嗜,导致脏腑机能失调,正气受损,病邪乘虚而入,罹患疾病。正如《素问·五脏生成论》所言:"多食咸,则脉凝泣而变色;多食苦,则皮槁而毛拔;多食辛,则筋急而爪枯;多食酸,则肉胝䐢而唇揭;多食甘,则骨痛而发落。此五味之所伤也。"

此外,饮食养生的中和思维还表现为膳食的全面性,对食类和合的追求。《素问·脏气法时论》就提出了:"五谷为养,五果为助,五畜为益,五菜为充,气味合而服之,以补精益气"的饮食养生法则。在中和思想的影响下,中医饮食养生在合理搭配各类饮食、戒除饮食偏嗜方面积累了丰富的经验,建构了系统的知识体系。

（三）意象思维

意象思维是中国传统文化中独具特色的思维方式。立象尽意、取象比类等意象思维方法广泛地应用在对食物性味功效的认知、膳食搭配及应用中。如,《本草纲目》有言:"以胃治胃,以心归心,以血导血,以骨入骨,以髓补髓,以皮治皮"。这些"以脏治脏""以形补形""以类补类"的饮食养生原则都是意象思维的结果。再如,新麦性热,陈麦平和。鸡多动而其肉性温,鸭生水中而其肉性凉。核桃仁形状似脑,故补脑;豆类的形状似肾,故补肾;杏仁形似心,故补心。浮小麦因其上浮之势而入心;韭菜因其先春复生而入肝。竹笋、鸡肉、羊肉等为发物,热病不可食用。可见,取象比类是中医学认知食物性味、归经、功效以及宜忌的重要方式。

三、导引养生

导引是一种自我调节身体气血运行,以祛病健身为目的养生法或健身术,是中医养生学的重要组成部分。导引之术具有悠久的历史。《吕氏春秋·古乐》云:"昔陶唐氏之始,阴多滞伏而湛积,水道壅塞,不行其源,民气郁阏而滞著,筋骨瑟缩不达,故作舞以宣导之。"此处的"舞"即是导引之术的雏形。可见,在上古时期,先民们就有意识地应用导引术来调摄身体、预防和治疗疾病。

"导引"一语,最先见于先秦的《庄子·刻意》,其文云:"吹呴呼吸,吐故纳新,熊经鸟伸,为寿而已矣。"可以说,导引是以肢体运动为主,配合呼吸吐纳,追求长寿的一种运动方式。历代先贤及民众在同疾病和衰老做斗争的过程中,不断创造、积累、总结提炼出来的一整套导引养生之术。导引术包含引体、导气、按摩、叩齿、漱咽、存想等基本方法。综合上述方法,在儒、释、道、医等各家思想的影响下,产生了马王堆《导引图》、华佗《五禽戏》、陶氏导引术(陶弘景)、巢氏导引术(巢元方)、老子按摩法、天竺国按摩法、孙氏导引术(孙思邈)、白云子导引法、赤松子坐引法、彭祖导引法、苏氏导引术(苏轼)、小劳术、八段锦、十六段锦、养五脏—腑坐功法、沈氏导引术(沈金鳌)、易筋经、延年九转法、陈氏太极拳等多种导引养生术。导引养生术以中医理论作为指导,遵循"动以养形、静以养神"的基本原则,注重"意守""调息"和动形的协调统一,集合动功与静功的精华与特色于一体,能够起到平秘阴阳、调和气血、疏通经络、培育真气、扶正祛邪、强健筋骨等功效,从而实现益寿延年、健康长寿的目的。

四、药物养生

药物养生就是运用延年益寿药物来达到延缓衰老,健身强体的目的的养生方式。历代先贤和民众积累了丰富的药物养生经验,建立了系统的药物养生理论与实践体系。

(一)药物养生的特征

在中医药理论的指导下,药物养生着眼于护固先天和后天。先天禀赋和后天获得是健康长寿的前提与保证。因此,中医药物养生常常兼顾先、后天之本。肾藏精,为先天之本,是元阴、元阳之所在;脾主运化,是气血生化之源,为后天之本。所以,历代益寿方药多立足于固护先天、后天,即以护脾、肾的方药多见。

药物养生着眼于扶正、祛邪。《中藏经》指出:"其本实者,得宣通之性必延其寿;其本虚者,得补益之情必长其年。"因此,用方药延年益寿,主要着眼于扶正、祛邪。疾病的发生是因为"正不胜邪",当正气虚弱时,即是邪气侵犯人体而产生疾病之时。因此,保持人体正气之充盛,是健康长寿的根本。可见,在方药养生中,重要的方法是要不断地扶助人体消耗掉的正气,常常需要攻补兼施以扶正。同时,补益并不是养生的唯一方法,对于实证,必须泻之,在这里泻就是补,也是延年益寿的方法。

药物养生旨在燮理阴阳。人体健康的状态表现为阴平阳秘。因此药物养生的目的就是调理阴阳,使机体保持阴阳匀平的健康状态。药物养生还需要基于体质和病证开展。辨体质施药、辨证药养是药物养生的优势与特色。根据个体体质、年龄、性别、健康状况开展因人用药、辨证施药能够实现用药的个性化与精准化,从而提升养生保健的效果。

药物养生还要缓和图之,切忌滥用。衰老是一个缓慢渐进的过程,药物养生作为一种辅助方法,不能一朝一夕即能见效,需要有一个循序渐进的过程,宜恰到好处。药物都有较强的偏性,所谓"是药三分毒",因此一些作用迅猛的药物,要谨慎使用,更不可长期使用,以免过偏。另外,不可滥用补药。《医学心悟·论补法》中言及:"补之为义,大矣哉!然有当补不补,误人者;有不当补而补误人者;亦有当补而不分气血,不辨寒热,不识开合,不知缓急,不分五脏,不明根本,不深求调摄之方以误人者。"可见滥用补法,不但不能延年益寿,还会损伤人的健康,须要见虚才补。

（二）药物养生的形式

药物养生有多种形式,常见的有药茶、药膳、药浴、敷贴等。药物养生的剂型更是多种多样。常见的有固体中药制剂、液体中药制剂、半固体中药制剂。其中,丸剂、片剂、颗粒剂、散剂、栓剂、滴丸剂、胶囊剂、锭剂、茶剂为常见的固体中药制剂;合剂、酒剂、酊剂、搽剂、洗剂、涂膜剂为常见的液体中药制剂;糖浆剂、煎膏剂、流浸膏剂与浸膏剂为常见的半固体中药制剂。

ER-6-5

知识链接

●（向　楠）

复习思考题

1. 简述四诊合参的文化特色。
2. 中医传承的不同形式各有何特点？
3. 中医著述行为有哪些？对中医文化的传承有何作用？
4. 举例说明中国古代医药文献保护与推广的相关政策、措施及其作用。
5. 简述中国民俗文化的分类。举例说明民俗文化与中医学的关系。
6. 简述饮食养生体现的核心文化观念。

◇◇◇ 第七章 ◇◇◇

中医物质文化

第一节 医事器具

中医疗法历史悠久,如"医"的繁体字形"醫"就能体现出古代的多种治疗实践:"殹",指治病时的叩击声;"酉",指用以医疗的酒,和古代的药物疗法有关。如继续拆分,"匚",指"按跷","按"指抑按皮肉,"跷"指捷举手足,是中国古代一种属于物理性质的治疗疾病的方法。"矢",指"砭石",是一种锐利的石块,《说文解字》解释:"砭,以石刺病也",主要用来破开痈肿,排脓放血,或用来刺激身体某些部位以消除病痛,砭石是中国最早的医疗工具,砭术曾被列为中国古代并存的砭、针、灸、药四大医术之首。殳者,锤击也,古字形像手持锤棒一类的器具。酉,像瓦罐的形状,指酒,酒为百药之长。自古以来,酒与医就有不解之缘。酒本身就是一味汤药,酒还有助于引导药物的效能到达需要治疗的部位,从而提高药效,这就是俗话所说"酒是药引子"。

在各种治疗实施的过程中,古代医家也创造了多种医事器具,以辅助诊疗。伴随着中医的传承与发展,各种医事器具也被传承至今,这些器具也随着社会的发展在被不断改进与优化以更好地服务于中医治疗,从而提高临床疗效。本部分主要通过针砭用具、灸熥用具、痧罐用具、炮制用具和诊疗用具五方面来介绍一些具有代表性的医事器具。

一、针砭用具

针刺疗法历史悠久,是中国传统医学独创的一种治疗方法,远在《黄帝内经》时代其理论体系已基本成形。关于针法的起源,以往一般认为针法的前身是砭法,大致经历了砭石、石针、骨针、竹木针、青铜针、铁针、金银针这样一个变化的过程,随着金属针的出现,石质的砭针自然被逐渐取代,是社会生产力发展的必然结果。近来有学者指出,砭石与微针其实是两种起源不同、特征不同的疗法。《素问·异法方宜论》:"东方之域……其病皆为痈疡,其治宜砭石。""南方者……其病挛痹,其治宜微针。"砭石源于东方,微针源于南方,砭石用于刺切排脓,适宜痈疡等外科病症,微针适于治疗肢体痉挛、疼痛麻痹、运动障碍等,可见两者的区别。

《说文解字》:"砭,以石刺病也。"砭石的历史,可上溯至新石器时代。如 1963 年在我国内蒙古自治区多伦县头道洼新石器时代遗址出土了一根磨制的砭石，长 4.5cm，一端有锋，呈四棱锥形，可放血放水，另一端扁平有刃，刃宽 0.4cm，可切割排脓除赘。砭石实际上是外科手术疗法的前身，在《黄帝内经》时代承袭为金属九针中的镵针、铍针、锋针和大针。镵针如箭镞，又称箭头针，取病在皮肤无常处者，治疗邪在肌表，用以开泻阳气，因其头大末端尖锐，可以防止深刺损伤肌肉，常用于体表浅刺放血；铍针如双刃剑，又称剑针，用取大脓；锋针又称三棱针，善刺络放血治痼疾；大针取法于锋针而长，刺关节泻积水。砭石（砭针）的基本理念源于驱鬼逐邪，古人认为人之患病是为鬼邪所致，砭刺放血、放水、排脓等可使鬼邪离身。这种原始的理念和疗法，无须经络、腧穴理论的指导，普遍存在于世界各传统医学中，如古埃及、古印度、玛雅等，然为何只有中医才产生以调气为主要手段的针法呢？

《灵枢·九针十二原》开篇指出："余欲勿使被毒药，无用砭石，欲以微针通其经脉，调其血气。"《说文解字》："微，隐行也。"可见来源于南方的微针应以形体细小、入体不察为特征。再从古针（箴）字从竹而南方多竹，微针从纤维细长而韧的竹针发展而来的可能性较大。因为微针的出现，扩大了刺法治病的范围，而且可以长时间留针，避免了出血，催生了提插、捻转、轻重、快慢诸要素组合而成的复杂的补泻手法，于是在刺络放血的血针之外，诞生了以调气为主要目的和手段的气针，并随之出现气穴的概念，其定位也区别于砭石的较笼统而宽泛的面（部位），向着不断精确的点（穴位）发展。微针在《黄帝内经》时代承袭为金属九针中的员利针、毫针和长针，三者皆尖圆而锐、针身细长、善治痹证。员利针中身微大，取痹气暴发；毫针微以久留，真邪俱往，取痹气痛而不去；长针锋利身薄，取深邪远痹。

九针中尚有员针、锓针两种，具备针的形态，但没有锋利的尖端，不能进行穿刺、切割等操作，主要用于疏导气机。员针针头呈卵圆形，揩摩肌肉而不伤，泻分肉间邪气；锓针针头似黍粟之圆形，按压经脉而不陷，致正气令邪气独出。需要指出，虽然《黄帝内经》中有九针的具体名称和形制，但并不意味着当时使用的针具正好是九种，从其中还有关于巾针、絮针等记载可知。九针之"九"言其多而变化无穷，正如《灵枢·外揣》所言："夫九针者，小之则无内，大之则无外，深不可为下，高不可为盖，恍惚无穷，流溢无极。"后世医书关于九针的形状与功用描述基本与《黄帝内经》同，但不同时期所附九针图则略有不同，亦反映了不同历史时期针具的变迁。新的需求是针具变化发展的动力，随着针刺疗法在临床病症上的拓展，针具的改良及新针具的发明会一直持续下去，是一个不断丰富并完善的过程。

最初的医疗用具和生活用具往往不可区分，现存最早的专用医针实物，一般认为是 1968 年在河北满城西汉中山靖王刘胜墓，随刻有"医工"铜盆一起出土的金医针。四枚金针完好（图 7-1），制作精良，形制与《黄帝内经》九针相仿，银针残缺，无法辨认。但也有人认为其针柄呈方形，不利于捻转运针，针柄上有圆孔，不知何用，尚待进一步解释。

当针刺疗法发展到以调气为主的阶段，腧穴作为气机游行出入的通道，对其进行准确的辨认和定位便成了必然的要求。除了口传身授，古代知识传承的主要载体医书文献，因限于一维的文字描述和二维的图像描绘，难以对人体三维空间进行如实地

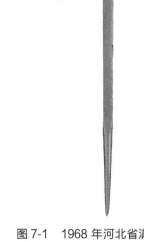

图 7-1 1968 年河北省满城西汉中山靖王刘胜墓出土金医针

表达,容易引起后学者的混乱和误导。为改变这种状况,早在汉代我国就有了经脉、穴位人体模型,如:1993年在四川绵阳双包山西汉墓出土的"人体经脉木质漆雕模型"、2012年在四川成都老官山西汉墓出土的"经穴髹漆人像",河南南阳医圣祠出土的东汉"针灸女陶人"等。需要指出的是,历史上最具影响的人体针灸经穴模型,为天圣四年(1026年)翰林医官院医官、尚药奉御王惟一奉宋仁宗赵祯诏令,总结历代医家针灸学成果制造的针灸铜人。关于天圣针灸铜人,本章第二节"针灸铜人"部分将进行详细介绍。

二、灸焫用具

灸法与针法,在中医学里并称为"针灸"之术,可见其重要的地位。作为一种古老的治疗手段,灸法产生于人类掌握手工取火之术后,与"火"的应用密切相关。火之光明、温暖、燃烧的属性,具有驱邪禳疫、温通散寒、炮生令熟的功用。先民在祭祀、取暖、烹饪等利用火的过程中,无论是无意间的火星溅体而病痛减除,还是有意识地以火灼身而驱除邪疫,灸法逐渐从生活中发展并分化出来,成为一种独特的医疗手段。《素问·异法方宜论》:"北方者,天地所闭藏之域也,其地高陵居,风寒冰冽,其民乐野处而乳食,脏寒生满病,其治宜灸焫。故灸焫者,亦从北方来。"可见灸法的基本理念实源于"以热治寒""寒者热之"的朴素思辨。

在施灸材料上,最初凡是能够燃烧产热的物质,如就地取材的树枝、干草等都可能使用,并没有指向明确地选择用艾。但是这些随手采集的材料因燃烧速度快、温度高,难以把控,极易造成人体的烧伤、烫伤。在长期的探索、观察、实践过程中,艾草以其性温易燃、火力缓和、均匀持久、芳香透达的优点,而且在我国广泛分布、便于采集,又质地柔软、易于加工,逐渐取代了其他介质,成为主要的灸料。过去难以控制的火候、温度等问题得到解决,实现了从失控施灸到可控施灸的转变。到《黄帝内经》时代,艾已成为灸法的象征和代言,如《素问·汤液醪醴论》:"当今之世,必齐毒药攻其中,镵石针艾治其外。"《灵枢·经水》:"其治以针艾,各调其经气。"灸法用艾以陈久者佳,《太平惠民和剂局方》卷八载制艾绒法:"陈久黄艾,不以多少,择取叶入臼内,用木杵轻捣令熟,以细筛隔去青渣,再捣再筛,如此三次,别以马尾罗子隔之,更再捣再罗,候柔细黄熟为度。"

在施灸方法上,艾灸一般可分为艾炷灸和艾卷灸。艾炷是一种圆锥形的艾绒小团,用手工捏成或用艾炷器制成。艾炷器由艾炷模、压棒、探针3部分组成。将适量的艾绒把艾炷模上的空洞内填满,并用压棒将艾绒按压紧实,然后用探针从背面的小孔将艾炷捅出来即完成。艾炷的大小不等,小者可如粟粒,大者可如蒜头,各随其症适用。艾炷灸可分为直接灸和间接灸。直接灸,又称明灸、着肤灸、瘢痕灸、化脓灸,是将艾炷直接置于皮肤上烧灼。由于直接灸会产生不可磨灭的瘢痕,故后世出现了各种间接灸,又称隔物灸,所隔物品多为姜片、蒜片、食盐、豆豉饼、附子饼、药饼等。艾卷是用纸张卷裹艾绒制成的圆柱形艾条(图7-2),加药艾卷即在艾绒中加入一些中药末,再用纸张卷裹、密封而成,又称"雷火针""太乙神针"。艾卷灸即是将艾卷点燃,悬起近肤作熏,亦可垫物实按作熨。非艾灸法,有使用灯心草、纸捻,或易燃之药捻、药线点燃后,似雀啄状快速点灼皮表的焠灸法,又称灯火灸、药线灸;使用易燃之石药,主要是

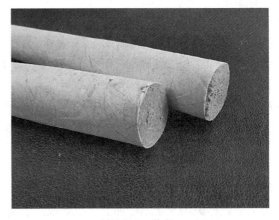

图7-2 艾条

硫黄或硫黄类石药配以其他药物,制成片状、颗粒状灸药,点燃后灸灼体表腧穴或患处的石药灸;使用某些刺激性药物,如毛茛、斑蝥、白芥子、蒜泥等,贴敷在相关部位,使之发泡的天灸等。

古代灸法除了使用的灸材,很少借助于专门的灸具。近现代以来随着灸法的不断发展,灸具也逐渐增多。如清代雷丰记载使用的灸盏,底薄而多孔,将艾绒纳入器中点燃,热烟从底孔中透出熏肤,从而火力更足。由此又发展出各种可调节火力的温灸器,并将手执式逐渐改进为立式或可固定于体表,使灸法的使用更加便捷。另外,作为医用的点火之器,在取火不怎么方便的古代,古人亦有特别的关注,一般为石燧、木燧和金燧。石燧,即俗称的火石,能敲击迸出火星;木燧,以榆、柳、枣、杏、桑、槐等木质钻而取之,又称钻燧;金燧,据凹面镜反射光在焦点处产生高温的原理,以制铜镜法为之,向日聚太阳之光以起火,又称阳燧。在古代医书文献中,通常认为使用阳燧来获取太阳日精纯阳洁净之火为灸之上选,其以天之阳气养人身阳气的理念,体现了古中医"物类相感""取象比类"的思维特点。

知识链接

三、痧罐用具

本组疗法,共同基于人类对自然属性"力"的正反运用。在所有的医疗技术中,按摩无疑是最古老的一种,可以说是直接起源于人类本能的揉按止痛和摩擦生热。从《黄帝内经》时代与针、砭、灸、药等疗法并称,到隋唐时代太医署列为官方认可的医学正式分科,按摩成为中医手法医学的法定名称,同时也包含了导引、正骨等同气连枝之术。此后按摩科或立或废,学科范畴或宽或窄,至明隆庆年间再一次被取消后,推拿逐渐取代了按摩,成为正式的学科名称。然不论按摩之术名实上如何变迁,其基本理念仍是使用手法以流通气血、疏散邪气。故凡是能够产生正压力和摩擦力的器物,都可以用来操作此术,从而出现了各种形制不同、质地各异的按摩用具。

刮痧疗法,在正式体系形成之前,作为一种单独散在的技术效验,长期以来流传于民间,薪火相承,沿用不废。早在《五十二病方》就有以"匕"(古代一种食具)洒水"周捾"(抚摩、擦拭)治疗"婴儿瘛"(抽搐、痉挛)使"有血如蝇羽"(出痧)的记载。到宋元之际,民间已比较广泛地流行使用汤匙、铜钱等蘸油刮背以治疗腹痛等症。这些方法和经验引起了当时一些医家的关注,陆续对此有了融合医理的阐述,逐渐形成了体系。明清时期,刮痧疗法大为盛行,出现了第一部痧症研究的专著《痧胀玉衡》。通过后世医家的不断综合、提高,又广为实践、总结、发展,刮痧疗法从原来粗浅、直观、单一的经验技术,上升到了有系统中医理论指导、有完整手法和工具、适应病种广泛的自然疗法之一。刮痧用具也不再是对汤匙、铜钱等各种生活用品的简单借用,而是有了水牛角、玉石等不同材质的专用刮痧板(图7-3)和刮痧油、刮痧润肤乳等专用的刮痧介质,但其根本仍是对"力"的运用。

拔罐疗法,与刮痧疗法一样,以其简、便、验、廉,在中国民间拥有广泛的群众基础。最初的方式,应是利用牛、羊等动物之角,形成"负压"以治疗疾病,故古称"角法"。人类利用负压的历史可以追溯到婴儿的"吸吮"本能。在古籍中有关臣子为君主、子女为父母、将帅为士兵"吮脓"的记载比比皆是,即便是今日,遇到

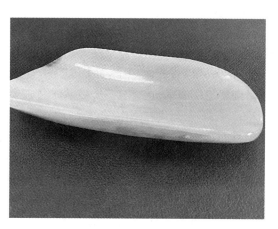

图7-3　刮痧板

虫蛇蜇咬时,很多人第一反应仍是采用此法救急,可以说"嘴"是原始的天然拔罐用具。在医疗实践中利用器物产生负压,现存最早的文字记载见于湖南长沙马王堆汉墓出土的古医书《五十二病方》:"牡痔居窍旁,大者如枣,小者如枣核者方:以小角角之,如熟二斗米顷,而张角,絜以小绳,剖以刀",可见此角法是在治疗痔疾时,吸出痔核以便手术结扎切除的一种技术手段。隋唐时期,文献上开始出现使用经过削制加工的竹筒来代替兽角产生负压,吸拔方式主要为水煮,适用病症仍是外科的痈脓、螫伤等,用以拔除脓血、毒液。其后有了使用各种药物煮罐以增强疗效的药罐法,实际上仍属于水罐法的应用延伸。至清代则火罐法广为流行,以燃烧消减罐内的空气形成负压,结合了火的特性,适用病症迅速扩大,如赵学敏在《本草纲目拾遗》中所述:"火罐,江右及闽中皆有之……凡患一切风寒,皆用此罐。"随着陶瓷、玻璃(图7-4)、树脂等罐具材料相继登场,吸拔方式也不断提高改良,拔罐疗法从理论到实践都逐渐地丰富完善,是中医学非药物疗法的一个重要组成部分。

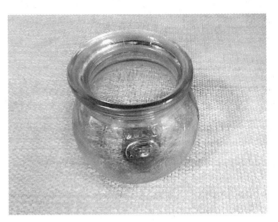

图 7-4　玻璃罐

四、炮制用具

炮制,又称炮炙、修事、修治、修制、修合、合药、合和、合治等,是对药材进行加工处理的一项传统制药技术。药材须经炮制后入用,是中医临床用药的经验总结和特色体现。

药物源于食物,药材的加工直接取法于食材的加工,炮制用具也与炊具密不可分。古代先民用火炮生为熟,化腥臊令无腹疾,极大程度上避免了生食的毒副作用。药物又称"毒药",炮制以"减毒增效"为主要目的,古时多使用"炮炙"二字。"炮"和"炙"都是烹饪术语,本为我国先民对肉类食物的制作方法,从构字上看,"炮"即将肉包裹而烧之,"炙"即肉在火上烤也。"炮炙"从最初的火制法,逐渐扩大为对药物加工方法的泛指,成书于南北朝时期我国第一部药物加工专著就称《雷公炮炙论》,对散在于本草、方书中的炮制内容进行了较为系统的整理和论述,可说是炮制早期的行业标准。在用字上出现了以"制"代"炙"的变化,北宋朝廷颁行的我国第一部成药制剂规范《太平惠民和剂局方》即称"凡有修合,依法炮制",可说是中药炮制的国家标准。

需要指出,虽然药物的炮制与临床药效息息相关,但并非所有的炮制理论都经过临床实践的验证,也并非所有的炮制方法都出于医家临床用药的需要。许多理论只是古人通过"取象比类"的方式以意构建,因此而类推到相似药物的炮制也只是方法的沿用,还有一些炮制极尽精细繁复之能事,是否真正有效及必要还有待进一步的研究和论证。清代《本草蒙筌》就指出:"凡药制造,贵在适中,不及则功效难求,太过则气味反失。"过度的炮制反而丧失了原来的目的和作用,成为被理论架空了的技术应用。

传统的炮制用具,常见而有代表性的主要是:药碾、杵臼、研钵、药罐和药秤(图7-5、图7-6)。伴随科技的进步,炮制用具也朝着机械化、自动化的方向发展,适宜于工业化大生产的需要。值得注意,由于历代度量衡制的频繁变迁,关于中药剂量的称取,历来有古秤、今秤、神农秤、大小秤等的争论,尤其是《伤寒论》经方药物的剂量,因不同的称量折算方法而差距巨大。目前考古界一致认为秦汉四百多年间度量衡制是统一且相对稳定的,1两约合今

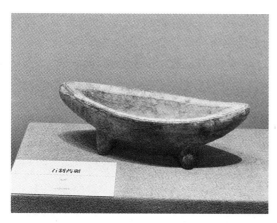

图 7-5 浙江省中医药博物馆藏宋石制药碾

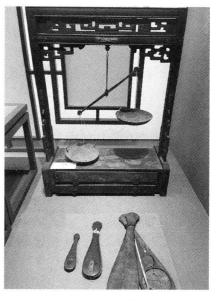

图 7-6 浙江省中医药博物馆藏药秤

15g,此后度量衡制不断增大,存在古今大小两制并存的局面。而陶弘景所记衡值仅为小制1/10,即孙思邈所称的"神农秤",则被认为是不存在的,可能是由文献的误抄或脱简造成。宋以前医用度量衡一般沿用秦汉之制,即使用"古制"或"小制",若使用"大制",则一般标明"大"字。宋以后,"钱"被列为法定重量单位,废除了"黍、累、铢、两"的非十进制单位,以"厘、分、钱、两"的十进制单位取而代之,小制逐渐废用,大制通行,大小制得到了统一。宋之1 两约合今 40g,明清两代沿用宋制,衡值略有缩小,1 两约合今 37g。在宋真宗景德年间(1004—1007 年)重新校正度量衡时,皇家内府官吏刘承珪奉旨创制的精密戥秤,很快流传至民间,为大众接受并推广,成为金银珠宝和贵重药材等小量值物品的常用称量衡器,即今仍然使用的药秤。

五、诊疗用具

中医治疗疾病首先要对患者的症状进行综合评价,主要通过望、闻、问、切四种诊断方法诊病,简称"四诊"。通过"四诊"获取的综合信息,医生可了解患者的病情。医生通过四诊诊断时基本上不需借助外物,但切诊中的切脉一般则需借助诊疗用具——脉枕进行。脉枕就是中医的一个重要代表,它见证着中医发展的进程,具有极高的历史意义。根据《中国古代名物大典·下》:"脉枕,医用器具名。诊脉时将其置于腕下若枕,故名。多以瓷、木或布制成,呈椭圆形或长方形。瓷脉枕枕面上多彩绘瑞草图案,下配伏兽座,象征辟邪、延年。"脉枕即古代中医把脉时放在病人手腕下的工具,体积小,重量轻,为的是大夫出诊时携带方便。中医大夫常将一个脉枕垫在病人腕下,然后用三根手指搭在病人手腕寸口处,探查脉象的变化。脉枕在唐代就有,一直延续至晚清。脉枕所代表的中医文化在其间的历史中,一直发挥着福祉民众健康的积极作用。脉枕的主要作用有四方面,一是把手腕寸口部位垫高,更有利于医生触及脉象;二是把寸、关、尺三部脉垫平,利于分别诊断,有利于医者更好地确诊病情;三是为了患者舒适,医生方便操作;四是使寸口部位,也就是诊脉的部位与心脏水平,利于诊断。而除了临床使用价值外,脉枕还具有丰富的蕴意和文化价值,且往往最具收藏价值。

枕乃垫首寝具,《说文解字》:"卧所荐首者。从木冘声。"早期的枕头可能是用木制成,然而瓷枕却始见于隋代,唐、宋、金、元盛行,明清已不多见。瓷枕有大小之分,而规格、形制上的差别多以其具体使用功能而加以分别。古代实用的小型陶瓷枕有三种:一种是袖枕,因当时交通不发达,人们外出长途旅行风餐露宿时,常随身带个小枕,便于在休息时使用;一种是腕枕,在人们长期书写时,为防腕子发酸,将小枕垫于腕部;再一种就是脉枕,脉枕是中医大夫诊脉时放在病人腕下起衬垫作用的用具,体积很小,重量很轻,为的是大夫出诊时携带方便。箱型脉枕下面一般有一两个小孔,它们是烧制时为防止爆裂而设的排气孔。

历史上出现的脉枕材质多样,如有木脉枕、瓷脉枕、布脉枕、玉石脉枕、竹脉枕、水晶脉枕等,但瓷脉枕始终是主流(图7-7)。原因是瓷脉枕散热好,患者手腕搭上去舒适,医生也能更好地掌握病人的脉象情况。从唐代至民国,不少名窑都烧制过大量的脉枕,如今留存下来的脉枕也多为瓷质。如上海中医药大学医史博物馆一件唐代黄绿釉瓷脉枕,堪称珍贵。该枕外高里低,外宽里窄,略呈如意头形。中空平底,内有泥丸,摇之铮然有声。枕高 7~6.5cm,由外向里倾斜。枕面外边 16.4cm,里边 15cm,宽 9.7cm;枕底外边 14.5cm,里边 13cm,宽 7.5cm。枕面与四周施黄绿釉,净素无纹饰,枕面设边框,釉呈冰裂纹。枕底不施釉,有窑烧火焰痕,胎质较光滑细腻,色黄,含少量细沙。该瓷枕朴素大方,线条

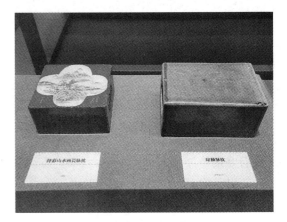

图7-7　浙江省中医药博物馆藏瓷脉枕

流畅,釉色稍有剥落但黄绿纯正,似应为安徽寿州窑所出之唐器。再如唐代一青瓷脉枕,弧角长方形,枕面两侧高,中间微凹,面略大于底,前侧面平直,后侧面弧凹,枕内中空,平底,底中间镂一小气孔,现收藏于绍兴博物馆。还有宋代登封窑珍珠地"鱼纹"脉枕等,因此,古代脉枕以瓷制居多。

在古代,患者还常将脉枕视为吉祥之物,认为其可以带来安康,能延年益寿。医生为患者诊脉时,患者将手置于脉枕之上,注意力自然会被脉枕吸引,因此脉枕上也往往会有各式图案,且一般都是有美好寓意的征象,其或有一定的心理作用,可舒缓患者情绪。如有的脉枕上绘有山清水秀的宜人景色,有的绘有船只行走于水上,图画简单,寓意一帆风顺,顺风顺水,有些洋溢着吉祥喜庆之气等等。再如故宫博物院所保存的清代脉枕中,就有在缎面脉枕上运用"锦上添花"绣法制作的,也体现出美好寓意。从患者角度看,这是医事器物与日常生活的重要连接,是从其实用价值衍生出的重要文化寓意。

今天,中医医生也经常会使用脉枕来为患者诊脉,使用过程中主要注重其实用性。在使用脉枕的过程中,为卫生起见,在切脉时会使用一人一巾(纸)的方法,或进行消毒以防止脉枕成为传播疾病的媒介物。比如当今一些新型脉枕,在设计中考虑到了该问题,为脉枕设计了脉枕套。此外,还有一些新型材料的使用,如使用多孔性材料以防止脉诊过程中造成的接触部位温度过高,从而更好地保证脉诊的准确性。可以说脉枕见证了中医药的发展,同时传承了中医文化之美,集聚历史价值、考古价值、艺术价值、使用价值于一身,见证了中国传统医术的辉煌,就像活化石一样,将古代医者悬壶济世的精神传递下来,造福于人类。

(刘　珊)

第二节 医药标识

中医药在发展与职业化的过程中,一些医药器物随着名医故事被广泛传颂,逐渐成为中医的代表和象征符号,如针灸用的针灸人模型,走街串巷的游医使用的串铃、书袋,药店的招幌、葫芦,诊所药店匾额或字画里常用的杏林、橘井等等,都是中医中药的代表形象。人们常用杏林春暖、橘井泉香、悬壶济世、青囊传书等词汇来赞扬良医,使这些器物演变为中医的标识和理想人格的代表,成为高尚医德、高超医术的象征。

一、针灸铜人

2017 年 1 月 18 日,中国政府向世界卫生组织赠送了一尊针灸铜人,并被永久收藏于世界卫生组织位于日内瓦的总部,这是针灸铜人第一次以"国礼"身份站上世界舞台。一具针灸铜人成为国礼,被赠到世界卫生组织总干事陈冯富珍的手中,这个全身布满穴位的铜人雕像,一时间吸引了全世界的目光,是中医药走出国门的又一高光时刻。目前已知的最早的针灸铜人,是在北宋天圣五年(1027)宋仁宗诏命翰林医官王惟一所铸造,故称天圣针灸铜人。当时一共铸造了两具一模一样的针灸铜人,这两具铜人倾注了王惟一毕生的精力与心血,历经三次失败后终于研制成功,堪称世界上最早的仿真医学教学模具。天圣针灸铜人完全按照成年男子实际比例铸成,高约 175.5cm。其制造工艺精湛,宋代周密《齐东野语》有载:"全像以精铜为之,脏腑无一不具。其外俞穴,则错金书穴名于旁,凡背面二器相合,则浑然全身,盖旧都用此以试医者。其法:外涂黄蜡,中实以水,俾医工以分折寸,按穴试针,中穴,则针入而水出;稍差,则针不可入矣。亦奇巧之器也。"

针灸是中医学中最具特色的治疗方法。北宋初年,也有一些前世的针灸书籍传世,但其中错误百出,直接影响疗效。宋仁宗赵祯因此诏令王惟一详细考证针灸方法,铸造针灸铜人来作为针灸治疗的标准。王惟一(别名王惟德),北宋针灸医家,约生于 987 年,卒于 1067 年,任宋仁宗、宋英宗两朝医官,仁宗时为翰林医官、朝散大夫、殿中省尚药奉御骑都尉。他按人形绘制人体正面、侧面图,标明腧穴的精确位置,搜集古今临床经验,汇集诸家针灸理论,编成《铜人腧穴针灸图经》3 卷,共载腧穴 354 个,采用按部位和经络相结合的腧穴排列方法,既使人们了解经络系统,又便于后人临症取穴。公元 1027 年,王惟一铸造针灸铜人用于直观教学和实物模型考核。天圣针灸铜人的高度和成年男子相当,相传王惟一是按照标准禁军的身高体型为标准而设计的。铜人正立,两手平伸,掌心向前,用青铜铸造,外壳可以拆卸,胸腹腔也能够打开,可以看见腹腔内的五脏六腑,位置、形态、大小比例都基本准确,在铜人身体表面刻着人体十四条经络循行路线,各条经络上的穴位名称都有详细标注,是严格按照人体的实际比例制造。两具铜人铸成后,一个放在翰林医官院保存,一个放在大相国寺仁济殿中。

宋天圣铜人共有穴位 354 个,铜人的身体里还有木雕的五脏六腑和骨骼。由于工匠们将铜人体内的脏腑器官雕刻得栩栩如生,铜人不仅可用于针灸教学,还可以用来进行解剖教学。这比西方的解剖医学早了近 800 年。针灸铜人的制成,对指导太医局里的医学生学习针灸经络穴位非常实用。古代的医学生们通过在铜人上面的针刺实践,来初步掌握针灸的操作方法,针刺铜人也是古代针灸操作考试的其中一个项目。考试的时候用黄蜡封涂铜人外表的孔穴,里面注水。医学生如果准确地找到穴位,针入而水出,否则考试不通过。

自宋代以后,针灸铜人广泛运用于医学生针灸教学及民间针灸疗法的学习中。从古至今,针灸疗法广泛运用于中医学及传统养生中,准确的穴位定位,对于针灸的应用及疗效十分重要。直到现在,在各中医药院校的校园里,常常还能看到中医学生们手捧针灸人体模型,孜孜不倦地学习人体穴位。

针灸铜人背后是中国历代医家对于经络穴位的精心研究和传承,古代养生汇集了千年精华,润泽着后辈苍生,后世也有很多仿制的针灸人,比如国礼铜人是由北京工美集团负责制作。工美集团的设计团队为了兼顾科学与艺术,决定通过国家博物馆的馆藏铜人为原型进行制作,通过3D扫描还原铜人细节、使用皇家古法——青铜失蜡浇铸法进行制作、热着色技术提升表面耐腐性。经过十多个步骤,多个环节由工艺师亲自操刀加工,才让这尊新时代的针灸铜人散发出了独特的风采。它不仅代表着中华传统医学的成就,更代表着当代中国为全球健康而贡献出的中国智慧,表达了中国为改善全球卫生治理、促进人类健康的美好愿景。可以说,国礼针灸铜人不仅仅代表了中医发展的成果,更代表了中国的日渐强大。

在宋天圣铜人问世之后,针灸铜人成为政府针灸教学、考核的重要工具。天圣铜人原件因年代久远和战乱不复可得,但各种仿制品则代有传世,如"明正统铜人""明嘉靖铜人""清乾隆铜人"等。人体经穴铜人模型对日本、韩国等地针灸学均产生过深远影响。

二、串铃与招幌

(一) 串铃

走方郎中游走于乡间为人治病,手持一个串铃(图7-8),以铃响声招呼病家。所以游走行医的民间医生,也称为"铃医"。串铃是游医的象征,也叫虎撑,相传是孙思邈给一个老虎拔除卡在喉咙里的骨头时,放在老虎嘴里以防止被老虎咬伤用的。后来游方郎中一方面用串铃招徕患者,一方面昭示自己医德医术师从孙思邈,可以为老百姓解除病痛。串铃作为行医人的标志,其使用也是有规则的。刚出道不久的医生只能在胸前摇铃;与肩平齐摇动则说明行医经验丰富,医术不错;高过头顶摇铃说明有独到绝活,医术高明。当然还有一条规矩,就是行至药铺前不能摇铃,因为药铺一般都悬挂孙思邈画像,在祖师爷门前摇铃为不敬。

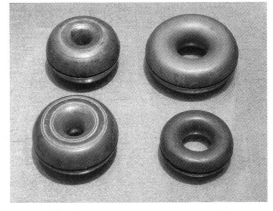

图7-8　浙江省中医药博物馆藏串铃

(二) 招幌

药店的招幌是一种以实物模型为征象的药业坐商标记。旧社会药店按一般习惯,悬挂木制或铜制大块膏药串联模型,以膏药泛指丸、散、膏、丹及中药饮片。幌子上经常会看到双鱼、葫芦、串铃等装饰。串铃和葫芦是中医中药的符号,古时候人们看到有悬挂葫芦的店铺就知道这是卖药的地方。双鱼则暗指太极中的阴阳鱼,喻指中医追求"阴平阳秘""阴阳协调"。同时,"鱼"和"愈"谐音,中国人有以谐音取义的习俗,所以用鱼的图形喻示着疾病康复痊愈;鱼儿的双眼常睁不闭,比喻药铺也不分昼夜为患者服务。

三、葫芦与青囊

(一) 葫芦

葫芦也叫壶,是古代盛酒水的器皿。葫芦与汉民族的创世神话有关,据说在远古时代有一场大洪水,葫芦很可能曾是始祖们度过大洪水劫难的救星。据记载有"瓜瓠长丈余",大

"三尺围",可"浮于江湖"。有人认为"葫芦是我国最早的氏族图腾",因为葫芦是人类最早用来盛酒水、放种子的器皿,剖葫芦而成瓢,是舀水工具,可见葫芦是先民们生活和生产的一种必需品,部落的人们往往把它奉为图腾。"悬壶"成为挂牌行医的代名词与《后汉书·费长房传》的记载有关:东汉时有方士费长房,"曾为市掾。相传市中有一老翁卖药,悬一壶于街头,市罢跳入壶中,他人未见发现,唯长房睹见。后得此翁之术,遂能医疗众病,鞭笞百鬼。后世每以'悬壶'喻行医。"葫芦是中医职业的象征符号,古代的药店门口常常挂着葫芦,也有医家用葫芦装药,背在身上,浪迹天涯,救济百姓,所以古人用"悬壶济世"称赞行医救人。

（二）青囊

青囊也是中医的代名词之一,讲的是华佗的故事。据范晔《后汉书·方术列传》记载,华佗是东汉末年的杰出医学家,精于方术,对于针药所不能及的内部疾病,用酒调麻沸散先给患者麻醉,然后剖腹将积聚（现称肿瘤）割除。华佗的神奇医术被曹操知道了,曹操就召华佗为侍医。华佗不肯到朝廷做权贵的医官,被曹操杀害了。华佗在遇害之前,把自己用毕生心血著就的医书装于青囊之中要留给狱卒,希望这些医术能够流传下去。但是狱卒怕受牵连,不敢接受,无奈华佗烧毁了他的著作。后人怀念华佗,就以"青囊"代称医书,如唐代刘禹锡的《闲坐忆乐天以诗问酒熟未》中说:"案头开缥帙,肘后检青囊。唯有达生理,应无治老方。"青囊也借指医术,如清代吴敬梓《移家赋》中的诗句:"爱负未而横经,治青囊而业医。"

四、杏林与橘井

（一）虎守杏林

三国时期,吴国有一位医生,名叫董奉,家住庐山。他常年为人治病,却不接受别人的报酬。得重病的人,他给治好了,就让病人种植五棵杏树;病情不重的人,他给治好了,就要病人种植一棵杏树。这样十几年以后,杏树就有十多万棵了。春天来临,董奉眺望杏林,仿佛绿色的海洋。他感到十分欣慰,就在林中修了一间草房,住在里面。待到杏子熟了的时候,他对人们说,谁要买杏子,不必告诉我,只要装一盆米倒入我的米仓,便可以装一盆杏子。董奉又把用杏子换来的米,救济贫苦的农民。董奉去世后,"杏林"的故事一直流传了下来,后来人们在董奉隐居处修建了杏坛、真人坛、报仙坛,以纪念董奉。明代名医郭东就模仿董奉,居山下,种杏千余株。苏州的郑钦谕,庭院也设杏圃,病人馈赠的东西,也多去接济贫民。元代的书画家赵孟頫病危,当时的名医严子成给他治好了,他特意画了一幅《杏林图》送给严子成。后来,人们在称赞有高尚医德、精湛医术的医生时,也往往用"杏林春暖""誉满杏林""杏林高手"等词句来形容。近现代的一些医药团体、杂志刊物也常以"杏林"命名。"杏林",已成为医界的别称。有关"杏林"的佳话,不仅成为民间和医界的美谈,而且也成为历代医家激励、鞭策自己要努力提高医技,解除病人痛苦的典范。

（二）橘井泉香

据西汉刘向所撰的《列仙传》记载,西汉文帝时,湖南郴州人苏耽,医术精湛、助人为乐,为人治病不收报酬,笃好养生之术,人们称他为"苏仙翁"。有一次,苏耽有事外出,需三年方回。对他的母亲说:"明年天下会发生一场大的瘟疫,咱院子里的井水和橘树就能治疗。患者如恶寒发热,胸膈痞满,给他一升井水,一片橘叶,煎汤饮服,立可痊愈。"后来的情况果然如苏耽所言,天下瘟疫大行,求井水橘叶者,远至千里;饮井水橘叶者,也即刻痊愈。从此医家常以"橘井"或橘、杏并用来为医书取名,诸如《橘井元珠》《橘杏春秋》等,寓意深刻。

> **思政元素**
>
> **中医药象征符号的文化价值**
>
> 　　中医药象征符号是具有中国传统文化特色的,能够代表中医药特色的标记符号。针灸铜人、串铃、招幌、葫芦、青囊、杏林、橘井等,在中医药发展与职业化的过程中成为中医的代表和象征符号,这些类型丰富的符号中蕴含的医德故事激励后世医家精修医术,并成就高尚医德,造就了中医史上的一代代大医。同时,其中的一些象征符号也是人们生活中较为常见的,是老百姓熟知的元素,这对于中医药文化的传播也起到了积极的推动作用。如今,无论是在中医药院校、研究机构,还是在综合性博物馆、中医药博物馆,抑或是一些商业性医药场所,我们也经常能看到中医药的象征符号,它们从多角度展示着历史悠久的中医药文化,传达着内涵丰富的中医药思想与理念。因此,对中医药象征符号及其内涵的传承,正是我们对民族文化认同的一个重要体现方面。

(刘　珊)

第三节　医事场所

一、宫廷医药场所

　　太医院是皇家宫廷御用医疗机构的统称。而中国历代掌管宫廷医政、医疗的中枢机构名称有所不同,《周礼政要·考医》中已有"博徵天下名医,以为太医院"的论述,《周礼·天官》将医生分为食医、疾医、疡医和兽医,食医"掌王之饮食"。说明早在周代,为上层社会服务的太医院已经很完备了。两汉设太医令丞,一属太常(西汉),一属少府(东汉)。据李仁众先生考证,南北朝始设独立的医学机构,称太医署,隋唐袭之,宋有翰林医官院,辽北面官有太医局,金改称太医院,隶属于宣徽院,元、明、清三朝虽对具体制度有所调整,但无一不沿用"太医院"这一机构名称,且金、元、明(明成祖及以后)、清四代均定都于北京,故称"北京太医院"。北京太医院作为金、元、明、清四代国家最高医药管理机构,成为宫廷医疗的核心机构,延续了七百余年。

　　金代太医院的最高长官是太医院提点(正五品),下设使、副使、判官等,"掌诸医药,总判院事"。此外,太医院中还设管勾主管医学教育,另设有各种名称的太医和医官。元代太医院,秩正二品。开始时长官为宣差,后改为尚医监、太医院提点等。其行政也隶属于宣徽院,最高长官之下设院使、副使、判官等名目。元代太医院掌管一切医药事务,官员品秩普遍高于任何朝代。明代的太医院长官初始称作太医院令,后改称院使。明代在北京和南京各设一个太医院,但是北京设置的太医院是最高医药管理机关,设有最高医政长官院使,下设院判。南京太医院只设院判不设院使,以便服从于北京太医院的领导。清政府在沿袭明制的基础上,进一步对太医院的各项制度进行调整,使之担负着最高国家医疗保健机构和最高国家医政管理机关的双重职能,并逐步形成了医官制度、教育考核制度、诊疗制度和祭祀制度等一系列较为成熟的医事制度。清代只设一个太医院,院使正五品。清初,御药房也划归太医院管理,全国医官统一由太医院差派、考核、升降,从而加强了统一领导。但这种体制未能坚持下去,礼部管生药库,总管太监管御药房,削弱了太医院的功能。清朝中晚期,由于时局动荡,因此医政管理也较为混乱。

清代任锡庚《太医院志》载:"太医院署建于明之永乐年间,在阙东钦天监之南。"因此,我们认为明代太医院建在今东交民巷西口路北附近。关于明代北京太医院的概貌,《光绪顺天府志》曰:"太医院,亦在礼部后,西向。大堂外,左南厅,右北厅,后为先医庙。外门曰棂星门,内门曰咸济门,殿曰景惠殿,供三皇圣像。左右庑列勾芒、风后至王冰配位,殿旁为省牲房。先医庙外北向者为药王庙,有铜人像,盖即明英宗时修者也……旧闻考:药王庙神像前铜人像,始作于宋天圣时,元至元间修之,明英宗时又修之。三皇庙内有针灸经石刻,明时重摹上石者。"

清代太医院衙署,自清代初期设立至清代中后期,其位置和形制变化不大,只不过到了清代末期由于社会动荡和列强入侵等社会和政治原因才几经变更办公地点。现今在北京市地安门东大街还能看到清代太医院最后一处衙署的遗址。清代太医院的旧衙署建于明永乐年间,清初为光禄寺衙门,光禄寺于顺治十七年(1660 年)二月在东安门内设新衙门后,就"以其旧署仍为太医院"。到光绪二十六年(1900 年)以后,《辛丑条约》的签订,使北京东交民巷一带被划归为外国使馆区,由"诸国分应自主",使馆区内的清廷机关和民众一律迁出。太医院衙署所在地被全部划归为俄国使馆,太医院也不得不迁出该区域。此后的一个时期,失去衙署的太医院只好暂借东安门内大街御医白文寿的住所,作为公所。到光绪二十七年(1901 年),太医院又租用东安门北池子大街的"大悲观音院"作为公所。对此,太医院御医顾元灏曾作诗一首:"何事人间满目痍,当年曾作殿中医,方欣院署依然在,争奈题名是大悲。"在几经尴尬的借地办公后,太医院终于物色到了适合建设新衙署的地点,就是一处位于地安门外东皇城根兵仗局东边被内务府查抄的地产。该处地产右边还有一处属于吉祥寺的空地,太医院同该寺住持僧智法商量后,获准将该处空地改建为先医庙。光绪二十八年(1902 年)正月,光绪皇帝批准在该处"饬工建筑"太医院新衙署,3 年后竣工。

新衙署的形制与旧衙署相比,虽然各类房舍大体具备,但规模较小。具体来说,若"以方丈计之",仅仅是原来规模的 1/10。除了先后建有两处衙署外,清代太医院还在皇帝时常巡幸的地点建有一些公所。清代中前期,皇帝巡幸木兰围场和承德避暑山庄时,均须有太医院医官随扈。太医院便"由本院筹款",在避暑山庄附近"置有民房以为公所"。到清代末期,太医院仍然保存着该处地产的印契。

为了满足皇帝驻跸京西圆明园时须太医院医官随侍入值的需要,太医院在圆明园东南的"一亩园"有"御赐公所一区",分有"东西二所"。西所是"三皇殿",东所是"大堂",共计有房八十多间。光绪十五年(1889 年)后,光绪皇帝"圣驾时驻三海"。当时所谓的"三海"也称"西苑",就是现在北京的北海公园和中南海。由于光绪皇帝时常前往,太医院便在西苑大门的南边"乞地一隅",并"官为建房一所"。但此处公所并不大,仅有五六间房,称为"外值房"。光绪十八年(1892 年),光绪皇帝恭奉慈禧太后驻跸颐和园,随侍入值的太医院医官"蒙赏在大宫门外建筑公所"。

清代宫廷太医院袭承明制。据《清朝通典》载:"太医院使汉使一人,左右院判汉人各一人,掌医之政令,率其属以供医事。御医十有五人,吏目三十人,医士四十人,医员三十人,以上俱汉人员额。"凡属太医院在职官员,俱按品级支给俸银。根据《大清会典》,太医院的职责如下:①皇帝出巡的保健工作;②诸王府公主额驸及文武内大臣请医视疾;③参与文武会试。定例取医士一名,入场共事;④做军医。凡军前需医,奉旨差官医治;⑤刑部应差。

太医院的工作重点是为宫廷服务,包括给皇上、皇后等看病,皆谓之"请脉"。"请脉"的仪式与给一般人看病不同。凡属请脉,一般提前 2 小时通知(急症例外),必须按时前来。报到之后,先是向皇上、皇后、贵人等请安,至身前再两膝平跪,两手垂直,低首请脉。请脉后一般不看舌苔与面色,只许观察。诊毕起立,倒行退出,回值班处开方录底,然后送御药房配制。先取两副同时煎成,分两份共四杯,内宫(内务府值日官)先尝一杯,御医再尝一杯,然后才"进御"给皇上或皇后、贵妃。除了为宫廷服务,太医院在清前期也为百姓服务,常常施医施药。

除了太医院,清宫内还置有管理药物的御药房。据《太医院志》载,御药房管理药物的采办、储存和配制,分东、西二所:西药房归院使、院判、御医及吏目等较高级的医官分班轮值;东药房则归御医、吏目及医士分班轮值。每年纳至太医院的各省道地药材,由医官辨验优劣后,贮存于生药库,所有出入账目都要申报礼部后开库照交。如不够用,由太医院出钱采购,到年终时,由各省药材折色(即将药材折合现金)报销。御药房除承担以上职责之外,还负责瘟疫流行时散发药物。清初御药房隶属于太医院,后分离,设总管太监医生 2 名,管库首领 2 员,管库首领太监 1 名,太监医生 10 名,太监 19 名,夫役 34 名。御药房在各个时期人员并不相同,如康熙十三年(1674 年)上谕:"设内药房,原以防急用药饵,乃严肃之地。今视脉煎药,肆慢不前,并容匿闲杂之人,甚非设立初意。即着移出外药房去。外药房相去原亦不远,待用药之际,临时再传。着总首领传宣。"

1905 年,清政府推行新政,设卫生科,后升为卫生司,成为与太医院并立的医政机构。1908 年,太医院因光绪与慈禧病死而得咎,自院使以下全部革职,太医院作为国家最高医政机构随之消亡。

二、医馆

作为固定的业医场所,医馆至少在周代已经出现。据《管子·入国》载,当时已有专供病患者"养疾"的"疾官(馆)",如:"凡国、都皆有掌养疾,聋、盲、喑、哑、跛躄、偏枯、握递、不耐自生者,上收而养之疾官,而衣食之,殊身而后止,此之谓养疾。"可见古代医疗活动,实际和慈善活动相结合。据湖北省云梦县睡虎地出土的秦简记载,战国时期,我国就已经出现了专门的麻风病院——"疠迁所"。

秦汉方士职官制度大大促进了医药发展。据《汉书·晁错传》记载,汉文帝时已在边远地区设置医药"以救疾病"。《汉书·平帝纪》记载,汉平帝时,瘟疫流行,朝廷下令"民病疫者,舍空邸第,为置医药",在疫区集中收治病人。《后汉书·皇甫规传》则记载了最早的随军医治伤病员的"庵庐"。除了政府的医疗救济,传统社会的民间医疗救助十分普遍。早在《礼记·礼运》就倡导:"老有所终,壮有所用,幼有所长,鳏寡孤独废疾者,皆有所养。"《孟子·滕文公上》亦提出:"死徙无出乡,乡田同井。出入相友,守望相助,疾病相扶持,则百姓亲睦。"这些理念在传统农耕社会得到了很好的彰显。汉末佛教的传入与道教的产生,使得民间医疗救济更为普遍,而且宗教人士和寺庙宫观成为提供民间救济的主体,其中又以道教人士的影响最著,因为很多道教人士都精通医术。如东汉的太平道和五斗米教通过教病人思过、饮符水的方法为民众治病。

魏晋时期,官方在各地建立慈善性质的"疾馆""以养穷民"(《南齐书·文惠太子列传》)。据《北史》记载,南北朝时期已设专坊对 60 岁以上贫不自存、有残痼之疾、无以治疗者,皆于别坊遣医救护。如太和二十一年(497 年),孝文帝颁布惠民诏书说,"司州洛阳之民,年七十以上无子孙,六十以上无期亲,贫不自存者,给以衣食;及不满六十而有废痼之疾,无大功之亲,穷困无以自疗者,皆于别坊遣医救护,给医师四人,豫请药物以疗之"(《魏书·高祖纪》)。由于许多僧侣道士精通医术,病人往往到寺庙求治疾病,而寺庙对病重、路远、行动不便的病人,也留宿医治,直到病愈。

隋唐时期的医疗机构遍布全国各地城镇,初期称为"悲田坊",唐开元年间改称"病坊"。

当时已有专门的"疠人坊"对麻风病人进行隔离治疗。据唐释道宣所撰《续高僧传》记载,隋唐一些寺院设有专门收治男女麻风病人的疠人坊。如白马寺高僧释智岩曾住石头城疠人坊,为患者说法并吮脓洗泄,无所不为。

宋代除寺院建立的病坊外,官办医疗机构很多,政府广泛设置广惠坊、安济坊,还有收治四方宾客及士族病人的养济院,专门收治遗弃婴幼儿的慈幼局,专收军人的医药院,专治囚犯的病囚院,专供宫人养病的保寿粹和馆,寒冬专收老弱病人的福田院以及漏泽园、居养院等各类医疗慈善机构。尤其是全国各地都有官办、私办、公私合办的"安济坊",专门收容贫穷患者并给予救治,有专门的管理人员和厨师、乳母和服务人员,可谓服务周到,配套齐备,而且男女不同室,"以病人轻重而异室处之,以防渐染",按性别、病种、年龄安排病房。

魏晋到唐宋民间医疗救助来源除了宗教,还有村落、会社、家族的互助共济,如在唐、五代、宋初,敦煌地区私社盛行,除了经济和生活上的互助共济,还有疾病的慰问等内容,如北宋《吕氏乡约》就约定:乡人若有疾病,小病遣人慰问,大病则请医送药。家庭贫困没钱治病的,则提供医药费用。

元代阿拉伯医药传入我国,政府除各路设有养济院和惠民药局外,还建立了一些阿拉伯式的广惠司、回回药物院。专门聘请阿拉伯医生配制回回药,为"诸宿卫士及在京孤寒者"提供治疗。元代战争频发,所以专为伤残军人设立"安乐堂"疗养,"于戍军还途,每四五十里立安乐堂。疾者医之,饥者廪之,死者藁葬之,官给其需"。

明代政府"在天下郡县置养济院"收治鳏寡孤独、疲癃残疾的平民。明成祖在北京建造"安乐堂"作为医院,专门收养老人及残废军人。明代西方医学和医疗机构传入我国,澳门已有教会医院、私人医院和麻风病院。晚明时期,地方私人救济成为主流,如晚明学者杨东明在家乡创设"广仁会",专门为地方民众提供药方和医疗救助;乡绅祁彪佳辞官后,多次在家乡绍兴筹办慈善病坊与药局,如此等等,不一而足。

除了太医院和御药房,清代政府还设置有一些社会抚恤组织。如清前期设有育婴堂、普济堂、养济院等社会抚恤组织,主要对象为儿、贫、老、病、无依之人。另设粥厂与药局,多在灾荒与疾疫发生时施医施药,有的则定期在严寒与酷暑时施放。清代民间善堂、善会等慈善组织十分发达,它们也积极创办药局为贫民看病,在一定程度上发挥了社会医疗救济功能。当时的民间慈善药局不仅功能较全,有医有药,还可住院治疗。药局内存有各种药材,有专人收药、制药,还有医生轮流坐诊。贫民每天上午看病,同时领药。老病无依者还可住在堂内,有人负责病人饮食。如病人死在堂中,还会为他们收殓,葬在义冢。所有的服务皆免费,"如有需索一文钱者,定行重究"。除了本土传统的医疗救济,晚清西方教会医院也广泛建立,为社会下层民众尤其是穷苦民众以及妇女儿童等弱势群体提供医疗救助,对于负担不起医药费的穷苦病人多给予免费治疗。

三、药肆与药局

我国古代医药合一,行医之人兼制剂卖药。早在秦代,太山人崔文子就"作黄散赤丸药卖之都市"。《后汉书》亦记载蓟子训在会稽一带卖药,韩康"常采药名山,卖于长安市,口不二价三十余年"。清代名医徐大椿谓:"古之医者,所用之药皆自备之……当时韩康卖药,非卖药也,即治病也……今北方人称医者为卖药先生,则医者之自备药可知。"据山西《永济县志·卷九·恤政》记载,"道州暨郡绅间有施药者无定所",但设于公元5世纪时期(南北朝)的蒲州(永济)"惠民药局"显然是有固定场所的药店。

一般认为,唐代才开始出现行医、制剂、卖药一体化的"药肆"。宋代高承《事物纪原》卷八载:"药市之起,自唐王昌遇始也。有碑叙其本末甚详。"唐代柳宗元《宋清传》则记载,长

笔记栏

安西部药市宋清"居善药……长安医工得清药辅其方,辄易雠,咸誉清。疾病疕疡者,亦皆乐就清求药,冀速已"。《唐阙史》卷下记载丞相兰陵公"至于长安,宝货药肆"。《太平广记》卷三九亦载:唐宰相刘晏"后游长安,遂至一药铺"。白居易《城盐州》诗曰:"鄜州驿路好马来,长安药肆黄蓍贱。"诗僧皎然亦有诗曰:"扬州喧喧卖药市,浮俗无由识仙子。"说明唐代的药肆已经相当发达。据周左锋先生考证,除了长安,唐代各地都有药肆、药行,而且繁盛宏大者甚多,僧道往往参与其中。尤其是胡人经营药肆、药邸的"药家胡"现象非常普遍。洛阳、登州、建康、扬州、润州、苏州、明州、广州、光州、魏郡、吉州、成都、梓州、西州、敦煌等地的药市都十分繁荣,而且在全国范围内至少形成了长安、洛阳、西州、扬州、广州五大国际性药材市场。此外,州郡县的药店、药肆、药铺、药邸、药行、药市、药墟也遍布各处。

宋代政府在全国各地甚至边疆镇寨都置有专为群众买药治病服务的卖药所(惠民药局),私人药铺也随之普遍设立,遍布全国各地。官方还置有专门制药的"修合药所","掌修合良药,出卖以济民疾",由官方统一规定处方,标定价格,按方炮制。据《铁围山丛谈》记载,北宋首都汴梁的大街小巷,都设了药铺:"马行街南北几十里,夹道药肆"。据《东京梦华录》记载,当时的药铺已有一定分工,有专卖各种丸药的"百种丸药铺",还有专卖一种丸药的"潘家黄省丸"药铺,专卖儿科用药的"李生菜小儿药铺"。妇科药、口齿药等也有专卖店。南宋生药和熟药则分别经营。据吴自牧《梦粱录》载,南宋临安药铺不仅有生熟干鲜药铺之分,而且有了专门的丹药、眼药、疳药、风药、产药店铺。一些单品种特色药铺也大量出现,如李官人双行解毒丸(药铺)、保和大师乌梅药铺、张省干金马杓小儿药铺等。张择端《清明上河图》中的众多医铺、药肆,充分反映了宋代医药行业的繁荣景象。

元仿宋制,"立惠民药局,以济贫病者"。政府在各地设置惠民药局,由官方派人监造和出售药材,对贫苦百姓有更大优惠措施,药价低于市场价,并调拨官银补贴亏损。元代不仅官药局受到朝廷的重视,得到普遍发展,民营药店也全面发展,回回药店随处可见。由于儒生不受待见,仕途无望,所以儒医药肆亦遍布各地,如武林儒医徐君开"博雅堂",新淦李宜卿创"诚求堂",义乌楼国祯辟"观生堂",如此等等。这些民营药店在当时都很有名气。

明代开国之初朝廷就下令两京及全国府州县置惠民药局,惠民药局遍及各地府州县、边关卫所和人口聚居的村镇。嘉靖时"令郡县博选名医,多领药物,随乡开局,临症裁方",而且"多出榜文,播告远近,但有饥民疾病并听就厂领票赴局支药"。伴随惠民药局的普遍化,官方置医学、阴阳学。而医学位于惠民药局内,逐渐取代了惠民药局。明代惠民药局的经费不再完全由朝廷负担,而是"设官不给禄",政府对药店征税仅为"每座税银五两"。正因如此,明代民营药业出现了前所未有的兴盛局面,私药店铺数目迅速增加,药材经营分工更细,市场规模更大,仅一些主要城市的知名药店就有浙江崇德同寿堂、杭州许广和、北京西鹤年堂、山西太谷广盛号、西安藻露堂、湖北汉口叶开泰、甘肃凉州万寿堂等几十家,还有一些民营药店直接以惠民药局为名号。

据陈新谦先生考证,清代民营药店已遍及全国大中城市,城市中有影响、有信誉、有名气的知名老字号药店就有何明性堂、唐老一正斋、冯存仁堂、劳九芝堂、千芝堂、桐君阁等65家,其他不知名的更是不计其数。

传统大药肆内一般都有大管事负责经营策划、财务督察和对外往来。另设二管事,协助大管事工作。店堂业务由柜房负责。店员则按分工不同,分头柜、二柜和三柜。头柜坐镇柜台上首,负责内外配方往来业务,承接疑难处方及客料加工丸散处方,服务对象多为富商巨贾、达官贵人。二柜协助头柜工作,负责正常的门市调配方剂,一般由中药调配经验丰富的员工担当。三柜负责门市配方的"扎口"及乳钵乳药和摊膏药以及缺货登记,裁包药纸或兼作后饮片房炮炙。其余则称伙计。有制药坊的则由药师统筹安排,下设切药房、饮片房、丸散房。切药工人依技术高低分头刀、二刀、三刀。炮制饮片和生产中成药的人员,则分大拌做、二拌做、三拌做。此外,还设账房和司库,分别掌管财金和库房。店伙报酬"按月支使",也称为"辛金"。店伙每两年半回家一次,准在家半年,由东家支付来往盘费并半年工资。

为了打开销路,传统药肆每逢初一、十五商品打九折放账赊销,时称"放经折"。每年五月端午、八月中秋和过年前由老板亲自到经折户收账清欠。有的店铺定期请名医坐堂,为富商大贾订制膏、丸、丹药,定期派头刀师傅带着工具登门制作。遇有客商住客栈生病的,药铺由专人代客煎送药物上门。每年的香会时节,有的药铺提早开门,挑灯为"求仙方"的配方。还有端午节卖"雄黄酒""打喜药",出售"头风膏""暖脐膏"等。每年正月初二,同行之间,互赠拜年帖。对新开铺号或更换业主的开张日,赠以贺匾或亲临祝贺。同外地同行"攀信"联系,以老板名字具款。各铺营业各有主顾,配方时以印章为记,用自制的专印包装纸(对角中间印有铺号和彩色仿单),每味药用一色仿单包成小角包,若干包叠成梯形大药包,再用花线扎好,以便顾客核对,避免差错。遇有缺货,忌写"无货",而是写一"听"字,意为"暂缺听信"。新年送货时,不论有无,均要写上元宝贝(大贝母)、新大发(胖大海)、喜如意(当归)、满堂红(薄桔红),表示恭喜发财,大吉大利。门市配方,清晨药斗拉开后,即为"发市",不得随手关上,药斗拉得越多,表示生意越好,直至晚上打烊,关闭药斗。各药肆每年农历四月二十八,都要举行神农氏公祭活动:在神农像前供上潞党参、镜片茯苓、乌梅、肉果、整支羚羊角、犀角、玛瑙、肉桂、麝香等供品,由请来的乐帮优伶唱戏等,有的药铺还张贴告示,将常年饲养的活鹿抬着游街,并宴请嘉宾,笙箫管弦,吹拉弹唱,敲锣打鼓,当众于街中心宰鹿取血,拌和人参、白术、枸杞等中药材,并将鹿肉、骨、脏蒸煮,加工成大补全鹿丸,以示货真质优。

传统药肆都会恪守中医治疗"三分医、七分药"和中药调配"三分辨、七分量"的古训,所以抓药过程一般都有五个不可违背的步骤,即审方、计价、调配、复核、发药。正常营业时间,药肆里总能听到叮叮当当的捣药声,噼噼啪啪的算盘响和抓药伙计对客人的叮嘱交代。那些以师带徒教出来的伙计,须做到三稳"身稳、手稳、口稳",即不嫖不赌、不偷不盗、不多嘴多舌,日常生活很有规律,而且站有站相,坐有坐相,端庄肃敬,和气勤快,不论穷富,一样看待。伙计每天到药铺的头一件事便是把柜台、药戥子等器物统统擦拭干净并码放整齐,来了客人后,伙计必须马上相迎,满脸笑容,所谓"人前哈哈笑,生意跑不掉","生意未做,言语先到"。伙计会问:"先生,您需要点什么?抓药还是买药?"抓药过程中客人就在柜台前看着,全程"监控",随时可以与伙计交流和提出问题,抓药伙计在中药调配前则要对戥(以示无欺和量控校差),在抓药时则讲究"戥戥回",以确保药量准确。要在柜台上依次码好药纸,称取药味按处方所列顺序间隔平摆在药纸上,以利核对。而且抓药也很有讲究:先称取体积松泡的药味,黏度大的药味稍后称取,鲜药则另包,先煎后下的药味都要用小包包好,并在小包上加以注明,并仔细叮嘱客人药剂的煎制方法。根据药材的不同,捣药也有不同的要求:如桃仁、杏仁需捣成泥,半夏轻打捣成瓣,砂仁、草果、草蔻捣出白瓤冒出香气为佳,大枣则要打劈,以便更好地释放药力。

四、医事场所标志

由于我国古代的医生兼行医、制药、卖药于一体,一般都是自己制备丸、散、膏、丹、胶、露、酒等药剂。所以医馆和药肆的建筑布局十分讲究,行业文化特征十分显著。大多都会按照行业特点设计,前店后坊,前堂卖药,后堂加工,医生坐堂,俗称"兼刀又带柜,郎中坐上席"。如《清明上河图》中"赵太丞家"药铺,分为三进院:门屋与倒座为一进,倒座与相向建筑为一进,从右部厢房排列,其后还有一进院落,和门屋与倒座相连,有两座作勾连搭式连接的店铺,店铺檐下之五攒五铺作斗拱,构成特有的"六品"以上官僚的建筑标志。图中医馆药铺都是前面临街,把铺席的中轴线与街道走向相垂直,已充分考虑了交通环境的作用。又如扬州府在顺治时代创置的药局,有诊脉处、贮药房、制药房、供神农像的药王堂,同时还有一栋两层楼高有32楹的地方,专门收容老而病的人。古代的大药铺多讲究门面装饰,一般门前都悬挂着各种类型的竖招、幌子,上面写着诸如"遵古炮炙,虔诚修合","安逻肉桂、吉林人参、关东鹿茸"等广告性文字。有的药铺让名家作画美化药铺环境,有的则用木板绘制成膏药的样子,还有的悬挂用石片或木头雕刻的"鱼符"等。这不仅仅因为鱼在我国民间是吉祥之物,而且因为鱼不分昼夜,总是睁着双眼,悬挂鱼符就意味着这家药铺是昼夜为病人服务,所以鱼符成为药店的象征。此外,对联被药店广泛采用,如"借他万国九州药,救我呻吟痛苦人","但愿人常健,何妨我独贫","但愿世间人无病,宁可架上药生尘"。有的药肆则用药名缀成对联,如"熟地迎白头,益母红娘一见喜;淮山送牵牛,国老使君千年健"等。

传统的药肆或医馆堂内一般都是海绵色、枣红色药橱,药柜一字排列,几张太师椅,色调和谐,古色古香。药橱上大小白底青花瓷坛,镀锡药罐,柜台上一盆青枝紫花石斛。管事室内公事桌、红木椅、名人字画,陈设整齐,庄重雅致,生机盎然。如协记同松参号内近50平方米的店面,装饰得富丽堂皇,石库门面,铜制大门栅栏,钉镶鹤鹿图案,两侧石刻"虔修丸散,精制饮片",门额上石刻阳文"同松参号",进门处铜制对联:"发兑关东鹿茸,拣选吉林人参。"堂内两端一书"同松参号",一书"修合存心"。中进大厅的抱柱上有名人书题的行书楹联"淡泊养志宁静养神和平养福,图书润屋文章润质道德润身",正中匾额为"功参造化"。门前更有灯具,每到夜晚五光十色,金光闪闪,满目琳琅。

药铺内大多设有饮片柜、丸散柜,参号加设参燕柜。如达仁堂汉口分店,门面两厢用青砖黛瓦筑就,落地玻璃大橱窗内陈列名贵中成药,门前有青石台阶,迈入店堂,迎面高悬白底黑字药号"京都达仁堂乐家老铺"牌匾,店堂中央四四方方摆放着深黄色樟木整板做成的大柜台。台高齐胸,台面上装嵌着108桥的大算盘。据翟胜利先生回忆,传统的药肆门内中药药香扑鼻而来,内部环境整洁干净,柜台器具古朴雅致,长长的柜台上一般都摆设有铜缸子、束方、药戥子、包药纸、算盘,柜台后放有硕大的药斗。与孙思邈《备急千金要方·药藏》中记载的秤、斗、升、合、杵臼、绢罗、纱罗、马尾罗、刀砧、玉锤、瓷钵、大小铜铫、砧锤、铜匙、铁匙等16种制药器具大体吻合。可以说,传统医馆与药肆从外到内,从物到人,从言行到规矩,都透出中医药行业的精气神。

(方 鹏)

知识链接

拓展阅读

第四节 承 载 文 献

一、甲骨

甲骨文,是刻在龟甲和兽骨上的商周古文字。从其出土至今的百余年间,陆续发现的有字甲骨已有十几万片,它们被看作是我国现存最早的文献资料。殷商使用甲骨主要来记录占卜的问辞和对卜象吉凶的判读,日常书写应另有材质。《尚书·多士》篇称:"惟殷先人,有册有典。"甲骨文中"册"为绳子穿缀竹简的形象,"典"为双手捧竹简的形象,竹简亦应是商代文字的记录载体,且所载内容更为广泛。但至今未曾有商代的竹简出土,这与竹简材质容易朽烂有很大关系。故目前我们只能从仅存的有限材料中,略窥殷商先人对医学相关内容的零散认知。

甲骨文中,已经有了"疾病"这一抽象概念,称之为"疒",像人生病卧床之形。记述各种疾病最常见的方式是在"疒"后加上表示躯体某一部位或某种功能的字,如"疒足""疒言"等。以躯体部位为主记述疾病的表达方式,是以对躯体结构自身的认识为基础的。从甲骨文看,当时对人体构造的认识以及相应而生的疾病名称与分类,均是以体表的器官与部位分析为基础。后世应用最多的体表部位与器官名称,如首、面、耳、目、口、鼻、项、身、手、腹、足、膝、趾等,均已见于甲骨文。但关于人体内部的器官,除了心之外,其他脏器尚未在甲骨文中发现。当然这并不等于说殷人对内脏器官无所了解,可能是未被记入卜辞,或是尚未被识别解读。在对病因的认识上,甲骨文中有大量上帝降灾和鬼物作祟的卜辞,同时也有"龋""蛊"等以虫为患的记载,反映了疾病由外而入的思维特点,并未见到有对人体内因的思考。治病之法,除主要采取御、告等祭祀仪式外,尚有⿰疒殳、⿰疒攴、⿰疒冏等字形,被分别认为是以手抚腹之按摩疗法、执尖锐物刺身之针砭疗法、持束扎草炷热身之灸熵疗法,但未发现"药"字。总之,以卜辞为主的甲骨文,并非专门的医学文献,迄今掌握的甲骨学知识,也不足以提供商代较为系统的医学概况。但作为目前拥有的最早的文献载体,甲骨有其不可替代的史料价值。

二、缣帛

缣帛是古代的丝织品,《墨子》多次提及"书之竹帛,镂之金石"以传后世子孙,西汉晚期刘向奉旨"校中秘书"二十余年,皆先书竹,改易刊定,然后"上素",即以定本缮写于缣帛,则缣帛不仅是一种与竹简并称的书写材料,而且是一种更为高级的书写材料。书书写于缣帛的书籍称为"帛书",帛书可以卷成一卷,所以也被称为"书卷""手卷""卷子",于是"卷"也成了书籍的计量单位。书的内容有长有短,书卷也有大有小,太大了不便卷舒,所以要把一部书分成若干卷;太小了又不能成握,所以要把数篇合写为一卷。尽管帛书轻巧方便,但是毕竟过于昂贵,使用的范围十分有限,而且缣帛比竹简更不容易保存,所以能够流传下来的就更少了。

1973 年湖南长沙马王堆西汉前期墓葬出土了大量帛书,内容涉及古代哲学、天文、地理、军事、医学等各方面,具有重要的历史价值。经整理医学方面共有 10 种不同的古医书,被分别写(或绘)在大小不同的 5 张帛上,这是迄今发现的唯一使用缣帛写成的医书实物。原书多无书名,为便于指称,故使用整理小组所拟定的书名,分别为:帛一,宽 24cm(约汉一尺),长 450cm,前 1/6 依次抄录《足臂十一脉灸经》《阴阳十一脉灸经》(甲本)《脉法》《阴阳脉死候》四书(其中《足臂十一脉灸经》《阴阳十一脉灸经》和《阴阳脉死候》不仅被认为成书年代要早于《灵枢》经脉篇,而且可以看作其同类文字的祖本,《脉法》中只使用灸法与砭法,并不提及针法,亦表明其成书年代较《黄帝内经》更古),后 5/6 抄录《五十二病方》一书(是我国已发现的最古医方,许多药名不见于现存的本草著作);帛二,宽 49cm(约汉二尺),长 110cm,前 1/11 先后抄录《却谷食气》《阴阳十一脉灸经》(乙本)二书,后 10/11 系用彩色写绘的《导引图》;帛三、帛四皆宽 24cm,长度待考,分别抄录《养生方》一书和《杂疗方》一书;帛五,长宽皆 49cm,抄录《胎产书》一书。这些出土的古医书,内容上主要为方技中的"医经""经方"和"神仙"类,对研究祖国传统医学从经验医学向理论医学的过渡、早期经脉学说体系的建立、灸法与砭法的使用、药物疗法的演变、养生学的发展等提供了极为宝贵的文献资料,具有至关重要的价值。

三、简牍

使用竹(或木)制成的简牍,在纸张出现以前,一直是我国最常用且最基本的书写材料。简通常用竹制成狭长的细条板,一般一根简上只写一行字,也有写两三行的。根据长宽不同和字形大小,每根简上写的字数多少不等,少则几个字,多则数十字。由于一部书需要很多根简才能写完,因此需要将这些简按先后顺序连缀在一起,称为"册"。简册是早期的书籍形式,今天常用的书籍单位也叫作"册"。慎重地用双手捧着的简册称为"典",珍贵的书籍叫作"典籍"。通常使用线绳来编连竹简,所以文章和书籍的单位又叫作"编"或"篇"。一篇文章或一编书其实就是一捆竹简。一部书往往需要分为若干编,也就是一堆的简册。竹子是筒形的,只有劈开削平后才能制成简,所以竹简只能是窄窄的一条,用于画图很不方便,通常将图画在木板上,称为"牍"。木牍可以写较多的字,又比竹简容易封缄,常被用来写信,称为"尺牍"。单纯用木牍写的书籍较为少见,绝大多数是以简册形式出土的。

虽然竹木材质的简牍不易保存,但在考古中还是时能发现战国秦汉时期的简牍,其中与医学相关的主要有:马王堆简帛、张家山汉简、阜阳汉简和武威汉简。1973年,湖南长沙马王堆西汉前期墓葬出土了大量帛书及竹木简,其中的四种古医书写在200枚简上,共订为两卷,主要内容为方技中的"神仙"和"房中"类,原无书名,由整理小组据内容拟定。一卷为133枚竹简(依次抄录《十问》《合阴阳方》二书),一卷为前11枚木简(抄录《杂禁方》)与后56枚竹简(抄录《天下至道谈》)的合订。1984年,湖北江陵张家山西汉前期墓葬出土了简牍近2 000枚,其中有题为《脉书》和《引书》的两部古医书。马王堆与张家山两处汉墓年代相近,出土的医学著作在内容上亦有许多相同之处。《脉书》共计65枚竹简,首叙人休各种疾病名称60余种,其后基本上同于马王堆帛书的《阴阳十一脉灸经》《脉法》《阴阳脉死候》三种。帛书《脉法》残损严重,无法通读,竹简《脉书》则保存较好,基本补足了帛书的阙文。《引书》抄写在113枚竹简上,内容以养生、导引为主,所记术式名称与治病名目中有几个与帛书《导引图》相同,可相互发明。1977年在安徽阜阳出土的一批西汉早期简牍,与医学相关的主要是《万物》篇,约有200片残简,据考证该书成书于《山海经》后,《神农本草经》前,被认为是后代《本草经》成书漫长道路上的原始形态。1972年甘肃武威汉墓群出土了一批木质简牍,全部为医学内容,清理后现存简78枚,牍14片,尾简记有书名《治百病方》,据推断为东汉早期墓葬。另外,尚有不少涉医材料散见于各地出土的简牍之中。

总之,缣帛与简牍的发现,从"材料"的角度来说,被寄予最大的学术使命就是利用新出的简帛,"重写中国学术史"。涉医简帛承载的古医书,其成书年代大多早于传世的医学文献,在地下珍藏多年,未经后世辗转传抄、翻印甚至"校勘"而导致的内容"失真"。需要注意,传抄的简帛因抄写者的不同,也会出现根据自身抄写目的而对原有文献进行取舍、修订等,从而产生不同的抄本。但这些毕竟是迄今为止所能见到的中医学源头文献,在内容上涵盖了方技"医经""经方""神仙""房中"各类,具有极高的学术价值。对于先秦两汉时期第一手文献资料同样匮乏的中医学来说,涉医简帛的出土弥补了这一时期医药文献和医学史料的不足,对秦汉医学史研究大有裨益。

四、金石

金石的材质坚硬耐久,成为长远保存文字的最佳载体,如《墨子》就担心竹帛"腐蠹绝灭,后世子孙不得而记,故琢之盘盂,镂之金石以重之"。有学者指出:中国的记录性文字主要是简帛类,纪念性文字主要是金石类。"纪念性"是为"永垂不朽",常使用硬材料,或刻铭于石碑,或垂言于钟鼎,有开放的空间和强烈的视觉效果,让人见而不忘;"记录性"则不同,是为"藏之府库",不但材料往往是"软材料",要靠誊抄翻印才能传之后世,有些还"秘不示人"。从医学济世的角度看,金石也是一种重要的流传方式。

青铜被古人称为"金",金文是铸刻在青铜器上的铭文,以商周时期为主,战国以后随铁器时代的到来逐渐消亡。古时青铜器的种类很多,以礼器、乐器为其大宗,礼器以鼎居多,乐器以钟为最,故金文又称"钟鼎文"。从殷商到战国时期的金文,传世和出土的数量巨大,内容涉及当时社会政治、经济、军事、礼法等多方面,单字总数不下 5 000 个,甲骨文中未发现的"药"字和内脏器官"胃"字等也出现在金文中。但铭文性质的金文也仍然不是专门的医书文献,只是文字载体的一个特殊发展阶段。

已知最早的医学石刻资料是战国初期的《行气玉佩铭》,刻在一个十二面体小玉柱上,篆书,凡四十五字,属于导引之术。古代往往有一些重要的医学书籍或资料被铭刻在石头上,通过槌拓以广泛流传,如北齐时代刻在洛阳龙门的《龙门方》,就是原石尚存的石刻医书。有些石刻医书原石已佚,但拓本仍然传世,如唐末黄巢起义时有人挖掘南北朝医家褚澄之墓,得医书刻石 18 片,即后世所传的《褚氏遗书》。此外将简便医方刻石流传以惠百姓也时见文献记载。刻石类医学资料虽然留下来的数量不多,但弥足珍贵,是中医学传播的有效见证。

五、纸张

相传是东汉的蔡伦改进了造纸术,实际上考古已多次发现西汉时期的纸张残片,只是质地粗糙,用于裹物,还不适于书写。蔡伦对改进纸的质量作出了重大贡献,东汉时纸已经适合书写了,但人们仍以帛为贵,简帛长期并行不废。一直到东晋晚期宫中下令:"古无纸,故用简,非主于恭。今诸用简者,宜以黄纸代之",黄纸即以中药黄柏汁浸渍以防虫蛀的纸,这才使纸张取代了简帛,成为以后中国书写的主要材料和文字的主要载体。缣帛价贵、竹简沉重,价廉物美的纸张大大促进了文化的传播与发展。

晋唐时期,与帛书一样,纸书也装裱成卷轴,是当时书籍的主要形式。因简帛的逐渐退出,后世所称的"卷子""卷轴",一般都指纸质。现在已发现的卷子医书,主要是在甘肃、新疆等地出土,其中尤以敦煌出土的数量最多。另外,在宋初雕版印刷术普遍应用之前,大量传入日本的汉医著作也都是使用卷子本的抄写形式。卷子本保存了不少古医书,特别是未经宋臣校改的《伤寒论》等医书的早期传本,有着重要的文献价值。

雕版印刷术大概出现于隋唐时期,受印版尺寸的限制,雕版印刷品都是单页,就像一片片的树叶,故古代书页不称"页"而称"叶"。将一页页书叶装裱成书通常采用由卷轴发展而来的"旋风装",即将每页书叶的右侧鳞次栉比地粘在卷底上,展卷时如片片龙鳞,又称"龙鳞装",收卷时形似旋风,故称"旋风装"。随着佛教的传播,又出现了与梵文"贝叶经"单页夹护相似的"经折装",即将每一页书叶首尾相连后折叠成册,前后用硬纸夹护,形同梵经,故又称"梵夹装"。宋代印刷术已十分发达,又流行"蝴蝶装",即将书叶版心向内对折装订,好处是翻开来就是整版书叶,但翻看时一面有字一面没字,很不方便。于是元代出现了"包背装",即将书叶版心向外对折装订。这两种装法都是将折好的书叶使用糨糊粘结成册,并不十分牢靠,书叶容易脱落。明末清初开始盛行"线装书",与包背装的区别只是不使用糨糊而使用线订加固,时至今日还能被看到的古籍绝大多数都是线装书。中医学的传世文献即以雕版印刷的纸质刻本为主,经过历代不断的整理和刊印,纸质刻本文献蔚为大观,成为区别于其他传统医学和民间医学的一个非常显著的特色,同时也是传统中医学术传承的主要载体。

●（方　鹏）

复习思考题

1. 简述中医的医事器具类型,并分析是如何发展而来的?
2. 简述中医的主要标识器物与中医文化的关系。
3. 简述我国医馆与药肆的文化特色。
4. 古代文献传承的载体主要有哪些?

◇◇◇ 第八章 ◇◇◇

中医文化保护

文化是民族的灵魂。中医文化根植于易、儒、道、佛等中国传统文化土壤,是中医药数千年来为老百姓解厄除疾的经验积累与智慧结晶,承载着中华民族的精神追求与文化基因。中医学术流派纷呈,地域环境、物候和文化风习差异造就具有不同地域特征的地域医学与治疗方法。我国多民族的特征与民族文化的多元化,孕育了丰富多彩的民族医学。随着时代的发展,形成了诸多富有中华民族文化精神和内涵特征的中医药老字号企业。但是,科技进步和经济全球化,使得中华民族传统知识、生活习惯及民族、区域文化逐渐失去生存空间,东西方文化与民族、区域文化冲突日益突出。尤其是在医学领域,中医药非物质文化遗产保护成为中医药传承和可持续发展的有效途径,文化自信和中医文化保护成为奏响当今社会和谐音符的时代旋律。

第一节 学 术 流 派

中医学术流派是中医学在长期发展过程中形成的具有系统的、独特的学术理论或学术主张,有清晰的学术传承脉络和一定历史影响与公认度的学术派别。

一、学术流派的划分

因学术主旨不同而酝酿成不同的流派是中医学术发展中特有的文化现象。关于中医学术流派的划分,历史上有不同的认识和划分方法。明代王纶《明医杂著·医论》提出医学流派有外感、内伤、热病、杂病四大学派,谓:"外感法仲景,内伤法东垣,热病用河间,杂病用丹溪,一以贯之,斯之大全矣。"清代纪昀《四库全书总目提要》认为刘完素、李杲、张子和、朱震亨各成一派;谢观《中国医学源流论》提出刘河间学派、李东垣学派、张景岳学派、薛立斋学派、赵献可学派、李士材学派、伤寒学派等。1964年出版的《中医各家学说》(第2版)把历史悠久、内容丰富的中医学第一次分成了河间、易水、伤寒、温病四个主要的学术流派。1980年出版的第4版教材《中医各家学说》在第2版教材的基础上,增加了医经、经方、汇通三个学派。《中医各家学说》第5、6版教材则提出了伤寒、河间、易水、丹溪、攻邪、温补、温病七个医学流派。之所以众说不一,是由于中医学术的传承与发展情况不同,后世研究者分析问题的角度与认识各异,以及约定俗成的影响所致。一般来说,典型中医流派应具有系统而相对稳定的学术思想、明确的传承体系或学术群体、有可供研究的著作传世。

二、学术流派的形成与发展

中医学术流派是中医学发展到一定阶段和水平的产物,是在长期的学术传承过程中逐渐形成的。因医家的学术主张或学术观点不同,研究的角度、方法与手段的不同,以及研究者的哲学观念、所处地域环境的不同而有不同的学术见解和医疗方式,于是就形成了各种学派。

关于中医学术流派的形成和发展,大概有以下几种说法。

（一）"三世医学"说

《礼记·曲礼下》载:"君有疾饮药,臣先尝之;亲有疾饮药,子先尝之。医不三世,不服其药。"唐代孔颖达《正义》注曰:"凡人病疾,盖以筋血不调,故服药以治之,其药不慎于物,必无其微,故宜戒之,择其父子相承至三世也,是慎物调齐也。"又云:"三世者,一曰《黄帝针灸》,二曰《神农本草》,三曰《素女脉诀》(又云《夫子脉诀》),若不习此三世之书,不得服食其药。"近代谢观的《中国医学源流论》也认为医学流派的产生时期应远溯到上古时期"三世医学"时期。对于"三世",有"父子相承至三世"和"三世之书"两种说法。从汉代到元代的一千多年间,以三代行医的说法为主,如东汉郑玄注:"医不三世,不服其药,谨物齐也。"明清之后三部医书之说几乎成了中医界的共识。明初,宋濂的《赠医师葛某序》开篇云:"古之医师,必通于三世之书。所谓三世者,一曰《针灸》,二曰《神农本草》,三曰《素女脉诀》。……非是三者,不可以言医。故记《礼》者有云'医不三世,不服其药'也。"

（二）诸子百家,以家为派说

春秋战国到两汉,是中国诸子百家学术发展的鼎盛时期,诸子蜂起、百家争鸣的思潮影响着中医学的形成和发展。考据《汉书·艺文志》所载方技四家,即医经、经方、房中、神仙四家,均以相关代表著作称家,因此,这里的"家"就有了"派"的含义。

"医经"一派有《黄帝内经》《黄帝外经》《扁鹊内经》《扁鹊外经》《白氏内经》《白氏外经》《旁篇》七家,"原人血脉经络骨髓阴阳表里,以起百病之本,死生之分",侧重于基础理论及诸法治病的研究,而"经方"一派有《五脏六腑痹十二病方》《五脏六腑疝十六病方》《五脏六腑瘅十二病方》《风寒热十六病方》《泰始黄帝扁鹊俞拊方》《五脏伤中十一病方》《客疾五脏狂颠病方》《金创瘛疭方》《妇人婴儿方》《汤液经法》《神农黄帝食禁》十一家,径言"本草石之寒温,量疾病之浅深",精于药物及调制处方施治的理论研究,两派各擅其能,又各有侧重,已是中医学术流派的雏形。

初唐四杰之一王勃曾为《难经》作序说:"《黄帝八十一难经》,是医经之秘录也。昔者岐伯以授黄帝,黄帝历九师以授伊尹;伊尹以授汤,汤历六师以授太公;太公授文王,文王历九师以授医和;医和历六师以授秦越人;秦越人始定章句,历九师以授华佗;华佗历六师以授黄公,黄公以授曹夫子。夫子讳元,字真道,自云京兆人也。盖受黄公之术,洞明医道,至能遥望气色,彻视脏腑,洗肠剖胸之术,往往行焉,浮沉人间,莫有知者。"既有师承,就会产生学派。

"针灸始于黄帝,本草肇自神农,脉诀传之素女,次以言乎其托始之时耳。至按其学术之性质而为之分类,则为医经、经方二家。"(《中国医学源流论》)由此可见,上古医派自三世医学逐渐演变而为"医经""经方"两家,《黄帝针灸》《素女脉诀》并为医经一派,《神农本草》则发展为经方一派,既有师承,又有传世著作,可以说学术流派的雏形在春秋战国之际基本上形成了。

(三)"医之门户分于金元"说

《四库全书总目提要·医家类》曰:"儒之门户分于宋,医之门户分于金元。"医学发展经过两晋南北朝、唐朝的不断发展,至宋代医学已基本完善,宋元医家在传统的框架中开始了争鸣式的学术探讨,并通过著述传播思想,通过授学培养传人,以学说、医著、医家和传承关系构成成熟的学术流派。以刘完素、张从正、李东垣、朱震亨为代表的金元四大家,以及由他们所形成的河间、易水等医学流派,开创了学术争鸣、学派纷呈的学术发展新局面。

河间学派以火热立论,是以河间刘完素为代表、善治火热病证的一个医学流派。刘完素力倡火热病机,提出"六气皆能化火"和"五志过极皆为热"学说,侧重外感火热病的研究。亲炙其学者,有穆大黄、马宗素、荆山浮屠等。荆山浮屠之学一传于罗知悌,再传于朱震亨,不仅使河间之说由北方而传到南方,而且内容为之一变。朱氏倡言阳有余阴不足论,力主抑制相火保存真阴,着重在内伤火热病的探讨。因论治疾病多以滋阴降火为主,被称为"滋阴派"。传震亨之学者,有赵道震、赵良仁、戴垚、戴思恭、王履、刘叔渊等。私淑震亨,传其学者有汪机、王纶、虞抟、徐彦纯等。略早于朱震亨而私淑刘完素之学有葛雍、镏洪、张从正。张从正以"病由邪生,攻邪已病"立论,认为风、火、湿、燥皆为邪气,邪留正伤,治疗以攻除邪气为先。完素之学传至张从正,又一变而为"攻邪论"。张从正弟子有麻九畴、常德等,私淑张从正之学的有李子范。河间学派不仅引导了后世的医学争鸣,其善用寒凉、注重滋阴和攻邪的方法,还成为明清温病学派的先导。

易水学派侧重于脏腑病机的探讨。易水开山鼻祖张元素从五脏六腑寒热虚实来分析疾病的发生演变。李杲传元素之学,独重脾胃,提出"内伤脾胃,百病由生",治疗中善用补中、升阳、益气等法,自成"补土"一派。元素、东垣之学传至王好古,其重视脏腑内伤,阳气虚损的病机,创"内伤三阴例",为"阴证论"的代表。罗天益得李杲真传,详于三焦的论治。明代医家在继承李杲脾胃学说基础上,兼及肾和命门,尤其从阴阳水火不足的角度探讨脏腑虚损的病机与辨证治疗,建立了以温养补虚为临床特色的治疗虚损病证的系列方法,理论上发展成为以先天阴阳水火为核心的"肾命理论",被称为"温补"学派。

三、学术争鸣促流派纷呈

中医学发展过程中,历代医家不断地对前人的观点进行补充、发挥和修正,因此出现了持不同观点的学术流派。可以说,学术的争鸣是流派产生的内在推动力。如宋代医学在《局方》的影响下,按病索成方,崇尚温燥,多致伤阴;金元医家多从当时的实际出发,倡导寒凉,力主保阴,纠正时弊;延续到明代,矫枉过正,寒凉伤阳又成为新的时弊,因而崛起了温补一派,阐发肾命,重视阳气,推崇温补。如张介宾针对朱震亨"阳有余阴不足论",提出"阳非有余,真阴不足",并创左归、右归之名方阴中求阳、阳中求阴。明代以来的温补学派诸家学说盛行,造成了滥用温补的流弊,清代在医学界又出现了以徐灵胎和何梦瑶为代表批判温补之弊的学术争鸣。

明清以来,随着思想文化、社会背景的变化,诸家各擅其长而无争鸣的局面被打破,出现了流派纷呈的局面,代表性的有明清伤寒三派、温病学派和中西汇通学派。

明清伤寒三派即错简重订派、维护旧论派和辨证论治派。错简重订一派,以明代方有执、清初喻昌为代表,认为世本《伤寒论》有错简,主张以三纲订正错简。而后从其说者甚众,如张璐、吴仪洛、吴谦、程应旄、章楠、周扬俊等。维护旧论派,尊王叔和,赞成无己,主张维护世传《伤寒论》旧本内容的完整性和权威性。代表医家有张遂辰、张志聪、张锡驹、陈念祖等。辨证论治派,强调探讨和发挥《伤寒论》辨证论治规律。根据其研究特点,大致可分为以柯琴、徐大椿为代表的以方类证派,以尤怡、钱潢为代表的以法类证派和以陈念祖、包诚为代表的分经审证派。

温病学派是以研究外感温热病防治规律为中心的一个学术流派。明清温病学家针对温疫猖獗及南方温热病盛行的状况,在继承伤寒学派、河间学派的基础上深入探讨温疫病与温热病,并取得了重要成果。吴有性、戴天章、余霖等创立了温疫学说,又称温疫说;叶桂创立卫气营血辨证论治体系,薛雪提出湿热病辨治体系,吴瑭创立三焦辨证论治体系,王士雄集温病之大成,温病学派逐步发展并日臻成熟。温病学派在促使外感温热病不受《伤寒论》外感病"六经辨证"的束缚而自成体系方面发挥了重要作用,对中医学的发展产生了深远的影响。

中西汇通学派是主张中医学与西医学应进行汇聚沟通以求得中医学发展的医学流派,简称汇通派。19 世纪中叶以后,西方医学大量传入中国,中医学面临着严峻的挑战和生存危机。中医界具有改革精神的医家,认识到中西医各有所长,主张中西医学汇聚而沟通之,试图取长补短加以汇通,从理论到临床提出了一系列见解并进行中西医汇通尝试,以朱沛文、唐宗海、张锡纯、恽铁樵等为代表,在近代中医药发展史上起到了承前启后的作用,形成中西汇通的思潮和学派,对后世有较大影响。

另外,临床各科在发展过程中形成了众多流派,各个不同的地区也形成了地域性流派,使得流派丰富多彩。

由于各家的学术争鸣,促进了各个学派的交叉渗透,这样每个学派不仅不会故步自封,而且会推动中医学的发展。换言之,中医的学术发展史,也就是各家流派学术理论创立,发展互相渗透和学术争鸣的历史。通过学派的研究,可以理清中医学术发展的思想脉络,总结学派形成和学术成就取得的历史经验,为我们今后中医学的进一步发展提供借鉴。

●（段鸣鸣 毛国强）

第二节 地域中医

中国领土幅员广阔,地形丰富,各地风俗民情多样。中医药在不同地区的应用,随人群、环境、风俗等而有所不同,逐渐形成各具特色的地域中医。地域中医有时又称为地域中医流派,它们以地域为联系纽带,在理论或风格上有一定共性;在整体上,它们又都是中医学术中的支流,故称为地域中医流派。

地域中医中的"地域",不仅仅指地理区划,还包含其中的景观、气候、文化和风俗等因素。根据这些因素对医学影响的不同特点,地域中医流派可分为两类:一类是指在水土、气候、致病因素等自然和生物等环境因素影响下,地区人群的体质与患病有一定特殊性,当地中医从理论认识到临床实践都相应形成了独特内容和风格的医学流派,称为自然地域性中医流派,例如岭南医学等。另一类则是指某些地域范围内的中医发展整体成就突出,形成了特有的发展模式,并与当地社会文化有明显的交互影响,因而以地区名称命名的医学流派,称为人文地域性中医流派,如新安医学、孟河医学等。

一、自然地域性中医流派

中医一向有因时、因地、因人的"三因制宜"之说。中医经典著作《黄帝内经》一再强调研究医学必须通晓天地之理。《素问·气交变大论》提出要"上知天文,下知地理,中知人事",《素问·六元正纪大论》要求医生"欲通天之纪,从地之理",《素问·阴阳应象大论》还认为"故治不法天之纪,不用地之理,则灾害至矣"。因此明代医家张景岳在《类经》卷二十五中概括说:"不明天道,则不知运气之变。不明地理,则不知方土之宜。"历代医家都不断地实践和发展着《黄帝内经》理论,高度重视疾病与地理气候的密切关系。

自然地域性中医流派的学术理论,主要是对"因地制宜"原则的具体深化,其特点可概括为"病随地变"与"治适地宜"两个方面。

（一）病随地异

疾病的发生,受外界致病因素与内在体质两方面的影响。病随地变,是指不同地域下,疾病的种类和发生率(亦即疾病谱)不同;另一方面,由于人群体质有异,即使同一种疾病,其证候特点和对人群的影响也有地区性差异。

《素问·异法方宜论》中,专门讨论了不同地域对体质、疾病与治疗方法的影响,如:"故东方之域,天地之所始生也。鱼盐之地,海滨傍水,其民食鱼而嗜咸……故其民皆黑色疏理,其病皆为痈疡。其治宜砭石,故砭石者,亦从东方来。西方者……天地之所收引也……其民华食而脂肥,故邪不能伤其形体,其病生于内。其治宜毒药,故毒药者,亦从西方来。北方者,天地所闭藏之域也。……脏寒生满病,其治宜灸焫,故灸焫者,亦从北方来。南方者,天地所长养,阳之所盛处也。其地下,水土弱,雾露之所聚也。其民嗜酸而食胕,故其民皆致理而赤色,其病挛痹。其治宜微针,故九针者,亦从南方来。中央者,其地平以湿,天地所以生万物也众。其民食杂而不劳,故其病多痿厥寒热。其治宜导引按跷,故导引按跷者,亦从中央出也。"说明在五方地域里,由于水土、气候等地理条件和居民饮食衣着等生活习俗的不同,人们的体质与发病有着不同的特征,进而影响各地治疗方法。这可以说是对自然性地域中医的最早系统性论述。

《黄帝内经》还以东南与西北为例,具体地讨论了不同地域的阴阳盛衰。《素问·阴阳应象大论》说:"天不足西北,故西北方阴也……地不满东南,故东南方阳也……东方阳也,阳者其精并于上,并于上,则上明而下虚……西方阴也,阴者其精并于下,并于下,则下盛而上虚。"说明地域可有阴阳之分,地域特性对当地人群的体质和寿命均有影响。故《素问·五常政大论》指出:"阴精所奉其人寿,阳精所降其人夭。"唐代王冰注解说:"阴精所奉,高之地也。阳精所降,下之地也。阴方之地,阳不妄泄,寒气外持,邪不数中而正气坚守,故寿延。阳方之地,阳气耗散,发泄无度,风湿数中,真气倾竭,故夭折。"

《素问·五常政大论》又指出地形高下与寿夭也有关系说:"高下之理,地势使然也。崇高则阴气治之,污下则阳气治之,阳胜者先天,阴胜者后天,此地理之常,生化之道也。……高者其气寿,下者其气夭。"清代高士宗《黄帝内经素问直解》说:"地下者,阳气治之,阳精所降,其人夭。故下者其气夭。"

凡此都说明,中医临证需要注重不同地域的特性,从而更好地了解病人体质。当然这并非地理决定论,而是将之视为预防养生和辨证施治的重要因素之一。

（二）治适地宜

《素问·五常政大论》论述了地域差异对疾病机理及治疗方法的影响说:"西北之气散而寒之,东南之气收而温之,所谓同病异治也。"对此,张景岳在《类经》卷二十五中解释说:"西北气寒,气固于外,则热郁于内,故宜散其外寒,清其内热。东南气热,气泄于外,则寒生于中,故宜收其外泄,温其中寒。此其为病则同,而治则有异也。"意指西北方天气寒冷,病人多为外寒而内热,故治疗时宜发散外寒,清解里热;东南方天气温热,病人多阳气外泄,寒从内生,故治疗时宜收敛阳气,温其内寒。当然这不是绝对的,也有"假者反之"的情况。

后世医家在《黄帝内经》基础上,对不同地区人群的体质、病理及用药差异有很多论述。

如唐代孙思邈《备急千金要方》指出:"凡用药,皆随地土所宜。江南岭表,其地暑湿,其人皮肤薄脆,腠理开疏,用药轻省;关中河北,大地干燥,其人皮肤坚硬,腠理闭塞,用药重复。"元代朱丹溪说:"西北之人阳气易于降,东南之人阴火易于升。"(《丹溪翁传》)朱丹溪还根据所在地域的常见情况,对一些疾病的病机提出不同的观点。例如"中风"病机,古人多认为是外风所致,而《丹溪心法》说:"案《黄帝内经》以下,皆谓外中风邪。然地有南北之殊,不可一途而论。……由今言之,西北二方,亦有真为风所中者,但极少尔。东南之人,多是湿土生痰,痰生热,热生风也。"开启了"痰湿"致中风的病机理论,对后世产生重要影响。

近代西方地理学知识传入后,更为医家分析各省区特点提供了帮助。谢观的《中国医学源流论》曾有"地方病"一篇作专门分析,书中认为:"地方病者,限于一方水土之病,而有一方治疗之法,不尽通行于各地者也,《素问·异法方宜论》中早计及之。吾国地大物博,跨有寒温热三带,面积之广,等于欧洲。是以水土气候,人民体质,各地不同,而全国医家之用药,遂亦各适其宜,而多殊异。"又举例说:"即以长江流域论,四川人以附子为常食品,医家用乌、附动辄数两,麻黄、柴胡动辄数钱,江南人见之,未免咋舌。然在川地则绝少伤阴劫津之弊者,则以长江上游,由青海、西康雪山中急流入川,寒性正盛,川人饮此寒水,故用乌、附热药适得其平,解表亦非多量麻、柴无能为力。迨长江既出巫峡,徘徊于两湖之间,平流数千里,经赣、皖至江苏以入海。水质经日光之蒸晒,寒气已退,则需用遂少。且江苏土性,滨海而多湿,平原而多热,湿热交蒸,腠理松懈,故乌、附在四川为常食品者,至江苏则罕用,麻黄、柴胡在四川以钱计者,至江苏则以分计。彼旅沪川医,讥苏医为庸懦,苏医斥川医为狂妄,是皆一隅之见,不明了地方性质者也。"

由此可见,自然地域性中医流派主要研究地域条件对中医理论和临床的影响,其内容对中医学术发展有重要的价值。如清代医家喻昌在《医门法律》中说:"凡治病,不察五方风气,衣食居处各不相同,一概施治,药不中窍,医之过也。"善于根据五方地域的不同风气,分析宜忌,指导用药,是高明的医生所必须掌握的知识。

二、人文地域性中医流派

中国地方博大,历史悠久,不同区域的发展或有先后之异,或呈分立之态。不同特点的区域文化,往往熏陶产生出不同特质的人文地域性中医流派。自明清以降,较有名的有安徽的新安医学与江苏的孟河医学,苏州的吴门医派,而近代海派中医、京派中医的发展也令人瞩目。

人文地域性中医流派一般具备"医以地兴"及"地因医扬"两种特征。各人文性地域中医流派的形成,均与该地区的社会经济文化的特定发展状态有关。

(一)医以地兴

"医以地兴"是人文地域性中医流派的首要特征。以著名的新安医学为例,它以安徽省古新安地区(歙县、休宁、绩溪、祁门、黟县、婺源)为核心的地域性综合性中医学术流派。由于新安一带自古经济文化发达,历来名医辈出,中国医学史上有许多具有重要影响的人物和事件均出自新安医家。例如南宋张杲著《医说》是我国现存最早的医史传记类著作。明代吴崑著我国第一部注释方剂的《医方考》;江瓘的《名医类案》是我国第一部总结和研究历代医案的专著;方有执著《伤寒论条辨》开创错简流派之先河;徐春甫编撰了《古今医统大全》,是医学全书的代表作。清代郑梅涧所著《重楼玉钥》是我国第一部喉科专著;程国彭首创"医门八法"等。自北宋以来的800多年间,新安地区有史志记载的名医就有800多位,留下800余部中医学著作。这种名医集群式、持续性地在同一地区出现,成为中国医学史上的一种独特现象,故名为"新安医学"。推究新安医学现象形成的原因,应当与新安地处皖南山区,又是程朱理学之邦,形成坚固的宗法观念和文化根基深厚等人文条件有关;而明清时"徽商"积极进取,富甲天下,也成为新安医家精传医业、勤于著述的有利条件。

类似的,还有如近代的"海派中医"。由于近代上海经济繁荣,风气开放,四方名医聚集,成为当时的医学文化中心,从而形成了"海派中医"开放、兼容的文化现象与特色,故以为名。

（二）地因医显

人文地域性中医流派的另一特征是以医学促进地方文化发展,形成"地因医显"的现象。最有代表性的是孟河医学,它是以江苏武进孟河镇来命名的医派。孟河交通便利,古来人文荟萃,但毕竟只是一个小镇,在文化上的影响有限。在明末清初,孟河医学开展发端,有费尚在此开展业医,略晚有法征麟、法公麟兄弟在孟河行医。清代乾隆年间,沙晓峰、沙达周在孟河以外科闻名于当时,这是孟河医学中的费氏、法氏、沙氏三支。后来又有丁氏、马氏、巢氏等世代传承。到了清朝道光、咸丰、同治年间,孟河名医云集,业务兴盛,经验成熟,名闻天下。孟河医学可以说是使孟河镇得以扬名全国的最鲜亮名片。至于新安和上海,虽然早已在文化和艺术的多个领域内形成"徽派"和"海派"文化,但新安医学与海派中医的出现,也具有举足轻重的分量,丰富和充实了其地域文化的内容。

新安医学、孟河医学和海派中医均以名家荟萃为特色。他们在医学理论上多百花齐放,并非宗奉共同的学说;医疗技术也各有所长,不是传承自同一脉络,之所以作为一个群体被合称为地域中医流派,一是因为群体聚集特征明显,二是医学成就影响突出,三是与地域文化有密切联系,从而形成"医以地兴"和"地因医显"的文化现象。研究人文地域性中医流派对探讨中医发展模式和彰显中医文化价值有重要的意义。

地域中医的人文性与自然性,两者并非截然分开的。首先,人文地域性中医流派的最主要成就仍然在于医学方面,所谓人文性仅指其作为一个整体在地域医学分类上的描述,如新安医家对中医"温补学说",吴中医家对中医"温病学说",杭绍医家对中医"经典阐述",孟河医家对中医"寒温并用",沪上医家对中医"吸纳新医"等均有不同贡献和影响。其次,自然地域性中医流派同样也有丰富的人文特色。如岭南医学即有明显的地方性学术特点,另外岭南自古是中外通商要地,海上丝绸之路的起点,是进口转输外来"南药""香药"的集散地,受外来文化影响深,岭南中医学术多具有开放、包容等人文特点

在当代,中医中药正在走向国际化,走向更广阔的地域。中医的理法方药,面向世界各色人种所在区域的地理气候、生活习俗、人群体质和文化背景等各种不同因素,应当进一步探索以形成新的地域医学,使中医药更好地为世界人民服务。

（段鸣鸣　毛国强）

第三节　少数民族医药

中医药是包括汉族和少数民族医药在内的我国各民族医药的统称,是反映中华民族对生命、健康和疾病的认识,具有悠久历史传统、独特理论和技术方法的医药学体系。少数民族医药是我国中医药的重要组成部分,包括藏族、蒙古族、维吾尔族、朝鲜族等少数民族的医药。

一、藏医药

藏医是世代生活在青藏高原的藏族人民医疗经验的总结,具有鲜明的地域特征,并受到了汉族医学、佛教医学、古印度吠陀医学等影响,是以"隆""赤巴""培根"三因学说为基础形

成的具有本民族特色的医学体系,长期地流传于青藏高原、甘肃南部和内蒙古部分地区。藏医历史悠久,其丰富的学术内容记载于藏医典籍之中,成书于公元8世纪的《四部医典》是藏医理论的代表作。

《四部医典》藏名为《据悉》,全名为《甘露精要八支秘诀串》,作者是生于藏医世家的宇妥·元丹贡布(708—833年),全书共156章,由四部分构成:第一部《总则医典》,藏名为《札据》,共6章,简要介绍藏医生理、病理、治疗、养生的一般知识,是诊断和治疗的提纲及藏医体系的总体概况;第二部《论说医典》,藏名为《协据》,共31章,主要介绍人体解剖构造、胚胎发育、疾病发生的原因、卫生保健、药物性能、诊断方法、治疗原则、医德伦理等;第三部《秘诀医典》,藏名为《门阿据》,共92章,主要介绍临床各科的诊断和治疗;第四部《后续医典》,藏名为《亲玛据》,共27章,主要介绍诊断方法(如尿诊、脉诊),各种方剂的配合及其功用、用途以及外治疗法等。

《四部医典》涉及藏医基础理论、生理解剖、诊断、临床各科、治疗原则、方剂药物和预防等内容,充分反映了藏医学是一个独特的医学体系,是藏族人民在与疾病进行斗争的长期实践中积累的丰富经验,并参考了其他民族、其他地区的医疗经验所做的总结,是藏族人民智慧的结晶。藏医治病疗效较好,尤其对某些特殊的疑难症,有其独到之处。藏医的北方学派总结了北方高原地区的医药经验,重视艾灸、放血、穿刺和药物疗法;南方学派由于地处亚热带地区,善用草药;此外,还有几个寺院医学流派。

藏医特色与青藏高原民俗文化圈的生活环境密切相关,也是漫长历史岁月的积淀。藏族群众很早就懂得"有毒就有药"的道理,在文字体系没有建立时,医药经验只能是人与人接续,口与口相传。西藏地区从公元7世纪初建立起吐蕃古国后,独立地发展了自己的文字,著成了医学著作,藏族生活地区的医药传承文化无疑是藏医著作的主要内容,同时,还吸收了唐朝医药学和周边地区的医药经验。

二、蒙医药

蒙医则具有北方大漠南北草原游牧民族的地域特点,吸收了藏医的基本理论,并结合蒙古族生活地区当地民间疗法和汉医知识,形成了一套以赫依、希拉、巴达干"三根"学说为主,包括阴阳、五大要素的独特的理论体系的一种民族医学。结合牧民的生活和劳动特点,发展出一些独具特色的诊疗方法。

例如《汉书·李广苏武传》载有用温火烧地穴,加上其他疗法以治苏武自杀,使之复苏的独特疗法。这一疗法早在《三国志·乌丸传》中就有"俗有病知以艾灸,或烧石自熨,烧地卧上……"的记述。

驰骋在广阔草原的蒙古族群众经常发生踔伤骨折,所以蒙医正骨经验十分丰富。比如蒙医的"正脑术"以震治震,对治疗脑震荡有特效。还有皮疗,将羊杀死,让风湿关节炎患者赤身伏在羊内脏上,披上热气腾腾的羊皮捂出一身汗,加上服药,有较好的疗效。

蒙医阿尔山疗法分自然矿泉疗法和人工药浴两种。14世纪忽思慧的《饮膳正要》中描述自然矿泉"洗则能止血,除眼翳",北方的穹庐百姓,在长期的实践中鉴别出当地泉水的治病作用,命名为阿尔山宝力格(甘露泉)。人工药浴从13世纪就有使用,当时的药浴主要成分是柏枝、麻黄、小白蒿、冬青、栓柳五种药物,所以也称为"五味阿尔山"。具有祛巴达干、清热解毒、活血化瘀、益肾壮腰等功能。用以治疗四肢僵直或拘挛、胃火衰败、脾血不足、肾脏寒症、赫依症、外症痰疮以及皮肤疾病等症。

三、维吾尔医药

维吾尔医学是指以维吾尔族为主的新疆地区少数民族所创造的民族医学。新疆地区古代属于西域的范围,居住着许多民族,有回纥(回鹘)、乌孙、塞种、羌、鲜卑、突厥等古民族。西汉武帝派遣张骞打通了通往西域的道路,自此,新疆成为东西方交通要道,也是东西方文化交流的汇聚点,这就形成了维医所具有的特点。繁荣的丝绸之路,各地区各民族习俗都涌现于这个关隘地带,这是造就维医的丰富的智慧源泉。

维吾尔医学体系早在公元前4世纪就已经形成,经过2 500多年的丰富和积累,汲取了汉族医学、阿拉伯医学、波斯医学、古印度医学和古希腊罗马医学的内容,把它们融为一体,成为一种独特的少数民族医学体系。维吾尔医学用火、气、水、土四大"艾尔康"(物质)阐述人体生理和病理现象,四大物质对人体产生影响,通过构成人体的四种"合力提"(体液)是否处于平衡状态来体现。四种体液学说是继承了古希腊医学的理论,即认为人体由黄胆质、血液质、黏液质、黑胆质等构成,四种体液的失衡是导致疾病的内在原因。维医把人体"艾扎"(器官)分为支配器官和被支配器官两类,而推动人体智力与活动力的因素称为"库外提",根据其存在部位和功能分为生命力、精神力和自然力三种。在丰富的理论和实践指导下,维吾尔医学发展出护理疗法、饮食疗法、药物疗法、手艺(手术)疗法以及埋沙疗法、太阳疗法、烙烫法、新鲜羊皮被盖法、接骨牵引固定法和返老还童法等几十种治疗方法。

四、朝鲜族医药

朝鲜族医学,是延边地区的朝鲜族,在与中医(汉医)两千多年的相互交流基础上,广泛吸收中医中药理论,并结合本民族医疗卫生实践和固有文化,发掘乡药治病资源形成的医疗经验的总结,其以19世纪李济马所著的《东医寿世保元》为代表,提出了从理论到临床诊治都独具特点的"四象医学"体系。朝鲜族"四象"医学把人体按不同体型、性格分为太阳人、少阳人、太阴人、少阴人四种类型人,以四象阴阳为理论基础指导临床诊疗,问诊注重从健康及病态特征、心理特征、嗜好特征及易感特征四方面入手,先辨象后辨证,把自然界和人体系统按照四行分类,提出四象脏腑论、四象病理学和四象药物方剂学。

长白山地区有丰富的药材资源,当地人民长期在生活中积累的医药采集生产民俗和生活经验,孕育了朝医的丰富临床经验和乡药悠久的历史。朝医的"活套",包含着800多种有朝鲜族特色的药方。延边朝鲜族民间单方验方很多,如用东北土当归根茎治风寒湿痹、腰膝酸痛、头痛、跌打损伤;用通经草治月经不调;紫花前胡的根,用于乌发,治疗腰痛;方解石的粉末,治一切外伤出血等。朝鲜族习俗,民间常做"药饭",医食兼之,有病治病,无病强身。如白花桔梗的根,炖鸡补虚,治妇女崩漏;万年蒿的全草,熬膏,治妇女冷病,保肝;独活的根,制米酒,治风湿病;棒子的雄花,制米酒,治肝腹水等。

可以说,中国传统医药具有地域和民族特征,是在各民族物质生活与社会生活的发展中逐渐形成的。各民族医药历史悠久、内涵广泛,除了藏族、蒙古族、维吾尔族、朝鲜族之外,还包括壮族、傣族、瑶族、苗族等少数民族医药,它们共同构成了多元一体的中国传统医药学格局。

● (段鸣鸣　毛国强)

第四节　中医药老字号

"老字号"是中华老字号的简称,是中国商业特有的称谓。根据2006年4月中华人民共和国商务部《"中华老字号"认定规范(试行)》和"振兴老字号工程"方案,"老字号"界定为:"历史悠久,拥有世代传承的产品、技艺或服务,具有鲜明的中华民族传统文化背景和深厚的文化底蕴,取得社会广泛认同,形成良好信誉的品牌。"老字号品牌是一种无形的资产,其历史越悠久,文化底蕴越深,形象越鲜明,价值就越高。我国中医药界也有一批这样的老字号,历史悠久,诚信经营,打造了独特的中医药品牌,同时随着时代的发展也出现了一些危机与问题,亟待对其进行保护和发展。

一、历史与现状

(一)历史渊源

品牌并不是现代社会才有的经济现象,而是商品交易活动的产物。品牌(brand)一词源于古斯堪的纳维亚语 brandr(燃烧),意思是"烙印",指生产者燃烧印章烙印到产品上,用以区分自己的财产。我国商标和品牌的萌芽很早。如出土的西周墓葬文物中,已有铭文标识"乙侯作宝钟""良季作宝鼎"等产品标志和印记,其时的品牌大多以能工巧匠的名字命名。春秋战国时期,有固定营业场所的商人用招牌和幌子来明确身份,宣传产品,使"招牌""幌子""徽记"等逐渐成为古代社会用来表达品牌的特定方式。北宋已经有了"字号"和"招牌"的记载,而且品牌理念与品牌设计已经基本成熟。明清时期开始出现具有一定知名度和影响力的著名品牌。如"六必居"请当朝宰相严嵩为其品牌题名,以防假冒,这是最早的品牌保护行为。1904 年,清政府出台了《商标注册试办章程》,我国的品牌管理开始系统化、规范化、法制化。

我国老字号品牌不仅表现出不同老字号的品牌特色,而且已经具有一定的知名品牌地位和价值,形成了独特的经营之道和商业文化。医药活动是一个修身修德的过程,我国中医药老字号发展历史悠久,更是积累了许多经营信条。如明成祖永乐三年(1405 年)创建的北京鹤年堂以"善药食(药膳)、长乐饮(保健药汤)""调元气""养太和"而闻名于世。明世宗嘉靖二十年(1541 年)创建的山西广誉远以"不义而为,分文不取;合情之道,九百何辞"为经营之道。明神宗万历二十八年(1600 年)创建的广州陈李济,寓意"陈李同心,和衷济世",历代秉承"同心济世"祖训。明思宗崇祯十年(1637 年)创建的汉口叶开泰以"修合无人见,存心有天知"为经营准则。清世祖顺治七年(1650 年)创建的长沙九芝堂秉承"九州共济、芝兰同芳""九分情,一分利""药者当付全力,医者当问良心"的理念经营。清圣祖康熙八年(1669 年)创建的北京同仁堂恪守"炮制虽繁,必不敢省人工;品味虽贵,必不敢减物力"的古训,造就了"配方独特、选料上乘、工艺精湛、疗效显著"的产品而享誉海内外。清宣宗道光七年(1827 年)创建的哈尔滨世一堂"地道药材货真价实,公平交易童叟无欺",在药界素有"里有同仁,外有世一"之美称。清穆宗同治十三年(1874 年)创立的杭州胡庆余堂认为凡是"贸易均着不得欺字,药业关系性命,尤为万不可欺",奉守"采办务真,修制务精"的祖训,崇尚戒欺经营,在竞争上提倡"真不二价",有"戒欺"匾流传至今。清德宗光绪十六年(1890 年)开设的广州潘高寿店号"长春洞",取法道家救世精神,以"积功累德,济人济事"和"健康、快乐、高寿"为出发点。天津达仁堂以"达则兼善世多寿,仁者爱人春可回"的信条,"只求药物真实,不惜重资;炮制之术,必求其精",生产的丸散膏丹"望之不甚宝贵,服之实效如神"。北京乐仁堂以"真材实料,加工精良,配方独特,童叟无欺"的经营之道保持信誉。天津宏仁堂以"方名、料优、艺精、药灵"为核心理念,享有"乐家老铺之灵秀"的美称。广州敬修堂以"敬业修明、广施妙药"为宗旨。昆明福林堂"遵法炮制生熟饮片,精工修合丸散膏丹",被称为昆明"药材业中之翘楚"。这些信条养成企业经营行为习惯,所以传统医药含有的价值主张,既可作为老字号的品牌资源,又可以视为老字号企业的核心理念与企业文化及价值观。

(二)发展现状

有关资料显示,新中国成立初期,我国老字号企业约有 16 000 多家,涉及零售、餐饮、医药、食品、烟酒、书画、丝绸、工艺美术、文物古玩等行业。但由于新中国成立后公有制改造、"文革""破四旧"和改革开放以来的市场化浪潮三次冲击，至今我国老字号不足原来的1/10。1990年由原国内贸易部评定的中华老字号仅剩下1 600余家，占建国初期的10%。2006年和2010年，商务部先后公布第一批和第二批中华老字号，合计为1 128家。其中，涉及中医药的老字号品牌有北京同仁堂、天津达仁堂、山西广誉远、湖北叶开泰、广州陈李济、杭州胡庆余堂、甘肃佛慈和宁夏协力厚等120多家。

商务部公布的这两批中华老字号，呈现出以下特点，一是地区分布不均衡，例如上海市拥有180家老字号，而如青海、海南等省市、自治区只有一两家老字号存在。中华老字号大多数都聚集在沿海及内陆经济发达地区，这是因为经济发达地区可以给予老字号更多的政策补贴，这些补贴成为了很多老字号维系生产的最低保障。二是经营状况相差过大，1 128家中华老字号中只有少部分蓬勃发展，其余大部分的老字号品牌在经营上只能苦苦支撑。这些都反映了中华老字号发展的不平衡和面临的困境。

制约中华老字号发展的因素有很多。比如，计划经济时代留下的过重负担，使得企业难以轻装上阵；"小富即安"这一传统盈利观念使得老字号企业缺乏竞争压力和意识，从而无法应对激烈的市场环境；服务水平普遍不高，存在着卖方市场的思维方式和服务模式，对顾客缺乏热情，经营环境长期得不到改善等。

除了体制和管理的原因，一些学者还从经营管理上寻找原因。拿中医药老字号来说，随着现代科技发展和生活方式的改变，医药经营越来越趋向商业化，这更有利于商业文化背景下的国外品牌竞争，尤其是国外品牌与现代科技发展成功对接，不断实现产品和服务创新，形成一定竞争优势。而我国中医药老字号因为着眼于日常用品与服务，大多具有原生态特点或与健康关联，虽然具有内在的竞争优势与发展空间，但尚未形成成熟的资本运营与商业经营模式，尤其是我国老字号面临的危机更为突出。除了僵化的产权制度和管理体制制约了老字号的与时俱进与技术创新外，老字号还面对来自现代生活方式、现代品牌、新兴技术和管理创新等方面的挑战，有些老字号工艺技术落后，经营理念陈旧，定位模糊，过分依赖品牌的口碑，缺乏产业化、国际化、规模化、品牌化、信息化战略，不能及时作出合理的品牌经营策略调整。而日新月异的现代科技发展，使得产品更新换代速率提高、市场生命周期缩短，消费者可选择的产品和服务越来越多。老字号品牌资产渐渐流失，失去活力甚至停止发展、濒临"死亡"，包括一些知名老字号在内的绝大部分老字号企业惨淡经营、举步维艰。

二、保护与发展

（一）政策扶植

中华老字号承载着独特技艺、精深服务理念和商业文化精髓，是我国弥足珍贵的自主品牌。在满足消费需求、丰富人民生活、展现民族文化等方面发挥着日益重要的作用。做好中华老字号保护与促进工作，有利于推进商业诚信体系建设，有利于扩大国内消费，有利于引领商贸行业提升经营管理水平，有利于保护和弘扬优秀民族品牌。

国家对中华老字号的保护与发展非常重视，不断出台文件和政策，保护中华老字号，支持中华老字号发展。2006年，商务部认定公布了第一批中华老字号。2010年，保护和促进中华老字号振兴发展（专家）委员会按照《中华老字号认定规范（试行）》要求，确定了第二批中华老字号名录。同时要求各地商务主管部门要以中华老字号为重点对象，结合地方老字号发展实际，通过支持引导和规范化管理，进一步做好相关保护与促进工作。2011年3月，商务部下发《关于进一步做好中华老字号保护与促进工作的通知》，将中华老字号的保护与发展提升到新的高度。2017年2月,商务部联合国家中医药管理局等16部门,发布《关于促进老字号改革创新发展的指导意见》,从总体要求、重点任务、保障措施等方面,为促进老字号发展提出了一系列战略部署。2022年12月,中共中央、国务院印发《扩大内需战略规划纲要(2022—2035年)》指出,深入实施商标品牌战略,打造中国品牌,培育和发展中华老字号和特色传统文化品牌。

（二）发展对策

在国家出台的文件和政策中,加强中华老字号品牌建设、建立现代企业制度、加强中华老字号的传承创新等是普遍采取的一些保护和发展措施。这些对于中医药老字号也是适用的。

第一,中国是一个商标大国,但却是一个品牌弱国。有关资料显示,现代国际名牌的成长历程平均不足100年,而我国老字号的历史,平均在160年以上,有些长达300~400年甚至500~600年。我国的老字号虽然历史悠久,却没有一个能够作为中华文化的象征,展示中华文明。全球最有价值的100个品牌中,中国品牌屈指可数。据世界卫生组织的不完全统计,目前世界上有相当一部分的人在使用当地的传统药或是国外的传统药,全世界草药市场还在每年递增。这说明天然药物产业前景广阔、潜力巨大。我国拥有丰富的中药材资源,具有发展壮大中药产业的天然优势,中医药老字号品牌必须担负起中医药产业发展与竞争力提升的历史使命。

第二,积极支持中医药老字号企业进行资产重组,鼓励与规范各类资本参与老字号企业改组改制,特别是对困难较大的老字号企业实施战略重组,组建和发展老字号企业集团,提高老字号企业市场竞争力。在经营主体、主营业务保持延续的条件下,支持符合条件的老字号企业上市,发挥老字号企业品牌和技术优势,盘活老字号资产。创建于清康熙八年的同仁堂是享誉中华的中医药老字号。虽历经三百多年,同仁堂依然是百姓有口皆碑的"良心药"。这与同仁堂恪守数百年的"炮制虽繁,必不敢省人工;品味虽贵,必不敢减物力"古训有关,更与同仁堂建立的现代企业制度和集团化经营有关。同仁堂现代企业制度框架下的资本运营为其提供了资金保证,注重营销与稳健发展为其走向世界奠定了基础,历久弥新的品牌文化为其提供了核心竞争力。

第三,中医药老字号想要进一步谋求发展,就要在保留核心技艺与品质的基础上加大创新力度,以消费者需求为导向,借助现代科技手段,在产品、服务、营销等多方面进行全面提升,这样才能进一步融入消费者,实现创新发展和消费共振的内动趋势,推动老字号发展。陈李济1998年成为中国首批"中华老字号企业"、国家级非物质文化遗产保护单位。陈李济在严守关键工艺上师徒相传的传统的基础上,加大改革创新力度,形成了文商旅融合发展新机制,结合自身产业特色和发展路径,在文化跨界融合发展出了新业态。在这个日新月异的互联网时代,转型成功的中医药老字号,守正创新是它们的共同发展模式,无论是体制的转型、观念的转变,还是管理模式和技术的创新,都是这些老字号企业在新时代再创辉煌所做出的改变。2022年11月,商务部发布《中华老字号守正创新十大案例》,广誉远等一批中医药老字号上榜。

中医药老字号品牌是中华商业文化与中医文化的重要载体,体现传统企业管理与品牌经营的核心价值观,凝结着中华民族精神、历史文化和地理属性,蕴含了丰富的传统文化及人文精神,它既是中医文化精华的浓缩,也是中医药传统文化的活态再现。中医药老字号"修合无人见,存心有天知""炮制虽繁,必不敢省人工;品味虽贵,必不敢减物力""不义而为,分文不取;合情之道,九百何辞""达则兼善世多寿,仁者爱人春可回"等诚信守义、质量至上、济世利生的生产经营理念是最具中华民族传统文化内涵和核心价值观的直白表述。

笔记栏

因此对中医药老字号加以保护具有重要的价值和意义,老字号可以使其价值主张重新承载在产品上,赋予产品更深厚的文化内涵,有效地传递给消费者,传达给现代消费者以丰富的传统文化体验,进而影响和改变消费者的价值观,推动传统价值观回归,帮助现代人类在文化冲突中找到价值、身份的认同感和归属感,增强中华民族凝聚力、提升国家软实力与竞争力。

(段鸣鸣 毛国强)

第五节 中医药非物质文化遗产保护

根据我国相关法律法规,文化遗产包括物质和非物质两大类。非物质文化遗产一般是指各种以非物质形态存在的与群众生活密切相关、世代相承的传统文化表现形式,包括口头传统、传统表演艺术、民俗活动和礼仪与节庆、有关自然界和宇宙的民间传统知识和实践、传统手工艺技能以及与上述传统文化表现形式相关的文化空间。其主要特征是由人类以口头或动作方式相传,具有民族历史积淀的广泛性和突出代表性。

一、保护现状

2003 年 10 月 17 日,联合国教科文组织第 32 届大会通过《保护非物质文化遗产公约》(以下简称《公约》),将"非物质文化遗产"(intangible cultural heritage)定义为"被各群体、团体、有时为个人视为其文化遗产的各种实践、表演、表现形式、知识和技能及其有关的工具、实物、工艺品和文化场所。各个群体和团体随着其所处环境、与自然界的相互关系和历史条件的变化不断使这种代代相传的非物质文化遗产得到创新,同时使他们自己具有一种认同感和历史感,从而促进了文化多样性和人类的创造力",明确指出非物质文化遗产保护的宗旨是实现尊重、承担价值和提供国际援助。

联合国教科文组织对非物质文化遗产的界定有很多要求,但最根本的两条是有一定价值并且濒临消亡。非物质文化遗产既是历史发展的见证,又是珍贵的、具有重要价值的文化资源,是联结民族情感的纽带和维系国家统一的基础。我国非物质文化遗产保护的方针是"保护为主、抢救第一、合理利用、传承发展"。2004 年 8 月 28 日,全国人大常委会通过《关于批准〈保护非物质文化遗产公约〉的决定》,我国正式加入联合国教科文组织《公约》,并确定民间文学、民间音乐、民间舞蹈、传统戏曲、曲艺、杂技与竞技、民间美术、传统手工技艺、传统医药与民俗为我国非物质文化遗产十大类保护项目。

我国不仅将传统医药列为我国非物质文化遗产十大类保护项目之一,还将传统医药项目分为中医生命与疾病认知方法、中医诊法、中医针灸、中医疗法、中药知识与技艺、中医方剂知识与技艺、中医养生方法、医药卫生民俗八类项目。2004 年加入联合国教科文组织《公约》后,中医文化逐渐得到社会各界重视,《国务院关于扶持和促进中医药事业发展的若干意见》(国发〔2009〕22 号)要求,各级政府要做好中医药非物质文化遗产保护传承工作,加大对列入国家级非物质文化遗产名录项目的保护力度,为国家级非物质文化遗产中医药项目代表性传承人创造良好的传习条件。

2010 年,我国的"中医针灸"成功列入联合国教科文组织"人类非物质文化遗产代表作名录",成为我国最早列入联合国教科文组织非遗名录的中医药项目。2020 年 12 月 17 日,我国申报的"太极拳"经委员会评审通过,列入联合国教科文组织"人类非物质文化遗产代表作名录"。至此,我国共有 42 个非物质文化遗产项目列入联合国教科文组织非物质文化遗产名录,居世界第一,其中涉及中医药的有"中医针灸""藏医药浴法"和"太极拳"等3个项目。2021年,国务院公布第五批国家级非物质文化遗产代表性项目名录,其中传统医药类45项,加上此前4批137项,共有182项传统医药类项目入选国家级非物质文化遗产代表性项目名录,相应代表性传承人达132人。各省(自治区、直辖市)、地(州、市)、县(区)中医药非物质文化项目也各有特色,精彩纷呈。

二、保护意义

"只有民族的才是世界的"。非物质文化遗产是人类文化多样性的生动展示,也是人类创造力和智慧的结晶。中医药非物质文化遗产,是中华民族的骄傲,也是全人类的共同财富。我国《非物质文化遗产法》指出,国家级非物质文化遗产代表性项目体现着中华优秀传统文化,具有重大历史、文学、艺术、科学价值。

第一,党的十八大指出:"文化是民族的血脉,是人民的精神家园。"非物质文化遗产保护的目的,是增强中华民族的文化认同,维护国家统一和民族团结,促进社会和谐和可持续发展。中医文化是中华民族传统文化的组成部分,蕴含着中华民族特有的思维方式、价值观念和文化意识,在长期的历史发展中形成了自身独特的对健康长寿与治病救人的认知与实践,弘扬中医文化,可以大大增强中华民族凝聚力。2022年10月,党的二十大召开。党的二十大报告明确指出,要"促进中医药传承创新发展,推进健康中国建设",将中医药工作与中华民族发展紧密相连,使对中医文化的认识跃上了新高度。

第二,习近平总书记指出:"中医药学凝聚着深邃的哲学智慧和中华民族几千年的健康养生理念及其实践经验,是中国古代科学的瑰宝,也是打开中华文明宝库的钥匙。深入研究和科学总结中医文化对丰富世界医学事业、推进生命科学研究具有积极意义。"中医药作为人类珍贵的非物质文化遗产,理应得到国际社会共同的理解和尊重。按照联合国教科文组织《公约》和我国《非物质文化遗产法》的要求,加强国际合作,开展中医药非物质文化遗产研究,在国际上提升对中医药的理解和尊重,推动传播、传承和发展,是中医药行业的重要使命和任务。

第三,医学的终极价值和目标是人类的身心健康与长寿。世界卫生组织将健康重新界定为生理健康、心理健康、社会和环境适应能力的综合。国际医学模式由"分子—生物"医学模式,逐渐向"社会—心理—生物"医学模式转变。这都说明,中医药天人合一、顺应自然等核心思想,在解决现今全球医疗卫生健康问题,以及在防治重大疾病、促进养生保健、减轻医疗负担等方面,具有潜在的巨大社会价值。

第四,中医药有一定的准入条件,即必须有一定的道德修养水准。比如"非其人不传""恬淡虚无""志闲少欲""心安不惧""嗜欲不能劳其目,淫邪不能惑其心""淳德全道"等。中医要求医生应当"专以救人为心","深戒徇私谋利",不应当营求分外或将行医作为发财致富的手段,而是将行医作为济世利人的工作。所以,中医学术不仅是未来医学革命和人类健康提升的重要途径,可以引领整个世界医学模式和健康模式的发展方向,而且可以为现代社会道德与人伦的构架提供文化依据与操作方法。

三、保护路径

近年来,中医药非物质文化遗产保护宣传教育工作也得到了积极开展。国家中医药管理局分别于2007年与2009年,在北京、成都举办三次中医非物质文化遗产大型展览,广泛地宣传和展示了中医的非物质文化遗产。中医非物质文化遗产保护工作在全国已推广开来。2009年4月,《国务院关于扶持和促进中医药事业发展的若干意见》颁布,对中医非物

笔记栏

质文化遗产保护工作提出了进一步的规划,要求"做好中医药非物质文化遗产保护传承工作,加大对列入国家级非物质文化遗产名录项目的保护力度,为国家级非物质文化遗产中医药项目代表性传承人,创造良好传习条件。"

第一,分类是保护的基础性工作。传统中医药包含的内容可分为两个部分:实物资源、非物质资源。以分类为基础,将中医非物质文化遗产的创造者、传承人、传承的知识及文化价值有机地联系起来,形成一个脉络体系,有利于将保护落实到具体的知识。通过照片、影像等形式,对非物质文化遗产进行真实、系统和全面的记录,形成数据库,实现源头保护。建立传统医药的非物质文化遗产保护名录,实现分级保护。对于留存民间、濒于失传的有价值项目,进行普查建档,建立名录,还要根据其容易受侵害的程度,建立分级保护名录体系,构建分级保护名录制度。

第二,保护传承人和传承物是保护中医药的根本。中医药非物质文化遗产的载体是传承人和传承物。传统医药在其漫长的历史传承中,依靠传承人和传承物的不断更替,以滚雪球的方式吸纳了不同时代、不同阶层、不同地域、不同文化素养的创作主体和传承主体的生命和健康治疗观念,而最终得以形成。对于传承人保护和传承物的保护,要确保传承的核心内容不变,还要在保存的基础上加以保护。保护有两个方面的含义,一是原生态保存,二是古籍整理,古籍整理可以使中医的学术和文化根脉得以传承延续。

第三,加强传播营造保护的良好氛围。对中医非物质文化遗产进行系统性传承、有效的传播,关系到传统技艺的延续和发展,更关系到维护公众的健康,责任重大、刻不容缓。要制定中医非物质文化遗产差异化传播策略。研究针对中医非物质文化遗产种类,建立差异化、科学化传播策略,通过营造良好的中医非物质文化遗产保护社会氛围,逐步扩大传统医药(中医药)在各级非遗名录中的比例。利用网络直播、短视频、虚拟现实技术(VR)等新兴媒体为中医非物质文化遗产的传播带来无限可能。要推进中医药非遗"大众传播"。实施中医文化传播行动,开展中医药非物质文化遗产保护宣传教育,推出一批精品中医文化学堂、非遗讲堂、名人课堂,利用数字多媒体、移动互联网等多种终端开设"中医文化"课程,策划举办多种形式的中医文化活动,不断改进中医文化传播机制。

第四,重视中医非物质文化遗产国际化传播。不同国家和地区由于受历史文化、地理区位等因素的影响,对中国文化的认知也存在差异。我国的非物质文化遗产代表性项目具有独特的文化内涵和表现形式,对外传播面临着不小的难度。突出中医非物质文化遗产的文化属性,挖掘非遗在思想领域、艺术领域、生活领域中的人类共同文化价值是对外传播的应有之义。

第五,设立机构使保护具有工作抓手。2020年7月25日,在文化和旅游部、国家中医药管理局的大力支持下,在中国非物质文化遗产保护协会的领导下,中国非物质文化遗产保护协会中医药委员会在北京成立。中国非物质文化遗产保护协会中医药委员会是由全国中医药非遗科学技术工作者和管理工作者及中医药非遗保护、传承、研究、生产、经营等单位自愿结成的全国性、学术性、非营利性社会组织,是党和政府联系中医药非遗工作者的纽带,是发展我国中医药非遗事业的重要社会力量。

保护中医药非物质文化遗产的目的是发展中医药非物质文化遗产。在活态传承中进行保护和发展,是保护中医药非物质文化遗产的核心。担负起中医药非物质文化遗产传承发展的当代使命,就要让中医药非物质文化遗产走进更多人的生活,发挥好维护健康之效,进一步满足当代人民群众的实际需求,这样才能使中医药非物质文化遗产保持持久和旺盛的生命力。

思政元素

党的二十大报告与中医文化保护

中医文化是中华民族传统文化的重要组成部分,蕴含着中华民族特有的思维方式、价值观念和文化意识,在长期的历史发展中,形成了自身独特的对健康长寿与治病救人的认知与实践,弘扬中医文化,可以大大增强中华民族凝聚力和创造力。党的二十大报告明确指出,要"促进中医药传承创新发展""推进健康中国建设",将中医药工作与中华民族发展紧密相连,使对中医文化的认识跃上了新高度。在新的历史阶段,需要积极推进中医药优秀传统文化教育,增强中医文化自信。同时,高度重视中医文化保护,尤其是中医药老字号和中医药非物质文化遗产保护,促进中医文化薪火相传。

（段鸣鸣　毛国强）

复习思考题

1. 中医流派争鸣对中医学术发展有何意义?
2. 谈谈你对地域中医流派的认识。
3. 谈谈藏医药的主要特点。
4. 我们应当如何发展中医药老字号?
5. 你怎样理解"非物质文化遗产",我们应当如何保护中医药非物质文化遗产?

◇◇◇ 第九章 ◇◇◇

中医文化传播

▶ 学习目标

1. 了解中医文化传播事业的简史与现状。
2. 熟悉中医文化国际传播的主要目标与实现路径。
3. 掌握中医文化传播中的组织传播、人际传播与大众传播,并明确三者的主要特点和三者之间的主要区别。

中文"传播"词汇译自英语 communication,有着通讯、联络、传递、传送、交往、交际、交流、宣传、共享等多种含义。中医文化是中华优秀传统文化的典范,是中医药学的根基与灵魂,不仅决定了中医药学的本质与特色,而且决定了中医药学的历史形成和未来走向,是打开中华文明宝库的钥匙。因此,中医文化的传播具有强烈的现实意义,是时代发展的迫切要求。当前,随着国家对传承和弘扬中华优秀传统文化的倡导,中医文化的传播得到了大力支持。在 2022 年 3 月国务院办公厅发布的《"十四五"中医药发展规划》中,明确将"推动中医文化繁荣发展"列入重点任务之一,包括加强中医文化研究和传播,实施中医文化传播行动。为贯彻落实《中共中央 国务院关于促进中医药传承创新发展的意见》《中共中央办公厅 国务院办公厅关于实施中华优秀传统文化传承发展工程的意见》,大力弘扬中医药文化,推进中医药成为群众促进健康的文化自觉,2022 年 11 月,国家中医药管理局、中央宣传部、教育部、商务部、文化和旅游部、国家卫生健康委员会、国家广播电视总局、国家文物局制定了《"十四五"中医药文化弘扬工程实施方案》,规划了中医药文化传播十二项重点任务。2023年 2 月国务院办公厅发布的《中医药振兴发展重大工程实施方案》中,提出"深入挖掘和传承中医药精华精髓,推动中医文化融入群众生产生活、贯穿国民教育始终,实现中医文化创造性转化、创新性发展。"在政府主导和政策保障之下,中医文化的传播正在多元化、多方位、多层面地向前推进。

第一节 中医文化传播的简史与现状

一、中医文化传播的简史

（一）中医文化的古代传播

1. 先秦时期 先秦时期涵盖了漫长的原始社会时期及夏、商、西周、春秋和战国等历史阶段。夏代的酒和商代汤液的发明,为提高用药效果提供了帮助,西周开始有了食医、疾医、疡医和兽医等分工,在此时期中医逐步发展壮大,中医文化传播随之展开。

（1）甲骨文与中医文化传播：商代甲骨文已是相当成熟的文字形式，据学者统计，甲骨文卜辞中记载疾病的有 323 片，415 辞，包含身体生理结构和器官、卫生保健、生育现象、疾病等医药卫生词汇及针刺、灸疗和按摩等医疗卫生行为等。

（2）巫文化与中医文化传播：中国医学最早蕴含在巫文化之中，医学文化的传承与传播亦是与巫文化相伴而行。巫医使用针砭等医疗器具以及药物治病，其目的虽然是为巫术服务，但客观上促进了医学的产生和发展。巫师的医疗实践、口头的说教或者文字的记载，都在客观上传播了中医文化。

（3）文学典籍中的中医文化传播：迄今未发现先秦时期的专门医药典籍，但当时的典籍中却有大量医药内容的记载。《诗经》中涉及本草类药物 60 多种，虫类药物 90 余种，矿石类药物 10 多种，此外还涉及病证名称几十种。《山海经》中涉及药名 353 种，不仅描述了药物形态、产地，还说明其用法与功效。另外，《离骚》《左传》《论语》《孟子》《庄子》等书籍也反映了中医文化。

（4）传统节日中的中医文化传播：先秦时期卫生保健习俗中对污水、粪便、垃圾等的处理，清洁居室内外卫生以及定期沐浴制度，均反映了人们的预防疾病意识。饮食中对食疗的重视，是中医学食疗理论形成的时期。上巳节、年节、重阳节等节俗中也蕴含了丰富的中医文化内容，是中医文化传播的重要形式。

2. 秦汉至明清时期　秦汉至明清时期是中国传统文化定型和稳步发展时期，也是中医药形成和发展的主要时期，更是中医文化传播普及的重要时期。

《史记》中载有我国最早的医家传记《扁鹊仓公列传》，开创历史之先河。《汉书·艺文志》将医籍分为医经、经方、房中和神仙等四类。《黄帝内经》《难经》《神农本草经》《伤寒杂病论》四大经典著作的广泛传播，促进了中医药学迅速发展。

魏晋南北朝时期，有关医药学的著作非常丰富，很多医家对医药典籍进行整理和注释阐发，这些都促进了中医的发展和传播。晋代开始出现由国家主管的医学教育，南北朝的刘宋时期政府曾设立医科学校，在此时期奠定的官办医学教育制度，为隋唐时期医学教育的高度发展奠定了基础。

唐代的《新修本草》是世界上第一部由中央政府颁布的药典；隋代巢元方的《诸病源候论》对疾病的分类方法，历史首创，影响深远；《备急千金要方》《千金翼方》《外台秘要》等大型医药著作相继问世。此时期为医学的发展和进步创造了良好的机遇与条件，使得医学出现了空前昌盛的局面。

宋、金、元时期宋太祖命修《开宝本草》，宋太宗命修《太平圣惠方》一百卷，宋仁宗时期成立校正医书局，在最高统治者重视医学的影响下，中医文化得到有力传播。刘完素在《素问玄机原病式》中提出"火热论"，张从正《儒门事亲》中认为"邪去而正安"，李东垣阐释《脾胃论》，朱丹溪在《格致余论》中提出"阳有余而阴不足"论等，对中医文化传播起到了积极的促进作用。

明清时期编撰的《永乐大典》和《四库全书》等大型书典中均有中医方面的内容。其中，《四库全书》收录医书 191 种。另外，明清时期，歌诀题材的医籍增多，如李时珍《濒湖脉学》、汪昂《汤头歌诀》、陈言的《杨敬诚针灸全书》等，扩大了中医学知识及中医文化的传播范围。

在此时期，中医文化的海外传播也有所发展。卜弥格（1612—1659），字致远，波兰人，天主教耶稣会传教士，他对中医药学颇有研究，著作有《中国医药概说》《中国诊脉秘法》等，他向欧洲介绍了《黄帝内经》、脉诊和草药等，他对中国医学的医理、脉理以及本草学的知识介绍，体现了当时中医药知识的发展水平。

笔记栏

18世纪30年代,法国出版了一部关于中国的书籍,中文译名为《中华帝国全志》,编著者为杜赫德,此书是根据17世纪来华传教士的报道编写而成,被称为18世纪欧洲汉学"三大名著"之一,是18世纪欧洲人了解中国的重要文献,同时也是欧洲人了解中医的重要书籍。该书第三卷即为中医专辑,共译出《脉经》《脉诀》《本草纲目》《神农本草经》等著作和许多中医处方,介绍了中医学的很多内容,为欧洲人学习中医知识提供了媒介,对欧洲近代医学、动物学、植物学和进化论产生了一定的影响。

（二）中医文化的近现代传播

近代中国,由于社会的发展和西方医学的传入,中医学受到前所未有的冲击与影响。在资产阶级改良主义思想的影响下,医药行政主管部门采取了"扬西抑中"的政策,国民政府也曾多次颁布政令要废除中医。即便如此,中医文化也并未在中华大地消亡,反而繁荣发展到今天,这足以证明中医药的影响之深远,根基之牢固。

1949年,新中国成立后,由于党和政府的高度重视,中医药学以前所未有的速度向前发展。1955年起,根据毛泽东的指示,在中央人民政府卫生部的指导下,有组织、有计划地开展了全国性西医学习中医的运动,并确立了"创造中国的新医学"的目标。1958年10月,毛泽东在对国家卫生部党组《关于西医学中医离职学习班的总结报告》的批示中指出:"中国医药学是一个伟大的宝库,应当努力发掘,加以提高。""西学中"运动提高了中医的社会地位和学术地位,有效地促进了中医学术的传承和发展。由此,中医药行业逐步纳入政府管理机制,得到了长期的支持和保障。

二、中医文化传播的现状

（一）新形势下的中医文化传播

1. 国家大力支持中医药事业　党的十八大以来,党中央、国务院坚持把人民健康放在优先发展的战略位置,我国走出了一条中国特色卫生健康事业改革发展之路。中医药事业发展迎来了新的历史发展机遇。2016年国务院印发中医药中长期规划《中医药发展战略规划纲要（2016—2030年）》。2017年国家颁布了中医药领域的第一部综合性、全局性、基础性法律《中华人民共和国中医药法》。2019年党中央、国务院印发了《关于促进中医药传承创新发展的意见》。2021年国务院办公厅印发了《关于加快中医药特色发展的若干政策措施》。2022年国家中医药管理局、中央宣传部、教育部、卫生健康委员会、广播电视总局、商务部八部委共同制定发布了《"十四五"中医文化弘扬工程实施方案》,推动中医文化传播,使中医药成为群众促进健康的文化自觉。2022年国家出台了《"十四五"中医药发展规划》。这十年,是中医药事业发展振兴的十年,是落实党中央"以民为本"为人民健康保驾护航的十年,是中医药人守正创新、砥砺前行的十年。在中医药发展上升为国家战略的推动下,中医药传承创新发展成为新时代中国特色社会主义事业的重要内容,中医药振兴发展迎来了天时、地利、人和的大好时机,为中医文化的传播创造了良好的环境。

2. 中医文化国际传播成效显著　近年来随着中医药发展上升为国家战略,依托"一带一路"建设,中医药已成为中国与世界各国开展人文交流、促进东西方文明互鉴的重要内容。新型冠状病毒感染疫情的发生使全球公共卫生治理面临严峻挑战,中医药在抗击疫情中展现出的独特优势和显著成效备受国际社会和世界人民的关注,中医文化国际传播迎来新的机遇和挑战。目前中医药已传播到196个国家和地区,建立了41个中医药海外中心,建成56个中医药国际合作基地。113个世界卫生组织成员国认可针灸等中医药诊疗方式,29个成员国为中医药的规范使用制定了有关法律法规,20个成员国将针灸等中医药诊疗纳入本国医疗保障体系;后疫情时代,人们更加重视健康,中医药可为全球卫生治理和人类卫生健康共同体建设贡献中国智慧,这为中医文化国际传播创造了良好契机。

3. 中医药创新发展需加强人才支撑　中医药作为中华民族的瑰宝,不仅能够满足人民群众对美好生活的向往,而且能够防范化解突发公共卫生事件和风险,在维护人民群众生命健康和实现中华民族伟大复兴的进程中发挥着不可替代的重要作用。为加快推进中医药人才工作,建设高质量中医药人才队伍,国家中医药管理局印发《"十四五"中医药人才发展规划》提出,到 2025 年,符合中医药特点的中医药人才发展体制机制将更加完善,培养、评价体系更加合理,人才规模快速增长,结构布局更趋合理,成长环境明显优化,培养和造就一支高素质中医药人才队伍,为促进中医药传承创新发展提供坚强的人才支撑。对人才的规划中,自然也包括对中医传播人才的需求。

4. 中医药在公共卫生服务体系作用显著　中医药在社会公共医疗服务中具有不可忽视的地位和作用。中医药在 2020 年之后的我国新冠疫情防治过程中取得了令人瞩目的成效,中医在广大人民群众中的地位更加稳固。多年来,各大中医药高校以及中医药科教机构为我国医疗卫生系统输送了大量医学人才,越来越多的人投身到中医药事业中,这也使得中医文化传播的"基本盘"更加扎实。

（二）中医文化传播面临的新挑战

1. 公众对中医文化的认知仍存在误区　目前公众对中医的认识还不够充分,对中医的片面认识很有可能导致大家陷入误区,致使"中医并非现代医学而是封建残留"的错误思想残存至今。同时,中医也是中国传统文化中谣言的最大受害者,不少百姓都曾因缺乏对其正确认知而被不法分子乘虚而入,这些不法分子往往打着中医旗号,名为治病,实为敛财,这使公众对中医文化在理解和互动等方面造成障碍,阻碍了中医文化的有效传播。因此,如何加强中医文化的普及是一个亟待解决的问题。

2. 对中医文化的内涵领会仍不深入　中医文化是中国传统文化的典型和范例,是中华民族独特的宇宙观、自然观、生命观,生活观的基因构成部分。目前对于中医文化的核心价值观提法较多,主要包含天人合一、医乃仁术、大医精诚、以人为本、治未病等观点。在唯科学主义盛行的今天,国人知识结构细化,传统文化衰落,对中医学中蕴含的人文情怀、认知方式、济世精神、直觉思维及中医学对社会、文化、科学、经济发展的价值认识尚浅。

3. 中医药跨文化传播仍存在障碍　西方思维重理性和逻辑,其语言表达也是直接、精确;中国传统文化的特征是宏观、思辨、抽象和模糊的,其语言表达较为模糊含蓄;西医采用统一、普适、规范化和标准化的诊疗方法;中医运用辨证论治,进行个性化诊疗。中医中的"正气""邪气""六淫"等概念无法在实验室找到量化指标,一些西方受众缺乏中国传统文化背景和语境,对中医文化无法认同,中医跨文化传播必然会受到影响。除文化、语言差异外,平台建设、法律保障等方面也面临诸多挑战和困难。

4. 新媒体语境下中医文化仍存在适应性问题　在新媒体的技术支持下,中医文化信息实现了高速流通,但随之而来,也出现了中医文化信息虚假化、污秽化、污垢化等问题,表现为中医文化信息良莠不齐、泛娱乐化、偏方泛滥等。新媒体尤其是短视频的崛起给信息传播带来的挑战对当下的中医药文化传播者自身素养提出了更高的要求,传播者不仅要在中医文化上下功夫,更要掌握多样化、跨媒体化的传播技巧,充分适应和利用新媒体语境,促进中医文化传播。

（三）中医文化传播的新机遇

1. "一带一路"建设的助力　"一带一路"为中医药的发展和传播创造了有利条件。中医药具有独特的治疗、养生和药物作用,从中衍生来的中医特色疗养和旅游等产业,在"一带一路"沿线形成了具有经济效益的产业链。中医药更是成为了一些国家和地区新的经济增长点,促进了当地经济的发展。此外,中医药以其确切的疗效,弥补了很多西医治疗的缺陷,尤其在"一带一路"国家沿线一些经济发展较慢、卫生条件落后的地区,中医药简单易行、行之有效、花费相对较少的优势得以充分发挥,深受沿线人民的喜爱。

2. 社会对中医药服务需求日益增长　随着生活水平的提高,人们对医疗保健和健康养生方面的需求逐渐增长;同时,我国老龄化日趋严重,各种慢性疾病和疑难杂症患者更希望得到副作用小的中医药治疗。而中医药在调节人体机理平衡上的良好作用,能满足人们对药物作用和治疗效果的需求。另外,许多西方学者也越来越注重对整个生命体的审视,重视从整体、全面的角度分析病情,关注"天人合一"等整体观思想,进而增强了对中医药的认同感,推动了中医药的发展。

3. 中医药研究和产业突破的促进　我国中医药不仅在疾病防治方面取得了良好的效果,而且在重大疫情防治和突发医疗状况中也发挥了不小的作用,同时,在研究开发方面取得了很好的进展。另外,中医药产业发展迅速,逐渐成为国民经济与社会发展中具有特色和广阔发展前途的产业。

4. 中医文化国际认同度大幅提升　中医文化国际传播的历史源远流长,随着中医药学国际交流的不断深入,整个国际层面除了关注中医临床技术之外,对中医药学历史、文化、发展脉络等方面的认知需求显著提升。随着国家改革开放政策和"一带一路"建设的推进,中医药海外市场不断扩大,百余个国家认可使用中医针灸,并建立了相关法律制度。近几年,我国建立了 31 个国家中医药服务出口基地,全球接受中医治疗的人数逐年增加,18 个国家将针灸纳入医疗保险体系,30 多个国家和地区开办了中医药院校,为中医药发展和中医文化传播打下了坚实基础。中医药更是在抗击新型冠状病毒感染的实践中充分证明了在疫情防治中的重要作用,中医文化在国际社会的关注度和认可度得到了很大提升。

(佟 欣　毛国强)

第二节　中医文化传播的路径

中医药学是中国优秀传统文化在自然科学领域传承,实践与发展的典型代表,本身即具有科学和文化的双重属性。中医文化的传播,应当是研究中医药相关知识、思维及行为方式等内容在不同文化背景、不同族群、不同阶层等人群中的传播过程及规律,其研究对象应包括传播过程中的一切要素,如传播者、传播内容、传播媒介、受众以及传播效果等。中医文化传播路径较多,主要分为组织传播、人际传播、大众传播,这些传播路径丰富,使得中医文化得以继承与发扬。

一、中医文化的组织传播

组织传播是组织内部成员间、组织与外部环境间的信息交流与传播的过程。中医文化的组织传播,是以各级各类中医相关群体为传播发起者,在各个层级间开展的中医文化信息交流。当前,传播中医文化的主要组织群体包括政府机关与中医药管理机构、中医科教机构与中医院校、中医医院与诊疗机构、中药企业与中药品牌等。

(一) 政府机关与中医药管理机构

政府机关与中医药管理机构传播是国家权力机关主导的,运用各类传播方式和媒介,向目标受众传递、交流信息的过程,具有权威性、高效性、准确性等特点。由政府组织进行的中医文化传播,涉及从国家至地方政府各个层面及各级中医药行政管理部门,主要是指各级中医药行政管理部门对中医药政策法规、政务信息、重点工作、重大活动、工作信息等的传播;也就是中医药管理机构利用各种有效的传播媒介,将政府机构的信息和其他属于公共领域的信息传递给公众的过程。

随着社会信息化的不断深入发展,中医文化传播形式和内容也发生了巨大的变化。政府行政机构转变了传播的理念,在形式上也从过去的单项宣传过渡到公共传播,并在这一过程中与大众传播的联系也日益紧密。在未来,随着中医文化传播形式和内容的变化必将带动中医文化传播社会大环境的转变。

（二）中医科教机构与中医院校

中医科教机构门类众多、规模大小不等,一般将其分为国家级、省(自治区、直辖市)级、市级、县级等。除此之外,各种民营和企业主办的中医科教机构数量正呈现逐步增长态势,中医药的社会传播责任越来越需要这些科教机构来共同承担。

中医院校是中医文化传播的重要主体,是组织传播的主要形式。这与中医院校的学术地位和社会功能是密不可分的。中医药院校承担着中医人才培养的重要任务,肩负保障中医药事业持续发展的重要责任。功能的发挥主要体现在校园中医文化建设、文化的辐射传播上。中医院校为中医文化的传播提供了专家团队和传播内容,具有绝对权威性,同时可以影响传播环境。在未来,中医院校应该在做好自身文化建设的前提下,主动参与到文化传播等科普工作中来。

（三）中医医院与诊疗机构

中医医院与诊疗机构是中医文化传播的重要环节,其中包括中医医院与医疗机构的显性文化部分和隐性文化部分。显性文化部分,如中医医院与诊疗机构的标识、院内布局、装修特点、院训和院徽等。隐性文化部分,如医学模式的理念、医患沟通的方式、危机攻关及中医医院与诊疗机构中的工作人员对诊疗工作的认识。中医文化传播的重要媒介是医务工作者,因此如何将中医文化等理念固化于每位工作人员的内心,并使其能够自觉指导日常的医疗行为,是当前中医医院与诊疗机构管理者面临的重要课题。

（四）中药企业与中药品牌

中医药企业应通过对自身企业文化的关注,带动中医文化的传播。在国内市场应积极发挥企业的能动作用,在目标客户中通过科普宣传,积极推广中医文化,提高群众对中医中药的认可度和自觉使用能力。面向国外市场,应积极应对外国对中医药出口的贸易壁垒问题,并配合中医科研院所做好中医循证医学的开展工作,得到国外群体的认可,以此来推动中医文化的海外传播。

中药品牌传播是指企业以品牌的核心价值为原则,在品牌识别的整体框架下,通过新闻报道、广告、报纸杂志、公关、人际交往、产品服务销售等传播手段,将特定品牌推广出去,促进市场销售。中药品牌传播能够传播企业品牌的信息,帮助企业做决策;树立中药企业品牌形象,提高品牌知名度;促进消费,提高中药企业经济效益;传播中药企业理念,传承中药企业文化。

二、中医文化的人际传播

人际传播是指个人与个人之间的信息交流和传播活动。人际传播可以发生在两人或两个以上的人之间,既可通过面对面的语言、行为、实物符号等,也可通过电话、书信、电子邮件、QQ、微信等传播媒介,进行听觉、视觉等方面的信息交流。人际传播具有直接性、双向互动性、随意性、情境性、灵活性、保密性及反馈迅速、可控性强等特点。

人际传播历来是中医文化传播的最重要方式之一。结合中医本身具有的专业特性,从传播者和受传者相对固定的关系出发,我们在此主要介绍中医师徒传承、医患沟通、个体传播者行为这三种中医文化人际传播的典型方式。

（一）中医师徒传承

从人际传播角度来看,师承教育即是教师与学生之间的人际信息传播过程。师承教育是历史上占主导地位的,也是最具中医文化特色的中医教育模式,迄今也仍然是中医制度文化的重要组成部分。中医师徒传承加深了中医文化的内涵,对中医文化的传播起到了重要的推进作用。古书上"神农尝百草,一日而遇七十毒"的记载体现了中医习得的过程来源于实践,而这种实践在古代多是以师徒之间的口耳相传才得以延续的,这与当今中医院校教育有本质的区别。中医院校曾经在一段时间出现了重理论轻临床的误区,培养出了一批应试型医学生。如此畸形的院校教育极大地阻碍了中医的发展和中医文化的传播。中医师徒传承通过传统的习得方式,通过师长的亲自示范,与学生建立起紧密的联系,将理论和实践融会贯通,起到"润物细无声"的效果,充分发挥了人际传播交互性和灵活性的优势,既能够提升学生的专业知识水平,也能够让学生在与前辈的交流过程中增强文化感触、提升对中医文化的自信。

（二）医患信息沟通

医患沟通是医护人员与患者及家属之间建立的中医文化人际传播方式。医护人员通过面对面的人际交流,向患者及家属传递疾病情况,提供诊疗手段,指导生活方式,从而建立起高效、稳固、顺畅的传播渠道。医生作为传播者,所传播的信息针对性强,患者接受程度高,更能随时收到受传者的反馈。因此,医患沟通是最直接、最有效的文化传播方式。这也要求中医药的从业者本身具有较高的专业水平和文化素养,能在准确诊断病情、提供最有疗效的方案的基础上,从一言一行中体现出中医文化的内涵,使得患者对中医文化产生关注和认同。

（三）个体传播者行为

个体传播者的行为,主要是指社会上接触中医药的普通民众基于自己对中医药的理解和认识而产生的自发传播中医文化的行为。中医文化的个体传播,即个人对中医文化的接受、认同和传播过程。从传播的角度看,在社会生活中,人们通过各种方式接触到中医,产生印象,进而接受、体验、学习、思考,最终形成较为稳定的思维观念,并通过口耳相传的方式,将这些思维观念传递出去。个体传播的行为虽然是自发的,但也可以通过有益的引导来加以促进。要达成中医文化个体传播的良好效果,须引导广大的中医学习者和爱好者多学习、多实践,从内心真正认同中医,从而发自内心地应用中医、传播中医、发展中医。

三、中医文化的大众传播

（一）媒体传播

媒体是媒介发展的重要形式,也是现代文明生活中不可缺少的要素。我国利用综合性媒体进行中医文化的传播工作已取得了可喜的成果。近年来,随着中医药越来越受到重视,被社会广泛接受,综合性媒体对中医文化的宣传势头更如雨后春笋一般快速增长。从中医养生祛病的书报杂志,到电视上风靡一时的中医养生讲座;从互联网上随处可见的中医健康养生网站、论坛,到广播中铺天盖地的求医问药节目等等。中央电视台中文国际亚洲频道（CCTV-4）定期播出的"中华医药"栏目,不仅向国人展示了中医药的权威性,而且还让许多外国患者来到中国寻求中医治疗,这些都说明了专业媒体的有效工作。在国内,到处可以看到由综合性媒体掀起的一股股中医文化宣传的热潮,这个现象是值得肯定的。但是在成绩的背后,我们应当清楚其中的不足之处,为今后的努力找准方向。

中医专业媒体作为媒体的一种,不同于综合媒体,它具有很强的"专业"目的性,更加强调传播的专业性;往往关注特定受传者。以中医文化的传播为例,随着国家在这方面宣传力度的不断加大,越来越多的人从不相信中医药到慢慢开始了解、理解,最后认同并享用中医药的保健和治疗。《中国中医药报》等权威的中医药专业媒体很好地传播了中医文化。

（二）自媒体传播

自媒体又称公民媒体或个人媒体,指私人化、平民化、普泛化、自主化的传播者,以现代化、电子化的手段,通过诸如微博、微信、抖音等平台媒体,向不特定的大多数或特定的单个人传递规范性及非规范性信息的新媒体的总称。

自媒体强调信息的传播是由普通大众完成的"点到点"的传播,为中医文化的传播带来了更多渠道的选择。自媒体传播者既可以是临床中医师、中医药院校教师,也可以是受惠于中医的患者及其家属和中医医疗信息关注者,还可以是对中医中药文化有兴趣的普通人。利用自媒体传播中医文化,能够大幅度增加中医文化传播者的数量,对于繁荣中医文化的传播事业大有裨益。

在看到自媒体传播所带来的机遇的同时,我们也必须认识到,在传播门槛降低、传播者广泛存在的现实之下,随之而来的虚假信息、误导信息使自媒体传播的监管难度不断提高。对于中医药这样具有一定门槛的传播内容来讲,更应当注意传播信息的准确性。这就需要我们在中医文化的自媒体传播者当中开展相关活动,提高他们的网络诚信自觉,发布有利于中医药跨地域传播的信息,从而避免负面影响。

（三）科普传播

科普传播指科学普及知识的传播。它是在科学技术知识完成通俗化、大众化,转换成为科普知识以后,进行的信息传递活动。要开展中医科普传播工作,首先必须创作中医科普作品,中医科普作品创作不仅关系到能否产生积极的传播效果,其作品形式和语言表达都直接关系到受传者的接受和喜爱的程度。好的中医科普文章,不仅能够普及中医药知识,而且能够引人入胜,使人读之欲罢不能。因此,在创作中医科普作品时要注意保持作品的科学性、思想性、通俗性、艺术性、知识性;同时,还要根据内容选择诗歌、散文、小说、议论文、说明文等适宜的文体形式。

社会对中医药科普知识的需求越来越大,但却长期缺乏对中医药科普作品的正确评判,以致假冒伪劣养生图书泛滥,严重影响了中医药科普事业的正常发展。我们从目的价值、内容质量、文化创意、社会反响等方面对中医药科普作品进行客观评价,不仅有利于提高中医药科普创作的水平,也有利于引导大众进行健康的文化消费,选择和阅读优质的中医药科普作品。

2018年6月,世界卫生组织（WHO）首次将中国、日本、韩国和世界其他地区应用的中医药纳入其最新修订的国际疾病分类第11次修订版（ICD-11）。修订版已通过在2019年5月举行的世界卫生大会批准,并于2022年1月1日生效。ICD是WHO发布的疾病分类手册,作为权威的国际标准供全球卫生专业人员从事医疗、教学和科研使用,并通过通用语言交换世界各地卫生信息。WHO此举是中医药突破性成果,将为中医药知识资源的国际化奠定基础。ICD-11正式实施后,传统医学将有国际标准化的统计口径,对促进传统医学的发展和研究将起到重要的推动作用,此举引起了全球科学工作者的广泛关注。《自然》（Nature）杂志上刊登了题为"为什么中医药能够走向世界"的文章,对WHO的此次创举进行了解读,文章入选Nature杂志2018年最受欢迎的十大科学长篇专题报道。

笔记栏

　　总的来说,中医文化的传播遍布于多个领域,作为中医文化的传播者,需要努力适应传播形式快速发展变化的环境,选择自己擅长的路径、方式和内容,来开展工作,从而使中医文化传播活动得到全面、立体的发展。

（佟　欣　毛国强）

第三节　中医文化传播内容与方式

　　党的二十大报告从六个方面对习近平新时代中国特色社会主义思想所蕴含的世界观和方法论做出了概括和阐述,其中一个重要方面就是"必须坚持守正创新"。这一重大论断为指导今后的中医文化传播工作指明了根本遵循和前进方向,也对理解中医文化传播的内容与方式起到了提纲挈领的指导作用。总体而言,中医文化传播要坚持传播内容"守正"与传播方式"创新"的辩证统一,从而促进中医文化的繁荣发展。

一、中医文化传播的内容

　　传播内容是信息传播活动的重要因素之一。能否针对不同的传播媒介、传播方式、传播对象选择合适的传播内容,往往决定着传播效果的好坏和传播活动的成败。前文已述,中医文化由中医精神文化、中医行为文化以及中医物质文化三个层面构成。其中中医精神文化是指中医文化的核心价值、思维方式。中医行为文化是指中医文化的行为规范、规章制度以及传承教育。中医物质文化是指中医文化的诊疗器物、标识器物、文献典籍和场馆场所。这三个层面以及与之相关的所有要素,理论上都可以成为中医文化传播的内容。但是,长期以来,由于种种原因,中医文化传播的内容不免泥沙俱下,良莠不齐,甚至包括封建迷信糟粕,这误导了受众,损害了中医的形象。因此,必须坚守"正道",对博大精深的中医文化进行深入挖掘和系统梳理,不断充实传播内容,向广大受众传播正确的中医文化信息。质言之,作为中医文化传播内容的中医文化构成要素具体包括:

（一）中医医疗文化

　　中医医疗文化是指在数千年的医疗活动中形成并传承至今的相关精神要素和物质要素的总和,其中精神要素包括天人观、生命观、疾病观等,是用来指导医疗活动的思维方式、价值观念,主要以文献典籍为载体流传至今,是整个中医文化构成要素中最为抽象也最为重要的组成部分。医疗文化物质要素主要包括医疗活动中涉及的医疗器物、医疗场所、医疗行为等,是医疗活动的物质外壳和外在表现,也是用来支撑和承载医疗文化精神要素的物质载体,主要以出土文物、文献典籍、艺术作品等形式流传至今。例如铜砭针、青铜药臼、针灸铜人等出土文物分别承载着古代中医针刺技术、中药加工技术和中医教育教学的重要信息。又如,1973年湖南长沙马王堆三号汉墓中出土的《马王堆帛书五十二病方》,是我国现存最古老的医学方书,涉及内、外、妇、儿、五官等各科疾病100多个,治疗方剂280余种,药物240多种。通过帛书这种特殊的载体,两千多年前的中医医疗文化信息被保存,传承至今。再如,传世国宝《清明上河图》中绘制的"赵太丞家",将北宋时期的医疗场所栩栩如生地描绘下来,不单是绘画中的国宝精品更是承载中医医疗文化信息的重要载体。

（二）中医养生文化

　　作为中医文化的重要组成部分和中医医疗文化的延伸与扩展,"不治已病治未病"的中医养生文化最早可以追溯到商代,在当今时代愈发受到世人的关注,被认为是中医相较于西医的重要比较优势之一。中医养生文化主要包括知识层面的养生思想理论和实践层面的养生技术方法两个方面,在数千年的华夏文明史中对维系国人的身体健康发挥了重要的作用。知识层面的养生思想理论与中医理论同气连枝,在基于共同的思维方式、价值观念的同时,紧密围绕延年益寿之目标,广泛吸收道教、儒家、佛教各家思想和精神,形成了独一无二的生命价值观念和生命价值思想,主要包括饮食与药物结合的服食养生观念、劳逸结合的运动养生观念、顺应规律的起居养生观念、少私寡欲的情志养生观念等。实践层面的养生技术方法主要指在养生思想理论的指导下具体开展养生保健活动的方法,如以太极拳、八段锦、五禽戏等传统养生功法为代表的运动养生方法,1973 年长沙马王堆三号汉墓出土的帛画《导引图》证明了早在两千多年前的汉代,国人就已经从事中医养生保健活动了。此外,中医养生保健活动还包括,以服用保健药酒、保健品、茶叶为代表的服食养生方法,以修身养性为代表的情志养生方法以及基于"五脏相音"理论的音乐养生方法等。

(三) 中医饮食文化

中华饮食文化博大精深,果蔬肉蛋各种食材令人眼花缭乱,煎炒烹炸各种烹饪手段让人应接不暇,全世界再没有第二个国家会用如此花样繁多的手段和心思去对待饮食了。色、香、味俱全的中华美食千百年来在满足人们口腹之欲的同时,也对国人的身体健康产生了深远的影响。数千年来,饮食文化与中医文化融合汇通,形成了极具特色的中医饮食文化。古人很早就认为"药食同源",即许多食物可以药用,而许多药物本来就可以食用,如大枣、生姜、山药等,所谓"寓药于食,凡膳皆药"。药物是利用本身的性味平衡人身的阴阳,而不同的食物也存在不同的性味,同样也可以纠正人体的阴阳失衡。所以,恰当的饮食完全可以取得和药物一样的治病疗效。《素问·脏气法时论》指出:"五谷为养,五果为助,五畜为益,五菜为充,气味合而服之,以补精益气。"这成为了中医饮食文化的纲领性文字。后世的中医饮食文化思想与实践均发源于此,具体包括:第一,科学饮食的思想,即环境不同,饮食有别;年龄不同,饮食有别;体质不同,饮食有别;膳食平衡,合理搭配。第二,药食同源,食疗食补的思想。第三,饮食有节有度的思想等。

(四) 中医民俗文化

民俗即民间风俗,又称"民风、土俗"。作为民间文化的重要组成部分,传承千年的民俗活动与人们日常生活的各个方面息息相关,特别是与中医药学紧密结合,交错重叠形成了独具特色的中医民俗文化。具体包括,日常生活民俗、岁时节令民俗以及以药王崇拜为代表的民间医药信仰等。

日常生活民俗主要有"衣俗""食俗""居住习俗"等。民谚有"春捂秋冻""寒头而暖足"之说,强调穿衣要顺应四时,应时增减,进而达到保暖御寒,防病养生之功效。除此之外,服装配饰,如佩戴香囊也是十分重要的民间衣俗。关于"食俗",民谚有"冬吃萝卜夏吃姜,不劳医生开药方""夏天一碗绿豆汤,解毒去暑赛仙方"之说,都是人民群众在长期生活实践中总结而来的健康饮食经验。关于"居住习俗",传统"风水"学说即是古人在这一方面的经验总结。合适的住所与身体健康关系密切,更有助于保健防病。

岁时节令又称"四时八节""过年过节"。在这些传统节庆中逐渐形成了许多与卫生健康相关的民俗活动,有些只能在文献典籍中窥见,而有些则延续传承至今,均成为了中医民俗文化的重要组成部分。例如,春节饮用"屠苏酒",端午节饮用"雄黄酒",门悬菖蒲艾草,清明踏青,重阳配茱萸,登高等。

以药王崇拜为代表的民间医药信仰,也是中医民俗文化的重要组成部分。关于药王原型,千百年来各地说法不一,主要有伏羲、神农、黄帝、岐伯、长桑、扁鹊、华佗、葛洪、雷公、张仲景、皇甫谧、王叔和、陶弘景、孙思邈、韦慈藏等。至清朝后期,孙思邈渐成为被全国各地普遍接受和供奉的对象,形成了以药王孙思邈为核心对象,以祈求消灾除病,健康长寿为目的的祭祀活动、庙会活动等民俗文化活动。例如,从古至今遍及全国各地的药王庙会即是民间医药信仰的典型代表。

（五）中医旅游文化

一般而言,旅游文化指旅游主体文化、旅游客体文化与旅游介体文化共同组成的物质财富与精神财富的总和,由景观文化、服务文化和审美文化三个层次的内容构成。近年来,"以文化提升旅游品质,以旅游促进文化传播"的"文旅融合"理念逐渐成为社会共识。源远流长,博大精深,内涵丰富的中医文化资源天然具备成为旅游客体"原材料"的所有条件。中医文化各个层面的物质实体,无论是医史遗迹、博物馆,还是中医诊疗、养生、中草药采摘都具备与旅游观光、体验项目相结合的可能性,如此一来不但可以通过中医文化资源升华旅游体验内容深度,而且可以将旅游体验作为中医文化传播衍生发展的载体,进而实现中医文化传播和旅游产业的协同发展。

从广义上讲,中医文化传播的内容涵盖中医文化活动的方方面面,并随着时代的发展和中医文化内涵与外延的变迁而不断变化。上述几点只是中医文化传播的几个主要方面,而非全部。对中医文化传播的内容,应当秉持拓宽视野、开拓创新的原则加以认识。

二、中医文化传播的方式

作为一个复杂的社会现象,文化传播在不同的历史阶段、社会状况下,因其传播内容与对象的差异性而呈现不同的传播特点,表现出不同的传播方式。诚然,包括中医文化在内的中华优秀传统文化在当代社会均不同程度地面临传承发展的压力和窘境。但需要厘清的是,这些压力和窘境并非由优秀传统文化本身导致的,主要是传播方式上未能根据传播对象和传播内容的变化而与时俱进,除旧布新。传播方式的迭代和流行文化的强势普及,一方面,使中医文化的发展受到一定冲击,但另一方面,也为中医文化传播方式的创新提供了更多的机遇和载体。

（一）大众传媒中的中医文化传播

一般而言,大众传播媒介可以分为印刷媒介和电子媒介两大类,其中印刷媒介包括书籍、杂志和报纸;电子媒介则包括广播、电影、电视以及网络。传播学学者拉斯韦尔在《社会传播的结构与功能》一文中,提出了影响深远的 5W 模式,奠定了传播学研究的理论基础。这一理论主要从传播主体、传播内容、传播媒介、传播对象入手,来分析这些因素对传播效果的影响。下面将借用这一理论具体分析影视媒介、网络媒介和印刷媒介中的中医文化传播现象及存在的问题。

1. 影视媒介中的中医文化传播　利用影视媒介进行中医文化传播,就是将中医文化的相关信息改编,转换为影视作品、节目进而通过影视媒介进行传播的一种活动及其结果。近年来,诗词文化、历史文化、武术文化等中华优秀传统文化的重要组成部分均能借助影视媒介实现其成功传播,受到观众的追捧和喜爱,这说明传统文化本身并不缺乏群众基础,关键还在于传播媒介和表现形式能否与时俱进地实现创新发展。在当代社会诸多大众传播媒介中,影视媒介无疑是最为符合大众文化时代特征的传播媒介之一。自 1895 年诞生以来,电影(包括后来出现的电视)迅速成为人类最重要的传播媒介之一。因此,中医文化应该,也必须与影视媒介相结合,通过影视媒介,实现其自身的传播诉求和更好地传承发展。新中国成立以来,中医文化和其他中华优秀传统文化一样,迅速成为影视创作重要的题材来源,产生了一大批以历代名医为主人公的影视作品,其中较为优秀的电影作品有《李时珍》(1956)、《华佗与曹操》(1983)、《刮痧》(2001)、《大明劫》(2013)等;电视剧则有《大宅门》(2001)、《女医明妃传》(2016)等;纪录片有《本草中国》(2016)、《本草中华》(2017)等,它们均是中医文化借助影视媒介传播的成功案例。

影视媒介中的中医文化传播,其传播主体是相关影视内容的生产者和传播者,包括影视制作机构、中医文化研究单位、相关领域专家学者和从事中医文化传播的专业媒介组织。在上述传播主体中,拥有影视节目制作能力和播出平台的相关影视制作机构处于核心地位,他们具有鲜明的商业属性,其生产制作往往以商业利益为首要考量。在影视节目的生产制作中,虽然其他主体因其学术地位的权威性也会参与进来,但往往受到投资方、制作机构的左右和干预,出于商业利益而影响作品的中医文化含量和价值,进而影响到中医文化的传播效果。因此,传播主体自身目标、取向的不同,往往会对传播效果产生较为直接和深刻的影响。

根据学者霍尔的"编码解码"理论,借助影视媒介传播时,中医文化信息势必要遵循影视媒介的"语言"规则并被其改造,而这一"语言"规则的基础是影视媒介的特征——视听性、叙事性和大众性。因此,中医文化影视传播的传播内容,必须符合影视媒介的媒介特征。前文所列优秀中医文化题材影视作品大都选择文献典籍中的医家传记为传播内容,以"医人医事"为基本模式,通过讲述医事,塑造医人形象从而弘扬传播中医文化。例如,新世纪初广受观众欢迎的电视剧《大宅门》,以老字号"同仁堂"的兴衰作为故事主线,中医药不但是人物的职业,而且是不可替代的故事背景,"医人医事"成为了全剧核心,这样一来,此剧在以时代变迁、家族兴衰、儿女情长吸引观众的同时,使观众在潜移默化中自觉接受了中医文化的洗礼和熏陶,从而使他们认同中医药事业从古至今对维系国人的生命健康所起到的重大作用。

2. 网络媒介中的中医文化传播 近年来,随着网络媒体的发展,移动媒体的用户日益增加,这一现状给中医文化的传播提供了契机。具体而言,以下几个方面均值得中医文化传播者加以注意。

(1) 网络新媒体平台飞速发展:据 2022 年 11 月发布的《中国互联网发展报告 2022》显示,截至 2022 年 6 月中国网民规模达到 10.51 亿,互联网普及率达到 74.4%。2022 年中国互联网络信息中心(CNNIC)发布的《中国互联网络发展状况统计报告》中称,截至 2022 年 6 月,我国即时通信用户规模达 10.27 亿,占网民整体的 97.7%。网络新闻用户规模达 7.88 亿,占网民整体的 75.0%。网络直播用户规模达 7.16 亿,占网民整体的 68.1%。短视频用户规模为 9.62 亿,占网民整体的 91.5%。与之相应的是,一方面,以"爱奇艺、优酷、腾讯"为代表的各大网络媒体平台在青少年群体中已经成为了其观看电影、电视剧、综艺节目的主要媒介渠道。另一方面,以"抖音""快手"为代表的短视频平台、微信公众号、网络直播平台、微博等已经成为当下较受网民喜爱的网络自媒体平台。这充分说明,当前基于移动互联网的新媒体传播平台和网络自媒体平台的重要性某种程度上已经超越传统影视媒介,必须得到充分的重视,中医文化传播也应与时俱进,充分利用这些新兴网络大众传播媒介,但同时亦必须清醒地看到,网络自媒体中的中医文化传播行为,大都存在较强的商业目的,往往以中医文化传播之名行"带货"、卖货之实。

(2) 微信公众号用户忠诚度高:微信是 2011 年出现的一种基于移动互联网的社交媒体工具。当前,微信全球用户已超过 12 亿,覆盖 200 多个国家和地区,其传播效果较传统媒体更精准、质量更高。作为移动终端社交工具,整体而言,微信用户的忠诚度普遍较高。因此,通过微信公众号开展中医文化传播,可以迅速提升受众关注度,能够快速传播相关信息,提供个性化推送服务并及时掌握受众反馈。中医文化与微信公众号的有机结合势必加速其在全国乃至全世界范围内的传播。从传播主体的角度来看,目前中医文化相关微信公众号计有:各省中医药管理部门开设的政务微信公众号、全国各大中医医院开设的微信服务号和订阅号、全国各中医药高校开设的微信公众号、全国知名中药企业开设的微信公众号以及全国各大中医药自媒体公众号,共六大类型。《中国中医药报》社有限公司舆情监测研究中心携手全国中医药新媒体联盟,通过新媒体指数平台,每周定期发布这六类微信公众号的流量排行榜,每期排名前列的官方微信公众号推送文章均能达到 10 万~20 万的阅读量。从传播内容的角度来看,微信公众号平台能够以文字、图片、视频、音频等形式来传播中医文化。总体来说,具有中医药官方背景的微信公众号发布的中医文化信息一般较为科学、严谨,而自媒体微信公众号在这一方面则稍显混乱,亟待监督引导。

（3）短视频异军突起:短视频,即短片视频,是一种互联网内容传播方式,一般是在互联网新媒体平台上传播的时长在 5 分钟以内的视频。随着移动网络终端普及和网络的提速,短平快的大流量传播内容逐渐获得各大平台、粉丝和资本的青睐。据统计,截至 2022 年 6 月,我国短视频的用户规模增长最为明显,达 9.62 亿,占网民整体的 91.5%。不同于电影和微电影,短视频制作具有生产流程简单、制作门槛低、参与性强等特点,又比网络直播更具有传播价值,超短的制作周期和趣味化的内容对短视频制作团队的文案以及策划功底有着一定的挑战,优秀的短视频制作团队通常依托于成熟运营的自媒体或"IP",除了高频稳定的内容输出外,也有着相对固定的粉丝。目前,抖音、快手是较受欢迎的两大短视频平台。据不完全统计,抖音平台现有粉丝超过万人的中医文化主题相关用户超过 50 个,其中用户"中医文化"拥有粉丝 5.9 万人,用户"中医文化传承"拥有粉丝 9.1 万人,用户"识百草（中医文化）"拥有粉丝 9.0 万人。快手平台现有粉丝超过万人的中医文化主题相关用户 40 余个,其中"李氏传承中医文化""中医文化交流"等粉丝均超过 30 万。从传播主体而言,中医文化相关短视频用户大多具有非官方身份,以发布中医文化主题的短视频、网络直播为手段,以商业带货,售卖中医药服务、产品为最终目的。从传播内容来看,网络短视频主要以科普讲座传播通俗易懂的中医文化知识,形式较为单一,尚未能充分挖掘网络视频的全部潜力。

（4）音频 APP 主题栏目吸引特殊粉丝:近年来,在短视频网络媒体平台受到网民追捧和喜爱的同时,以喜马拉雅、企鹅 FM、荔枝 FM、蜻蜓 FM 为代表的音频网络媒体平台也如雨后春笋般蓬勃发展。尽管以音频为媒介的信息传播方式不如视频具有直观性和形象性,但能够满足受众在健身、跑步、驾车等情况下使用的需求,同时可以避免长时间观看视频对视力的伤害,越来越受到都市白领、青年学生、中老年等群体的喜爱,成为他们利用碎片时间获取信息、学习娱乐的重要方式。另外,相对于短视频而言,音频作品的录制制作更为简单,门槛更低,能够促使更多中医文化专家便捷地利用其传播中医文化知识。以最受欢迎的音频分享 APP"喜马拉雅"为例,截至 2023 年头部用户"郭生白中医文化传播"拥有"粉丝"1.7 万人,潘毅的《中医文化必修课》系列音频节目播放总量超过 1 700 万次,订阅用户数量超过 1 万人,其他如刘力红《中医文化 30 讲》《中医养生文化》《中医那些人、那些事》等节目也都拥有超过 10 万的播放量。这些数据使音频分享 APP 成为中医文化网络传播不可忽视的重要力量。

3. 印刷媒介中的中医文化传播　印刷媒介中的中医文化传播,是指通过图书、报纸、期刊等媒介形式传播中医文化的传播行为及结果。相对影视媒介传播活动和网络媒介传播活动,印刷媒介传播活动历史悠久,一般而言自印刷术发明后即已产生,随出版业的兴盛而迅猛发展。自北宋嘉祐二年(公元 1057 年)设立校正医书局,我国即开始大规模地印刷出版医学书籍,这极大地促进了中医文化的传播。在影视媒介诞生之前,印刷媒介是最主要的中医文化传播渠道,但由于其以文字和图画为载体,故而在当代社会中受众面不及以视频和影像为主要载体的影视和网络媒介。

与网络自媒体鲜明的民间草根性不同,印刷媒介传播活动的传播主体一般均具有一定的官方身份和学术背景,主要有高等院校和科研院所中的中医药专家学者、医疗机构中的中医药从业人员、各级各类出版机构等。因此,印刷媒介中的中医文化信息相对而言具有较强的科学性和权威性。目前我国最具权威性的中医药领域出版社有人民卫生出版社、中国中医药出版社等,最具权威性的中医类报纸是《中国中医药报》。同时,因其针对不同对象选取的传播内容和形式不同,印刷媒介中的中医文化传播又可分为专业性传播和科普性传播两种。专业性传播面向中医药领域的相关人员,如中医药高等院校师生、医疗卫生工作者等,通过专业性图书期刊,如中医药学文献典籍、专著、教材等传播中医药学专业知识。科普性传播主要面向一般读者,通过通俗易懂的科普性文字内容,向其传播以中医养生保健、中医药历史文化知识为主的中医文化信息。据统计,目前图书市场中最受欢迎的医学图书是中医养生保健类图书,无论其出版数量和销量都远远超过其他主题的医学图书,这与我国人口老龄化趋势加剧以及民众的健康意识逐步增强密不可分。近年来,令人欣喜的是,全国许多省市地区均面向基础教育各阶段编订出版了"中医文化读本",作为弘扬传播中华优秀传统文化的有益补充。

另外,就传播特点而言,印刷媒介中的图书、报纸、期刊各擅胜场,图书因编写出版周期较长,故相较而言更具权威性和稳定性,既可用于专业性传播也可用于普及性传播;报纸相较图书和期刊而言出版周期最短,时效性最强,发行量大,覆盖面广,因而较为适合针对一般人群进行中医文化普及性传播。期刊类型多样,既有针对专业人群,传播专业知识的中医药学术性期刊杂志,也有针对一般人群传播养生保健、食疗食补等知识的中医药学大众性期刊杂志。总之,三者相互补充,共同构成了传播中医文化的主流媒介。

(二)社会活动中的中医文化传播

社会活动中的中医文化传播,是指广泛存在于人类社会各类社会实践活动中的中医文化传播行为及其结果。因此,严格来说,大众媒介传播活动也隶属于社会实践活动的范畴,但由于当代社会大众传播媒介在传播行为中的强势地位和重大作用,故将"大众传媒中的中医文化传播活动"单独列出,在上文重点阐述。因而,本部分所论的"社会活动"特指除大众媒介传播活动以外的其他能够传播中医文化的社会活动,主要包括:中医诊疗活动、讲座论坛、文化创意比赛、节庆民俗活动、旅游活动等。当然,其中的讲座论坛、文化创意比赛、旅游活动等均可借助电视、网络等大众传播媒介进行二次传播,扩大其传播范围和受众范围。

1. 中医诊疗活动中的中医文化传播　诚然,从古至今中医诊疗活动的首要目的是救死扶伤,为大众的身体健康服务。虽然中医与生俱来地具有极其浓郁的文化属性,但作为一门以治病救人为根本目的的科学,临床疗效是其得以赓续千载,传承至今的前提和基础。盖因中医自身科学文化的二重属性,因此中医诊疗过程既是科学意义上的医疗卫生活动,同时又是社会文化活动中的中医文化传播行为。当然,这种中医文化传播行为的成功必须建立在中医诊疗活动成功的前提之上。在中医诊疗活动中,传播主体(医生)与传播对象(患者)面对面展开交流,医者通过"望、闻、问、切"等方式诊断病情,提供治疗方法,指导生活方式,与此同时向患者同步传播相关中医文化信息。这种传播方式针对性强、传播对象接受程度高、反馈及时、传播效果较好,随诊疗活动同步展开不需要单独组织。同时,必须看到这种传播方式自身亦存在与优点相伴而生的缺点和不足:首先,这种"一对一"开展的传播行为覆盖面过窄,相对而言传播效率较低。其次,对传播主体即医生的专业水准、文化素养、沟通技巧等要求较高。再次,这种传播方式不易与广播、电视、网络等现代大众传播媒介相结合,供多人分享。最后,优质中医诊疗资源的相对稀缺客观上也影响了通过其进行中医文化传播的效果。

2. 讲座论坛中的中医文化传播　讲座与论坛是当代社会十分重要的社会文化活动,最初起源并局限于大学、科研院所、图书馆、艺术馆等文化艺术机构,学术性、专业性较强,参与人数有限。随着电视、网络等大众传播媒介的兴起和普及,讲座与论坛借助大众传媒的媒介效应,极大地扩展了其传播范围和受众范围,但随之而来的是其不可避免地由注重学术性向注重科普性转向,以适应更为广泛的受众需求。21世纪以来,中央电视台一档名为《百家讲坛》的文化科普讲座节目风靡全国,北京中医药大学郝万山教授多次作为主讲人登台讲授,传播中医文化。除此以外,中央电视台《健康之路》栏目近年来多次邀请知名中医专家以中医养生文化为主题开展科普讲座。这都堪称中医文化借助讲座论坛传播的成功范例。天津中医药大学近年面向公众的"中医名家讲坛"邀请中医药界院士、国医大师等"开讲",受到广泛关注。

当前,随着"健康中国"战略的深入人心,线上线下,荧屏内外各类以养生保健、食疗食补为主题的中医文化讲座、论坛层出不穷,令人目不暇接。一般而言,讲座论坛活动中的传播主体由中医药学专家学者组成,这保证了传播内容的科学性,但值得警惕的是,长期以来全国各地都不同程度存在着以中医文化讲座之名,行商业广告之实的不良现象。经过精心包装由演员扮演的中医"专家",以中医健康文化主题讲座论坛的形式,通过歪曲夸大中医药疗效的方式,实现其不可告人的商业目的,很多不明真相且对身体健康有迫切需求的中老年人因此上当受骗,实乃中医文化传播之殇。针对这一问题,2021年国家广播电视总局下发了《关于部分卫视频道医药广告播出严重违规问题的通报》,停播了一批违规广告,对这种"以电视讲座之名行广告之实"的不良现象进行了处罚和打击,并对相关卫视频道予以通报批评。

3. 文化创意比赛中的中医文化传播　近年来,随着国学热的持续升温,各类以中华优秀传统文化为主题的文化创意类竞赛在线上线下,荧屏内外火热进行。2019年,由国家中医药管理局联合23个部门组成的中医中药中国行组委会主办、《中国中医药报》社有限公司承办的首届"全国中医药文创产品设计大赛"成功举办。大赛共收到参赛作品近1 500件(套),网络投票页面累计访问量超过1 000多万人次。2021年"第二届全国中医药文创产品设计大赛"成功举办,共收到投稿作品超过1 000件,经过大赛评委会选出113件(套)作品入围参与网络投票,投票小程序总访问账号数超过10万,总票数累计超过100万,在中医药行业内外掀起了中医药文创设计和推广的热潮,受到广泛关注,有力地传播了中医文化。2016年,由新华网和全国中医文化传播新媒体联盟联合举办的"青年说中医"——首届全国大学生中医药知识视频大赛成功举办,得到了全国24所中医药大学学子的热烈响应,创作了大量融中医药专业性与新媒体特性于一体原创视频作品,这次比赛和这些视频作品也为助力中医文化传播做出了一定贡献。

相对而言,中医文化不似汉字文化和诗词文化那样拥有广泛的受众基础,特别是在青少年中。一般来说,以中医文化为主题的文化创意比赛往往局限于特定领域,如中医类高等院校、中医药行业内部等,影响力相对较小,传播范围和对象相对较窄。如能选择更为合适的中医文化信息作为传播内容,以更受年轻人喜爱和追捧的竞赛形式为包装,再借助大众传播媒介的加持,中医文化定能通过类似《中国诗词大会》这样的文化创意比赛活动而进一步推进自身的传播。

4. 节庆活动中的中医文化传播　古往今来,各类节日庆典中的民俗活动都是进行中医文化传播的重要方式之一。中医文化中有为数不少的组成部分即是依赖于作为社会活动的节庆民俗活动传承至今日,而另外一些则逐渐消失在社会生活中,只能见诸文献典籍了,如饮屠苏酒。饮屠苏酒是起源于汉魏,流行于唐宋的一种元日民俗事项,是古人庆祝元日不可或缺的节庆民俗活动。孙思邈《备急千金要方·伤寒方上》中著录有屠苏酒方,并言岁旦时饮用可"辟疫气令人不染温病及伤寒"。作为一种药酒,因其有"辟疫去邪"之效用,故古人于元旦佳节饮用,以期阖家康健。这一民俗活动在后世许多文学艺术作品中均能见到,如苏辙《除日二首》中的"屠苏末后不辞饮,七十四人今自希"、晏殊《元日词其四·御阁》中的"屠苏酒绿炉烟动,共献宜城万寿杯"等,遂成为古代通过节庆民俗活动传播中医文化的典型案例。

从古至今在全国各地广泛存在的药王庙会,是通过节庆民俗活动传播中医文化的又一典型案例,延续传承到今天的主要有陕西铜川药王山药王庙会、河北安国药王庙会、辽宁凤凰山药王庙会、北京丰台药王庙会、河南百泉药王庙会、山东济南药王庙会等,其中许多已经被列入国家级非物质文化遗产名录。陕西铜川药王山药王庙会为纪念药王孙思邈而设,始于唐,盛于宋传承至今,千余年不衰,每年农历"二月二"举行,自2008年开始同步举办"药王养生文化节",现已成为全球华人祭祀孙思邈的重大活动,亦通过弘扬药王孙思邈的医德医风,促进了中医文化的继承和发展,成为了当下传播药王文化、中医养生文化的重要方式和平台。河北安国古称祁州,是我国历史上著名的中药材集散地之一,素有"药都"和"天下第一药市"之称。安国药市的兴盛,即源于当地的药王庙会。据文献记载,安国药王庙会起源于南宋咸淳年间,为纪念药王邳彤而设,迄今已传承700余年,于每年农历四月二十八药王诞辰举行,历史悠久,影响广泛,在中医药发展史上占有重要地位。它不仅是安国药业的发源地,也直接孕育了一个全国最大的药材集散地—安国药市,在促进全国医药交流,弘扬中医文化方面发挥了重要作用。

5. 旅游活动中的中医文化传播　当代社会,旅游活动已成为人们日常生活休闲娱乐的重要组成部分。我国拥有包括中医药历史文化遗迹在内的十分丰沛的文旅资源,吸引着全世界游客的目光。在以中医文化为主题的文旅活动中,无论是探访中医历史文化遗迹、参观主题博物馆,还是亲身参与体验中医养生保健活动、中草药采摘都能够成为传播中医文化的有效活动载体。2022年,北京市文旅局推出了推出5条北京中医药健康旅游精品线路,邀请市民体验中医文化,健康出行。这5条线路涵盖宫廷医药文化展示、药膳品尝、中医养生保健、中药温泉养生等体验内容,涉及博物馆、公园,也有医院、老药铺和旅游景点。上海、广东、天津、山东、陕西、安徽等省市也都结合自身中医文化资源,打造了多个集中医药历史文化、中药生产工艺、中医养生、中医诊疗、中草药种植、爱国主义教育、科学普及教育为一体的大型中医文化旅游基地。作为传播对象,游客在轻松愉快的场景氛围中,近距离体验中医文化的博大精深和中医疗效的确切实在,能较为顺利地接受传播内容。为实现这一理想的传播效果,传播主体(一般为文旅管理部门,文旅项目主办方)务必选择适合于开展文旅活动的中医文化要素作为传播内容,针对传播对象的不同特征,设计出极具创意且寓教于乐的中医文化主题文旅项目。若忽视文旅活动休闲娱乐的根本属性,本末倒置则会适得其反。

(张 黎　毛国强)

第四节　中医文化国际传播

随着中国综合国力和文化软实力的提升,越来越多的中国传统文化开始迈出国门,走向世界。中医文化作为中华传统文化的优秀结晶,自然也不例外。可以说,中医文化的国际传播,是中医文化传播活动中的重要组成部分,搞好中医文化国际传播在文化、政治、经济等诸多层面均有着一定的意义。

一、中医文化国际传播的传播背景与定位策略

中医药学是中华民族智慧的结晶和优秀传统文化的瑰宝,在世界医药文化领域独具特色。中医文化是中医学传承的精髓和灵魂,是中国传统文化中最具有原创力和吸引力的内容之一,不仅在国内扮演着重要角色,也在国际范围内持续产生着广泛的影响力。

（一）历史与现状

1. 历史回顾　中医文化的国际传播源远流长。早在秦汉时期,中医药就传播到日本、朝鲜等周边国家。隋唐时期,中医药就是日本、朝鲜等国遣唐使学习的重要内容之一,形成了日本的汉方医学(东洋医学)、韩国的汉医(韩医)和越南的东医等,形成了中医文化国际传播的第一次高峰。此后,《马可·波罗游记》记载了中药及神奇功效,还记述了在苏杭亲历的名医医术等,推动了中医药向欧洲的传播。郑和下西洋到达欧、亚、非三大洲,不仅给当地带去了中医药,也带回许多新的动植物品种,丰富了中国本草的内容。李时珍的《本草纲目》先后被摘译成法、英、德、俄等文字,被达尔文称为"中国古代的百科全书";预防天花的种痘技术,在明清时期就传遍世界。凡此种种,都对世界医学的相互交流和发展产生了重要影响。

2. 现状分析　中医文化的国际传播目前处于一种方兴未艾的状态。中医药自身的科学价值和强大的生命力,为中医药学在国际上的广泛传播打下了基础;近年来中国综合国力和文化软实力的增强,则为中医文化的国际传播提供了契机,增加了底气。在这样的时代背景下,中医文化的国际传播在近些年来成绩斐然。

中医孔子学院与海外中医药中心的不断建立、合作项目的不断推进,成为国际中医药传播不可忽视的力量,进一步开拓了中医文化国际传播的渠道和方法。中医药的国际认同度也进一步提高:2010 年 11 月 19 日,联合国教科文组织将中国针灸列入世界非物质文化遗产、2015 年,屠呦呦以青蒿素获得诺贝尔生理学或医学奖,体现出国际社会对中国传统医学文化的认可;2018 年,第十五届世界中医药大会上确立每年的 10 月 11 日为世界中医药日,这些都显示出中医文化开始在国际上占有更多的话语权。

现如今,中医药已经传播到 190 余个国家和地区,在国际上建立了 1 000 多个中医药机构和民间学术组织。据《中国国家形象全球调查报告 2019》显示,中医文化享有较高的海外美誉度,八成以上接触过中医文化的受访者对中医药持有好感。中医药逐步进入国际医药体系,已在俄罗斯、古巴、越南、新加坡和阿联酋等国以药品形式注册。中医药诊疗、教育、制药、养生保健、旅游等发展势头强劲。中医药的对外传播从民间自由分散传播阶段,发展到政府、组织、机构间主动合作阶段。国家中医药管理局、推进"一带一路"建设工作领导小组办公室联合印发《推进中医药高质量融入共建"一带一路"发展规划（2021—2025 年）》,中医药将融入更多共建"一带一路"国家主流医学体系,在国际传统医学领域的话语权和影响力显著提升。在"一带一路"建设的引领和支持下,中医文化海外传播步伐进一步加快,中医成为认识和了解中国的名片之一。

随着"一带一路"倡议的提出,海外中医药中心将在未来中医药对外合作与交流中承担起更为重要的任务。捷克作为连接中东欧的载体,所搭建的中国—捷克中医中心,为中医药在该地区的蓬勃发展提供更有力的保障。中国—捷克中医中心作为首家由双方政府联合指导的"一带一路"中医药合作中心,肩负着我国中医药在中东欧地区不断深入推进发展的重要使命。

（二）定位与策略

中医的"治未病"观念及其在防治现代疾病方面的优势和特色被越来越多的国家和医学

界认可和接受。随着中国科学家屠呦呦以青蒿素先后获拉斯克医学奖和诺贝尔生理学或医学奖,国家"一带一路"倡议布局对中医药国际合作的推动,一个与现代医学相互借鉴、共同补充发展的中医药国际化时代已经到来。在这样的情况下,有必要对中医文化国际传播的定位进行更加清晰的界定。总的来说,中医文化的国际传播应当立足以下几个方面,发挥出自身的作用。

1. 文化为本 中医文化作为中国传统文化的一部分,自然要坚持弘扬中国文化的目标。当今世界,东西方文化在竞争与合作中反复交融,这也体现在医学层面。东西方文化背景的差异导致人们对医学内涵认知有很大的不同,西方所依据的微观的、细化到细胞水平的医学体系无法与中医药理论体系对接。中医"天人合一""整体观念""辨证论治"这些深邃的理念还存在着在国际上传不开、说不服的情况。因此,一定要提炼中医文化中的核心与精髓,在文化输出和文化竞争的过程中,促进这些要素在全球社会的流动、共享、渗透和迁移,从而提升中医文化的整体认同度。

2. 搞好教育 中医文化本身便具有劝导人们修身养性的教化的属性,对中医文化的普及和传播也离不开各种形式的教育。因此,在中医文化国际传播中,必须注重中医文化教育的国际化。应当以欧盟成员各国、美国、日韩等亚洲国家为基础,以中医孔子学院和中医诊疗机构为主要媒介,发展出具有地域特色和针对性的海外中医药教育模式。

3. 推动贸易 中医药国际贸易带动了中国经济的发展,对于不同国家地区,中医药贸易除了要根据需求因地制宜地进行商业运作,还往往担当着中医文化传播与推广的角色。经济贸易的过程也能够潜移默化地传播文化。

4. 重视媒体 文化的传播离不开媒体,中医文化亦不能免俗,在新媒体的时代尤其如此。中医文化的国际传播与中文媒体的海外传播密不可分。随着微信、Tik Tok 等中国新媒体在海外的发展,中医文化的传播也迎来了新的契机。运用影视、网络、手机客户端等方式可以将中医文化的海外传播第一时间送达,并更加生动和形象。

5. 维护版权 版权亦称知识产权。传统医药产业作为一个特殊的产业,对知识产权保护有着高度的依赖性。但我们中医药知识产权保护意识欠缺。我们要不断完善中药品种保护制度,使各项制度相辅相成、互为补充,建立一套适合于中国国情的中医药知识产权保护机制,积极参与、主导对中医药传统文化知识保护的国际规则的制定,增加中国国际话语权,从而切实维护中国中医药的国际利益。

二、中医文化国际传播的机遇与挑战

(一)新时代的优势与机遇

1. 时代优势

(1)党和国家的高度重视:党中央和习近平总书记积极支持中医药的传承与发展,将中医药国际化发展与整个中国文化的复兴与发展并提,国家从政策、科研立项、中医药立法等多个宏观层面给予大力支持。

(2)与时代主题相符合:中医文化汲取了儒、释、道等诸子百家思想,具有中医和文化双重属性,是中华传统哲学在自然科学领域传承、实践与发展的典型代表,"中医有了文化,更加深刻;文化有了中医,更接地气"。可以说,中医文化能够很好地整合中华文化的诸多因子,是中国文化对外传播的绝佳载体,这恰恰与我国促进国际传播、讲好中国故事、增进文化软实力输出的时代主题相符。

(3)学术研究的升温:近年来,中医学界对中医文化领域的研究开始更加关注,研究的广度、深度不断提升;其他学科进行跨界研究中医的专家越来越多,并呈多学科交叉融合的特点。这些研究除了挖掘中医自身的人文内涵,更将中医文化与历史学、哲学、人类学、传播学等进行交叉,产生了众多开拓性的学术成果;科研经费大幅增加,支持中医文化项目的立项,政策上得到前所未有的支持。

（4）新媒体技术的发展与应用:信息时代采用新的传播载体和技术,来传播中医文化智慧,来展现文化特色,来引导文化认同,从而带动社会经济实体的生命力,为改革、发展、创新提供广阔的网络平台。

2. 战略机遇

（1）世界传统医药发展日新月异:2014年第67届世界卫生大会上通过的《传统医学国际发展战略（2014—2023）》明确指出,传统和补充替代医学对于广大发展中国家基层卫生的贡献作用重大,在很多国家甚至是唯一的卫生保健渠道;在发达国家,补充和替代医学也在逐年发展中,患者更加注重个性化和人性化的理疗模式,大力发展中医药,推动中医药的国际交流与合作,是顺势而行。

（2）中医文化国际认同度大幅提升:中医药学是目前保存最完整、影响力最大、使用人数最多的传统医学体系,也是我国最有希望取得原始创新性突破、对世界科技和医学发展产生重大影响的学科。伴随我国国际地位的提升,世界需要倾听中国声音,汲取中国智慧,对中医学历史、文化、发展脉络等方面认知需求显著提升。

（3）国家对外战略带来重要发展契机:我国提出的"一带一路"倡议在中医药医疗海外传播和学术交流的快速发展的新常态下,发挥出中医药资源对于"一带一路"的战略价值,特别是文化价值,探究更适合中医药的海外发展模式不仅是顺势而行,更是势在必行。

（4）疾病谱变化呼唤国家间密切合作:近年来,特别是随着SARS、禽流感、新冠等疾病的暴发流行,加强国家区域间合作,进行资源配置、信息共享、疫情防控,应对流行性、暴发性疾病,成为了现阶段医学发展的重要趋势。中医药融入国际医学体系的步伐正在逐渐加快,表现在加强区域间的交流,积极有效探索国际交流模式,建立积极、有效的针对疾病的预防体系,加强信息交流、医疗合作,第一时间发现疫情和处理突发状况,及时交流当前各地疫情、治疗方法和疗效,共同构建疾病防御网络,共同面对各类突发状况等。

中医文化是国内外学术界公认的中国传统文化中最具有原创力和吸引力的内容之一。中医药多种形式的诊疗技术,融入中国传统文化的哲学思辨内涵,通过深入浅出的解读,更好理解、更易接受,在对外传播中也更具吸引力和亲切感,是中医文化传播与推广的最佳切入点。伴随着国家近年来推出的一系列对中医药事业扶持和促进的相关政策和法规的落实,国家主要领导人亲自推动中医文化海外传播示范效应的扩大,中医文化国际传播在我国文化"走出去"的战略中的地位和作用也将不断彰显。

（二）面临的困境与挑战

在看到诸多机遇的同时,我们也应该清醒地认识到,中医文化的国际传播绝不是一蹴而就、轻而易举的,而是面临着全方位、多领域的挑战。其中的一些问题亟待我们解决。

1. 跨文化传播的瓶颈　中国是四大文明古国之一,在文化背景、思维方式、生活习惯等层面与西方国家存在巨大的差异。中医药学大量的专有词汇由于时代久远而显得尤为文辞古奥、晦涩难懂,对于以汉语为母语的国人尚且难懂,海外语言与文化背景完全不同的情况则是难上加难,中医英语翻译的规范化、标准化是中医药跨文化传播的第一步,也是目前急需解决的重要内容。从文化渊源上来讲,让西方国家的民众理解、接受中医药的医疗理论体系,难度颇大。

2. 传播主体的困境　需要正视的是,我国目前中医文化国际传播人才存在着巨大的缺口,缺乏既懂中医、又懂得国际传播,同时愿意从事中医国际传播事业的专业工作者。中医药类专业脱胎于中国传统,对于外语和外国文化没有直接需求,因此多数中医药从业者的外语水平并不算高。这样的问题也存在于传播技能层面,中医从业者对现代传播技能掌握不足,缺乏文化传承与传播的意识。而新闻传播专业培养出的国际传播人才又大都不懂中医中药,这使得中医文化国际传播的人才呈现出结构性的缺乏。可喜的是,目前全国中医药大学已经着手培养中医文化传播方面的本科、硕士生,天津中医药大学 2015 年招收中医药国际传播方向专业硕士生,2018 年设立了传播学本科专业。

3. 传播客体的困境　中医文化国际传播的客体,通俗来讲就是"外国人"。除了东亚少数几个国家外,外国人与中国文化之间的隔阂大都很深,尤其是在医学层面,不同的医学体系与医学观点,容易给西方人学习中医文化带来一种先天性的传播隔阂。与此同时,学习中医文化对于外国的中国文化学习者来说,往往并不能产生直接的物质利益,这也进一步降低了他们学习中医文化的积极性,进而给中医文化的国际传播带来了困难。

4. 传播内容的困境　中医文化是中华优秀传统文化中体现中医药本质与特色的物质文明和精神文明总和。中医经典的理论学习,是中医传承的基础所在。技能是中医传承的动能,老中医经验的传承应以为人为事为学为师为医为根本,包含知识、技能、医德修养、艺术情趣、哲思感悟等的层面。可见,中医传承的内容比现代医学等其他自然科学要更加复杂,传承的难度更大,从文化与内涵的角度对中医药学进行生动、亲民的解读,以及国际化的转化,是中医文化以其本真面目走向世界的第一步。

5. 传播载体的困境　传播载体的困境主要表现在载体局限、文字改变、语境变化、词汇占用、产业发展的局限。中医文化有着数千年的悠久历史,其融合中国古代学术体系,体系庞大、底蕴丰富,不仅结合我国传统哲学思想,更结合了不同时代的思想潮流,涉及领域众多。这就更需要国际认可的阅读模式,并在保持主体性和适应外国阅读习惯之间平衡。

6. 外部环境的困境　首先是国际贸易的激烈竞争。我国素有"中药王国"之称,有 160 多个国家向我国进口中药原材料和成药。但近些年来,"洋中药"因科技含量高、产品符合国际标准,正大举进入我国医药市场,中国现有 1 200 多家中成药生产厂家,总出口贸易额仅占全球药品贸易额的 3% 左右。贸易领域领导权的丧失,使得中医文化国际传播的载体有所缩减。

其次是知识产权争夺的加剧。日本汉方注册我国《金匮要略》中的古方商标;韩国《东医宝鉴》成功申遗,已有 23 年历史的"大韩韩医义诊团"用中医的内容打造韩医品牌;2015 年,泰中中医药合作说明会发布了建设泰国曼谷国际化中医药港计划等,这些预示着中医药知识产权保护受到威胁和挑战。海外出现割裂针灸、中药、中医的关联,甚至淡化中医药与中国渊源的现象,对此,我国需要尽快建立中医药学文化传播平台,掌握国际话语权,保护中医药知识产权。

三、中医文化传播助力构建人类卫生健康共同体

"构建人类卫生健康共同体"是习近平总书记在 2020 年提出的。倡导世界各国加强卫生健康领域的平等交流与合作,不仅要在新冠疫情的防控中进一步加强国际交流与合作,而且还应进一步树立共商、共建、共享的全球卫生治理观,通过双边及多边合作建设全球公共卫生治理机制,加强全球及区域医疗卫生合作,从而构建人类卫生健康共同体。这不仅仅是针对全球疫情防控提出的权宜之策,而是从战略高度,针对当前全球卫生治理的困境提出的战略新构想,同时也标志着新时期中国卫生外交的转型,确立了新时期中国全球卫生战略的目标,为中国参与全球卫生合作指明了方向。

😊 **思政元素**

中医药作出突出贡献，弘扬伟大的抗疫精神

抗疫"中国模式"的推广，又一次印证了中国特色社会主义制度的优越性和中华传统文化蕴含着的巨大力量。中国以实际行动践行了以人为本、客观公正、团结合作的人类卫生健康共同体理念。正是在服务于人类健康福祉和世界文明进步的过程中，中医药特有的医学和文化双重属性决定了其成为推动中华文化走向世界的最佳战略载体之一。即中医药作为世界医学突破诸多困境的智慧源泉，并为促进人类生命健康提供"中国方案"；同时中医药作为具有中国特色、体现中国精神、蕴藏中国智慧的典型载体，成为中华文化重要支撑。在全球范围内，作为生命科学，中医药的渗透将影响着各国人民的健康理念和方式；作为中华文化，中医药的传播将影响着各国人民的思想观念，这都将重塑世界人民对中国的正向价值判断，树立起可信、可爱、可敬的中国形象。

应对新冠疫情大考，中医药取得的重大成就被写入了《抗击新冠肺炎疫情的中国行动》白皮书，特色中医药剂被临床实践证明是战胜新冠病毒的"利器"。后疫情时代的到来，加强推动中医药的国际化发展，使得中医药深度介入"防治康"全过程，进一步彰显中国抗疫方案优势，也为人类卫生健康共同体的构建提供更好保障。

作为新时代的中医人，我们理应为中医自豪，以自己的努力为中医在世界上争取更多的认可，为祖国的医疗事业、文化事业添砖加瓦，贡献自己的力量。

中医药曾为世界许多国家的人民带去福祉，是世界传统医药的瑰宝。构建"人类卫生健康共同体"的过程中，中医药是不可或缺的一部分，也是体现中国智慧、中国文化的重要载体。促进中医文化的传播与推广，提高国际认同度，不仅是为了提升中国文化软实力，而是希望中国传统医药资源为全人类做出应有的贡献。具体来说在以中医文化助推建设人类卫生健康共同体的过程中，需要注意以下几个方面。

（一）厘清中医文化对构建人类卫生健康共同体的独特思想贡献

世界各国的传统医药文化虽然存在差异，但其出发点和落脚点都是人类健康和福祉。中医文化集中体现了中国人认识自然、认识宇宙的思想和独特的思考方式，正是这些思考的方式，支配了中医学几千年的理论探索和技术传承，使中医学的理论和技术形态形成了独特的品格。中医文化在构建人类卫生健康共同体的过程中所能做出的独特思想贡献也来源于此。

1. 以人为本的大生态医学模式　中医学理论技术形态古朴，但在其体系形成之初就提出了一种理想完美的医学模式——大生态医学模式。《黄帝内经》阐明了人体内外环境统一性的"天人相应"的整体观念，认为"人"在自然界中适合周围的环境是紧密相连的，从而解释了人得各种疾病的起源和病因。坚持大生态医学观，给出生态学的论证，对任何保健治疗技术进行生态学的评价，避免产生不同环节的失衡。

构建人类卫生健康共同体，自然要把"人类"放在最为主要的地位，而中医的大生态医学模式，精到地体现了以人为本的医学思维，这正是人类卫生健康共同体所追求的医学模式。

2. 顺应自然的医学取向　中医学具有浓郁的自然医学倾向，强调对自然的顺应而不是与自然对抗，人永远也不能脱离环境而生存，"人以天地之气生，四时之法成""天食人以五气，地食人以五味"自然环境给人提供了生存的资源和条件，同时也就必然地给人的生存设定了限度。

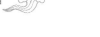

按自然规律去生活和行动，"顺四时而应五节""动作以避寒,阴居以避暑""冬夏养阳,秋冬养阴"。而今天全球时常暴发的疫情等一切损害健康的重大事件,以及一切健康的结果也都是人与环境相适应所得到的。中医药也是"生态-社会-生物-心理"医学模式的完美体现,这种顺应自然、适时而动的医学趋向,正是人类卫生健康共同体所应当追求的重要取向。

（二）努力为全球抗疫提供"中国模式""中医模式"

2020 年席卷全球的新型冠状病毒感染给全世界的医学工作者开出了一张严峻的考卷,在回答这张考卷的过程中,中医药理应也必须占有一席之地。在新冠疫情防控仍在全球常态化的后疫情时代,为世界范围内的疫情防控提供一种"中国模式"和"中医模式",是中医药为构建人类卫生健康共同体所能够作出的重要贡献。

在抗击新型冠状病毒感染的过程中,习近平总书记呼吁国际社会团结合作,建立全球疫情联防联控机制,携手共建人类卫生健康共同体。这既是中国经验的总结,也为全球疫情防控指明了方向。在助力构建"人类卫生健康共同体"的过程中,中医药应当继续履行国际义务,全面深入参与相关国际标准、规范、指南的制订,分享中国方案、中国经验,提升我国在全球卫生治理体系中的影响力和话语权,共同构建人类卫生健康共同体。

"中国方案"在观念路径上,通过观念培育来塑造共同生命安全理念,激活共性意识,具体方式包括开展卫生健康合作、卫生交流对话和卫生国际论坛等。制度路径上,通过机制的公平设计,以世界卫生组织为核心构造国际卫生合作平台,以及构建主权国家之间的卫生健康机制。技术路径上,通过提升弱小国家卫生治理的技术能力,促进全球公共卫生治理的公平与效力,具体方式包括卫生技术合作、卫生健康培训等。观念路径、制度路径和技术路径从三个角度、三个层面共同发力,全方位高效率地推动人类卫生健康共同体在实践操作环节的具体应用和落实。

中国毫无保留地同世界卫生组织和国际社会分享疫情防控救治经验,积极开展抗疫国际合作。无论是在国内疫情防控的攻坚克难上,还是在与国际社会携手抗疫的守望相助中,中国始终秉持人类命运共同体理念,积极推动构建人类卫生健康共同体,以实际行动生动阐释了这一理念所蕴含的强大力量,展现了负责任大国的担当。

在疫情防控和救治方面,中国以开放的姿态同世界各国和有关国际组织通力合作,分享防控救治经验、沟通研究进展、多渠道开展合作对话,为国际抗疫合作提供了基础和契机。中医药疗效在中国抗疫过程中得到证明后,中国向 10 余个国家捐赠中医药产品,组建中医医疗队赴相关国家协助抗疫。对医疗物资匮乏、医疗体系不健全的发展中国家,中国也尽己所能全力救助。实践证明,中西医协同不仅是全球抗疫的最佳医学模式,也将是人类卫生健康的最佳模式之一,并将引领世界医学和生命科学的发展方向。

（三）助力构建人类卫生健康共同体,需要提升中医药的国际认同度

向世界传播中医药观念,需要以提升中医药的国际认同度为驱动力。只有让中医文化在世界更加广阔的范围内得到认同,才能够真正使得中医药能够在构建人类卫生健康共同体的事业中扮演更重要的角色、发挥更重要的作用。具体来说,需要在以下几个方面作进一步努力。

1. 从亚洲文化圈入手 中医文化是中华民族灿烂文化的重要组成部分,几千年来为中华民族的繁荣昌盛做出了卓越的贡献,在漫长的历史发展过程当中,也先后传播到周边各国。日本的汉方医学和韩国的韩医都与中医药有密不可分的关系。日本、韩国等东亚国家对传统医学的接受度相对较高,有助于取得中医文化的共识。

越南的传统医学主要来源于中医药学,并结合本民族的特点发展成为东医。继承发展东医经验,东西医结合已列入越南宪法。并建有东医研究机构（东医研究院）和东医协会。

泰医将中医组方理论吸收融入其原有医学方药理论体系当中,从而使泰医组方原则突破了沿用数百年的药味理论,而借用了中医君臣佐使的观念,体现了泰国传统医学兼收并蓄,具有强大的自我完善能力和不断发展的生命力。

因此,在国际上推广中医文化,需要从亚洲文化圈入手,先在文化传统类似的国家和地区产生足够的影响力,从而为进一步辐射更广泛的地区做好准备。

2. 加强对发展中国家的传播力度 中国历来重视发展同广大发展中国家的关系。发展中国家由于经济发展水平相对较低,对于医药健康有着比发达国家更加急迫的需求。在这样的情况下,中医药更有可能打开突破口,通过医疗援助来提升在相关地区的影响力。积极向发展中国家传播中医文化,提供医疗援助,既符合人类命运共同体的宏大愿景、展现中国的大国责任与担当,也能加快中医文化国际传播的进程。中国为非洲国家抗击疟疾、新冠疫情提供的医疗支援,让当地民众实际感受到中医药的显著疗效,进而对中医文化产生认同和兴趣。这样一来,既提升中医文化的国际影响力,也实现了以中医文化为桥梁实现中华文化输出的深度目的。

3. 加强同国际组织的合作与交流 世界卫生组织支持传统医学,尤其是中医药的发展,把它作为实现全民医疗保健长期目标的一部分。新冠疫情期间,世界卫生组织疫情指南删除不应使用传统草本药物的建议,这说明国际组织逐渐重视传统医学,看到了传统医学的影响力,借助国际组织的平台,中医文化可以有效地传播到更广泛的区域,造福更多国家。

4. 加强中医药翻译研究 很多中医药翻译工作者不具备中医药背景,缺乏对中医文化的深刻理解,因此,应用型中医药翻译人才是当前中医药翻译领域亟须培养的对象。在对中医药海外传播与译介的相关研究数据进行梳理时发现,现阶段对于汉语和其他语种之间翻译的探讨相对缺乏。中医文化翻译研究应拓宽语种,满足不同语言、不同文化背景国家的需要。

(四)加强国际合作,全面提升中医文化的影响力

中医药事业的整体发展需要增强国际合作,中医文化作为中医药事业中的一部分,如果想要在构建人类卫生健康共同体的过程中发挥更加重要的作用,自然更离不开与国际的合作,闭门造车是行不通的。

1. 加强与世界卫生组织的中医文化交流与合作 世界卫生组织在构建人类卫生健康共同体中能够发挥重要作用,在这一过程中,中医文化应当在诸多方面加以借力,以实现互利共赢。

其一,在抗击新冠疫情的工作中,可以加强中医药卫生领域的国际交流与合作,突出构建人类卫生健康共同体的紧要性与必要性,推动世界卫生组织立足当下疫情防控,在全球发出构建人类卫生健康共同体的倡议,以中医药思维呼吁各国加强卫生领域的合作意识,营造全球公共卫生合作的良好氛围,将中医药的思维、观念通过世界卫生组织的倡议潜移默化地传播至世界上更广阔的范围中去。

其二,中医文化及生态资源中包含的全人类共同价值对于世界卫生组织在全球公共卫生治理中发挥战略规划者角色具有重大意义。中医药强调的人与自然和谐相处、以人为本的整体价值取向对于世界卫生组织统筹规划全球卫生治理体系建设、尊重各国的平等主权、推动建设可持续的世界公共卫生制度有重大启示。

其三,中医药独特的卫生资源是全球公共卫生治理特别是防治新冠疫情不可或缺的力量,有助于世界卫生组织完善全球卫生信息网,提高国际援助尤其是跨境支援的效率,支持世界卫生组织在公共卫生事件防控中发挥资源协调者角色。

2. 以中医文化促进对外交流 区域人类卫生健康共同体作为全球人类卫生健康共同

体的重要组成部分及过渡阶段,具有针对性强、可操作性强等优势,可以为构建全球范围人类卫生健康共同体做好准备与衔接。中医文化的发展与传播,有助于我国与其他友好国家寻找价值观层面的共同点,从而实现以卫生为杠杆,促进我国的对外交往取得更好地发展。

(1)以中医文化促进"一带一路"建设:"健康丝绸之路"是"一带一路"倡议在卫生健康领域的重要拓展,也是人类卫生健康共同体提出的重要现实基础。在共商、共享、共建的原则上,发挥中医药的独特优势,加大共建国家公共卫生基础设施建设力度,解决相关国家面临的公共卫生资源短缺问题,保护共建国家卫生安全,促进共建国家卫生经济的持续发展。

(2)以中医文化助推中国与周边国家、地区构建卫生健康共同体:中国与日韩、东盟等国家与地区,在地理位置上相近,在公共卫生领域拥有广泛的共同利益。这些国家和地区大多都有使用中医药的卫生传统,以中医药助推构建周边卫生健康共同体具有独特优势。

世界各国可以把中医药作为载体,在吸收传统医学智慧的基础上,充分利用好现代先进的医学技术,推进人类卫生健康共同体建设。中医药为挽救人类生命,推进人类社会文明进步做出了巨大贡献,是构建人类卫生健康共同体过程中一个不可或缺的要素。

3. 加强科技合作,以中医文化交流促进中医药的现代化   打铁还需自身硬。以中医药促进人类卫生健康共同体的建设,不仅应当以中医药在国际上发挥影响力,还应当借助国际上的优质资源反哺中医药事业,促进中医药本身的进一步发展。

要想提升中医药的国际竞争力,就必须增强科技合作。应当努力通过中西医疗文化的交流,在遵循中医药自身规律的同时,借鉴和接纳西医和国外科技中值得学习的思想文化元素,从而为中医的现代化提供必要的思想支持,将外来文化为我所用,为中医文化在新时代的发展播新苗、谱新篇、展新貌。

在利用科学技术提高中医药的效用同时,我们也应让科学技术成为传播中药的重要途径。数字化采集和储存技术让传统中医药知识更好地得到继承与发展,通过先进的信息传播技术和新媒体,运用更加实际的方式展示传统中医药的效用和发展历程,能促使中医药的文化内涵逐步被全社会所认同。

在大数据全球化时代,利用好信息共享与储存功能将使中医药事业的发展迈上一个新的台阶。致力于解决全球健康实际问题,中医药事业必将取得更高成就,从而为实现全人类的可持续发展增添更大效用。

ER-9-2

拓展阅读

（阚俊明　毛国强）

复习思考题

1. 中医文化传播有哪些新机遇和新挑战?
2. 简述中医文化的人际传播有哪些方面,其各自又有哪些特点?
3. 中医文化的传播方式主要有哪几种?
4. 结合你的学习经历,谈谈中医文化为什么要努力走向世界?

参考书目

[1] 张其成. 中医文化学[M]. 北京:人民卫生出版社,2017.

[2] 张其成,臧守虎. 中医文化学[M]. 2版. 北京:中国中医药出版社,2021.

[3] 郑洪新,吉文辉. 中医药文化基础[M]. 北京:中国中医药出版社,2011.

[4] 张其成. 中国传统文化[M]. 北京:人民卫生出版社,2012.

[5] 任殿雷,金鑫. 中医文化研究(三卷本)[M]. 南京:南京出版社,2013.

[6] 马伯英. 中国医学文化史[M]. 上海:上海人民出版社,2010.

[7] 黄海波. 中国传统文化与中医[M]. 北京:人民卫生出版社,2007.

[8] 张其成. 中医哲学基础[M]. 北京:中国中医药出版社,2004.

[9] 孙广仁. 中国古代哲学与中医学[M]. 北京:人民卫生出版社,2009.

[10] 张宗明. 奇迹、问题与反思——中医方法论研究[M]. 上海:上海中医药大学出版社,2004.

[11] 邢玉瑞. 中医思维方法[M]. 北京:人民卫生出版社,2010.

[12] 刘长林. 中医象科学观[M]. 北京:社会科学文献出版社,2007.

[13] 祝世讷. 中西医学差异与交融[M]. 北京:人民卫生出版社,2000.

[14] 何裕民. 差异·困惑与选择——中西医比较研究[M]. 沈阳:沈阳出版社,1990.

[15] 薛公忱. 儒道佛与中医药学[M]. 北京:中国书店,2002.

[16] 张其成. 易学与中医[M]. 南宁:广西科学技术出版社,2007.

[17] 王明强,张稚鲲,高雨. 中国中医文化传播史[M]. 北京:中国中医药出版社,2015.

[18] 毛嘉陵. 中医文化传播学[M]. 北京:中国中医药出版社,2014.

[19] 马伯英,高晞,洪中立. 中外医学文化交流史——中外医学跨文化传通[M]. 上海:文汇出版社,1993.

[20] 张宗明. 中医药文化"走出去"的文化自觉与自信[M]. 南京:东南大学出版社,2021.

[21] 马克思. 马克思恩格斯选集(第二卷)[M]. 北京:人民出版社,1972.

[22] 费正清. 剑桥中国晚清史(下册)[M]. 北京:中国社会科学出版社,1985.

[23] 皮国立. 近代中西医的博弈:中医抗菌史[M]. 北京:中华书局,2019.

[24] 钱穆. 中国文化史导论(修订本)[M]. 北京:商务印书馆,1994.

[25] 曾欢. 西方科学主义思潮的历史轨迹[M]. 北京:世界知识出版社,2009.

[26] 江晓原. 中国古代技术文化[M]. 北京:中华书局,2017.

[27] 胡适. 科学与人生观[M]. 济南:山东人民出版社,1997.

[28] 严复. 严复文选[M]. 上海:上海远东出版社,1996.

[29] 梁启超. 梁启超文选[M]. 上海:上海远东出版社,1995.

[30] 刘长林. 宇宙基因·社会基因·文化基因[J]. 哲学动态,1988(11):4.

[31] 毕文波. 当代中国新文化基因若干问题思考提纲[J]. 南京政治学院学报,2001(2):28-32.

[32] 王东. 中华文明的五次辉煌与文化基因中的五大核心理念[J]. 河北学刊,2003,23(5):5.

[33] 徐杰舜. 文化基因:五论中华民族从多元走向一体[J]. 湖北民族学院学报,2008,26(3):6.

[34] 朱汉民. 中国文化基因与中华文明生命力[J]. 中国哲学史,2022(4):7.

[35] 谭恩光. 医学生态学[M]. 北京:科学出版社,2014.

[36] 贾佳,刘冰,吕翻翻,等. 国内疾病谱研究现状述评[J]. 中国社会医学杂志,2021,38(2):3.

[37] 刘典恩,吴炳义,王小芹. 生态医学模式及其主要特征探析[J]. 医学与哲学(A),2013(1):6.

［38］韩启德.医学的温度［M］.北京:商务印书馆,2020.

［39］张宗明.中医药文化是中华文化"走出去"的先锋［J］.南京中医药大学学报(社会科学版),2020,21(2):7.

［40］王彬彬,张其成.中医药文化是助推中华文化伟大复兴的重要力量［J］.理论界,2022(4):8.

［41］曹洪欣.发展中医 弘扬中华优秀文化［J］.中医杂志,2011,52(1):3.

［42］王键,黄辉.中医学与中华传统文化［J］.中医药临床杂志,2011,23(3):13.

［43］张宗明.传承中医文化基因［M］.北京:中国医药科技出版社,2015.

［44］张宗明.中医学文化学科建设的问题与思考［J］.中医杂志,2015,56(2):4.

［45］毛嘉陵,毛国强.中医传播学［M］.北京:中国中医药出版社,2021.

复习思考题
答案要点

模拟试卷